JN294170

栄養科学シリーズ
NEXT
Nutrition, Exercise, Rest

栄養生理学・生化学実験

加藤秀夫・木戸康博・桑波田雅士／編

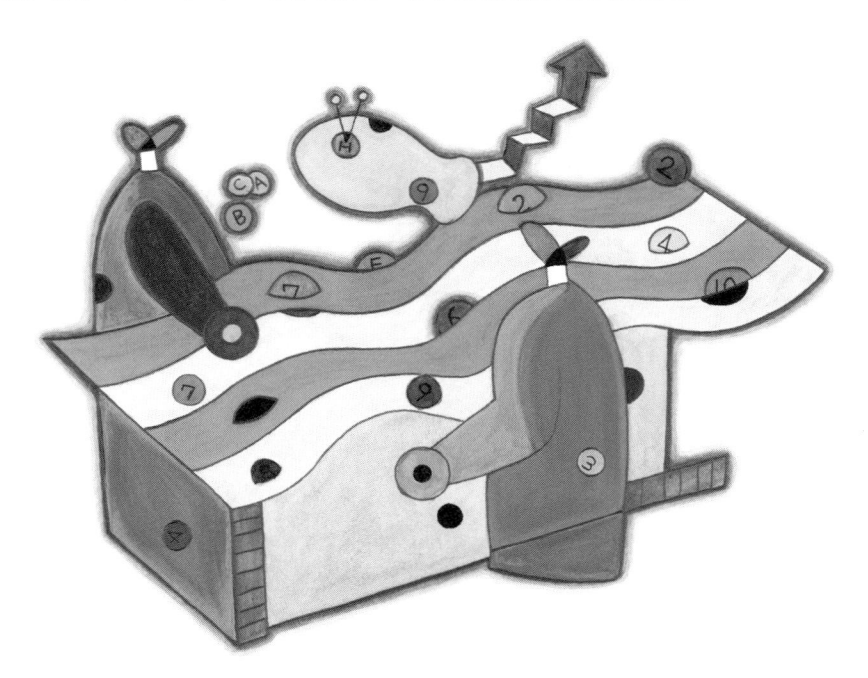

講談社サイエンティフィク

シリーズ総編集

中坊　幸弘	京都府立大学　名誉教授
山本　　茂	十文字学園女子大学大学院人間生活学研究科　教授

実験・実習編担当委員

岡崎　　眞	畿央大学健康科学研究所　客員研究員
片井加奈子	同志社女子大学生活科学部食物栄養科学科　教授
加藤　秀夫	県立広島大学　名誉教授
桑波田雅士	京都府立大学大学院生命環境科学研究科　教授

執筆者一覧

伊藤美紀子	兵庫県立大学環境人間学部　准教授（5.12，6.6）
石見　百江	長崎県立大学シーボルト校看護栄養学部栄養健康学科　講師（14）
鍛島　尚美	広島修道大学健康科学部健康栄養学科　准教授（9）
加藤　秀夫*	東北女子大学家政学部健康栄養学科　教授（1.1）
木戸　康博*	甲南女子大学医療栄養学部医療栄養学科　教授（3.1，7，10，11，15）
国信　清香	元安田女子大学家政学部管理栄養学科　助手（20）
倉橋　優子	同志社女子大学生活科学部食物栄養科学科　准教授（4.8，5.10）
桑波田雅士*	京都府立大学大学院生命環境科学研究科　教授（1.2，12）
小林ゆき子	京都府立大学大学院生命環境科学研究科　講師（13，17，18，19）
重村　泰毅	東京家政大学短期大学部栄養科　准教授（2）
田中　理子	公益財団法人日本食品油脂検査協会大阪検査所　検査員（4.1，4.8，11）
中村　亜紀	広島国際大学健康科学部医療栄養学科　客員准教授（4.1，4.2.2〜4.7）
原田　永勝	島根県立大学看護栄養学部健康栄養学科　准教授（3.2〜3.4）
福渡　　努	滋賀県立大学人間文化学部生活栄養学科　教授（5.11，6.5，16）
村松　陽治	関西福祉科学大学健康福祉学部福祉栄養学科　教授（4.2.1，5.1〜5.9，6.1〜6.4）
山本　浩範	仁愛大学人間生活学部健康栄養学科　教授（8）
横山芽衣子	千葉大学予防医学センター　特任研究員（7）

（五十音順，＊印は編者，かっこ内は担当章・節・項）

まえがき

　人間に限らずすべての生き物は，生きるために必要な物質を体外から取り組み，それを無駄なく利用している．この現象を栄養といい，この現象を科学的に探求するのが栄養学である．

　栄養学の目的は，健やかに生きる力を知ることと，同時に，生きる力の科学的保障を究めることである．生体研究を中心とする栄養学は，他の基礎科学を的確に導入することでより人間の健康に貢献することができる．この目標を達成するために，栄養学に限らず実験科学では，教科書や参考書で修得した知識を客観的に分析する能力を養う必要があり，その結果，新しい知見や発見をもたらすことが可能となる．実験的思考力と貴重な経験を積み重ねていく過程において，必然的に何も難しい考え方と方法がなくても，いつの間にか直感的把握力が養われるものであって，この辺がいわゆる研究実験者としての強みになる．栄養学を志す学生は確かめる能力と応用する力をなくして，これからの栄養学の実践者，教育者，ましてや研究者にはほど遠いと思われる．「川に沿って歩み，瞬時に浅瀬の流れを渡れ」，つまり熱意と根気のいる基礎科学的な実験技術を修得・熟知し（川に沿って歩み），栄養生理・生化学の重要性を認識できた時，相応の新しい栄養学の方向性を見出す（浅瀬の流れを渡れ）ことが可能になる．

　本書は日本栄養改善学会で報告された「管理栄養士養成課程における専門基礎分野・専門分野の実験・実習・演習の現状」（2011年9月）を念頭に構成されている．

　本書の内容は栄養学実験の心構えや事前準備から始まって，栄養素の定量実験，実験動物を用いた生体実験，肝臓などの生体成分と血液や尿の生化学成分を分析する実験，最後に栄養学を人体側から理解を深める試みを重視した．食品学実験でも扱う栄養素の分析であっても生体を試料としていることを常に意識できるよう配慮した．記載は栄養生化学と栄養生理学に共通する基礎化学的な実験技術，たとえば試薬の調製や取り扱いのポイントなど準備を含め基礎から応用にわたって広範囲に及んでいる．本書では管理栄養士，栄養士養成施設においてこれだけは知って卒業してほしいという内容を盛り込み，実験担当者が施設の設備にあわせて適宜選択的に活用できるようにしている．執筆者は，いずれも大学で管理栄養士などの教育・研究に長年携わってこられた方々であり，実験内容の企画と解説に学生に対する思いやりと工夫がみられ，それらを通して厚い抱負が感じられるものである．実験方法はできるだけ図解するよう心掛けたのもその一面である．単に実験においての現象のみを見るだけでなく，原理，目的など，実験内容を把握し，フローシートなどと比較しながら，実験によって進行する反応過程をこまめ（理論的）に理解し，実験に対する魅力を喚起し，将来，研究・教育者，専門技術者（管理栄養士）として応用力を備えるように配慮した．

　不備な点は利用者の皆様のご指摘により，今後改めていきたい．終わりに，本書刊行にあたり，さまざまなご便宜をいただいた講談社サイエンティフィクの神尾朋美氏に厚くお礼申し上げる．

2012年1月

編者　加藤　秀夫
　　　木戸　康博
　　　桑波田雅士

栄養科学シリーズ NEXT
【実験・実習編】の刊行にあたって

　平成 14 年度からはじまった現在のカリキュラムや教員配置により，管理栄養士養成教育は大変改善されました．

　しかしながら，解決しなくてはならない課題も，多々あります．その中で重要なもののひとつは，養成施設で学ぶ技術と，現場で利用する技術の間に乖離があることです．すなわち，大学で学んだことが，現場では役立たない場合が多いという問題です．わかりやすい例でいいますと，健康日本 21 の目標に対しての成果はほとんど得られませんでした．

　また，Plan, Do, See という言葉は浸透しましたが，本来の See にはなっておらず，ただ言葉で「よかった，悪かった」という評価で終わっているというような問題も見受けられます．

　このような問題解決のために必要なことは，大学において現場で利用する技術の基礎を習得することだと思います．すなわち，実習の充実が必要です．現在多くの養成施設では，教官が思い思いに教えていることが多いのではないでしょうか．管理栄養士として現場で働くときに必要な技術は何かを明確にした指導マニュアルが必要と思います．

　以上のようなことから，講談社栄養科学シリーズ NEXT の編集委員会では，「管理栄養士が大学で学ぶ技術と現場で利用する技術を結びつける実習書シリーズ」を刊行することにいたしました．また同時に，基礎教育から専門教育へつなげるために「管理栄養士養成のための基礎科目シリーズ」も刊行することになりました．すなわち，栄養科学シリーズ NEXT は，従来の「管理栄養士のための教育」の前後を挟む形で「管理栄養士養成のための基礎科目シリーズ」と「管理栄養士が現場で役立つ技術を養成施設で獲得できる実習書シリーズ」を作成し，管理栄養士教育が円滑にすすみ，充実したものになるであろうと考えました．

　この実習テキストシリーズにより，養成施設での技術教育が現場の実務の中で役立てば，この上ない喜びです．

シリーズ総編集　山本　茂

準備編

1. 実験を始める前の予備知識 1
1.1 実験の心得と心構え 1
1.2 器具の名称と取り扱い 4

2. 基本操作と測定原理 8
2.1 試薬溶液の濃度と調製方法 8
2.2 pH の基礎知識 10
2.3 比色定量と分光光度法 12
2.4 細胞分画の方法 14

3. 栄養生理学・生化学実験の対象と研究倫理 16
3.1 ヒトを対象とした実験 16
3.2 実験動物を対象とした実験 17
3.3 実験動物の麻酔，屠殺，廃棄方法 23
3.4 実験動物の生体成分の採取方法 24

分析手法編

4. 生体成分の分析方法 27
4.1 グリコーゲンの抽出と定量 27
4.1.1 肝臓グリコーゲンの抽出と定量 27
4.1.2 筋肉グリコーゲンの抽出と定量 30
4.2 タンパク質の定性と定量 32
4.2.1 ビウレット法によるタンパク質の定量 33
4.2.2 ローリー法によるタンパク質の定量 34
4.2.3 紫外吸収法 35
4.3 アミノ酸の定性と定量 36
4.3.1 ニンヒドリンによるアミノ酸の定量 37
4.4 総脂質の抽出と定量 38
4.4.1 肝臓からの総脂質の抽出（フォルチ法）............ 38
4.5 中性脂肪の定量 40
4.5.1 GPO・DAOS 法 40
4.6 リン脂質の定量 41
4.6.1 コリンオキシダーゼ・DAOS 法 41
4.7 肝臓の脂肪酸の定量 42

4.8 糖質栄養にかかわる酵素活性の測定 43
    4.8.1 グルコース-6-ホスファターゼの酵素活性の測定 44
    4.8.2 グルコキナーゼの酵素活性の測定 46
    4.8.3 スクラーゼの酵素活性の測定 47
    4.8.4 マルターゼの酵素活性の測定 49

5. 血液成分の分析方法 51

5.1 血糖の定量 51
5.2 総タンパク質の定量 53
5.3 アルブミンの定量 53
5.4 血中尿素窒素の定量 55
5.5 血中尿酸の定量 57
5.6 血中クレアチニンの定量 59
5.7 血中中性脂肪の定量 61
5.8 血中コレステロールの定量 63
5.9 血中遊離脂肪酸の定量 65
5.10 血清酵素（アミノ基転移酵素）の測定 66
    5.10.1 アスパラギン酸アミノトランスフェラーゼの酵素活性の測定 ... 67
    5.10.2 アラニンアミノトランスフェラーゼの酵素活性の測定 68
5.11 血中ビタミン（B_1, B_2, C）の定量 69
    5.11.1 血中ビタミン B_1 の定量 70
    5.11.2 血中ビタミン B_2 の定量 72
    5.11.3 血中ビタミン C の定量 74
5.12 血中ミネラル（Fe, Ca, Mg, P）の定量 76
    5.12.1 鉄の定量（バソフェナントロリン比色法） 76
    5.12.2 カルシウムの定量（o-CPC 直接法） 77
    5.12.3 マグネシウムの定量（マグノレッド法） 78
    5.12.4 リンの定量（モリブデンブルー比色法） 79

6. 尿成分の分析方法 81

6.1 総窒素量の定量 81
6.2 尿中尿素窒素の定量 84
6.3 尿中尿酸の定量 85
6.4 尿中クレアチニンの定量 86
6.5 尿中ビタミン（B_1, B_2, C）の定量 87
    6.5.1 尿中ビタミン B_1 の定量 88
    6.5.2 尿中ビタミン B_2 の測定（蛍光法） 89
    6.5.3 尿中ビタミン C の定量（ジピリジル法） 90
6.6 尿中ミネラル（Na, P, Ca）の定量 91
    6.6.1 尿中ナトリウムの測定 91
    6.6.2 尿中リンの測定 91
    6.6.3 尿中カルシウムの定量 92

生体反応編

7. 酵素反応に関する実験 ... 93
- 7.1 酵素反応と反応至適条件 ... 94
- 7.2 検量線の作成 ... 94
- 7.3 反応時間の検討 ... 95
- 7.4 至適 pH の検討 ... 96
- 7.5 至適温度の検討 ... 96
- 7.6 酵素の反応速度論を理解する ... 97

8. 免疫に関する実験 ... 99
- 8.1 抗血清の作製 ... 99
- 8.2 免疫グロブリン（抗体）の精製 ... 101
- 8.3 タンパク質の免疫学的検出（ウエスタンブロット） ... 102
  - 8.3.1 SDS−ポリアクリルアミドゲル電気泳動（SDS−PAGE） ... 103

9. 核酸に関する実験 ... 107
- 9.1 ゲノム DNA の抽出 ... 108
- 9.2 制限酵素による DNA の切断と電気泳動 ... 110

動物を対象とした実験編

10. 窒素出納に関する実験 ... 115

11. 糖代謝に関する実験：絶食および糖尿病 ... 118
- 11.1 糖尿病モデルラットの作成と飼育 ... 118
- 11.2 ラットの解剖と試料の処理 ... 120
- 11.3 ラットの尿の定性試験 ... 122
- 11.4 ラットの血液成分の分析 ... 122
- 11.5 糖尿病モデルラットの肝臓と筋肉のグリコーゲン測定 ... 122
- 11.6 グルコース−6−ホスファターゼおよびグルコキナーゼの活性測定 ... 123
- 11.7 小腸粘膜スクラーゼとマルターゼの測定 ... 123

12. 肝機能に関する実験：脂肪肝 ... 124
- 12.1 脂肪肝モデルラットの作成と飼育 ... 124
- 12.2 ラットの解剖と試料の処理 ... 125
- 12.3 ポリソームプロファイルの分析 ... 125
- 12.4 ラットの血液成分の分析 ... 127
- 12.5 脂肪肝モデルラットの肝臓中の中性脂肪の測定 ... 127

13. 貧血に関する実験 ... 128
- 13.1 貧血モデルラットの作成と飼育 ... 128
- 13.2 ラットの解剖と試料の処理 ... 130
- 13.3 ラットの血液成分の分析 ... 130
- 13.4 貧血モデルラットの肝臓中の鉄含有量の測定 ... 133

ヒトを対象とした実験編

14. エネルギー代謝に関する実験 ... 135
- 14.1 行動時間調査法による1日エネルギー消費量の評価 ... 135
- 14.2 ガス分析による座位安静時代謝量の測定 ... 139

15. 窒素出納に関する実験 ... 142

16. 水溶性ビタミン摂取に関する実験 ... 144
- 16.1 水溶性ビタミン摂取後の採尿 ... 144

17. 血圧に関する実験 ... 146
- 17.1 血圧の測定 ... 146
- 17.2 血圧に影響する因子 ... 147

18. 感覚に関する実験：皮膚感覚と重量感覚 ... 149
- 18.1 触覚と痛覚 ... 149
- 18.2 点弁別（2点識別閾） ... 150
- 18.3 重量感覚 ... 151

19. 腎機能に関する実験：腎臓による体液調節とクレアチニン・クリアランス ... 153
- 19.1 腎による尿の希釈と濃縮 ... 153
- 19.2 クレアチニン・クリアランスの測定 ... 154

20. 栄養アセスメントに関する実習 ... 155
- 20.1 身体計測による評価 ... 155
- 20.2 血液検査による血漿タンパク質による評価 ... 162
- 20.3 尿検査による評価 ... 162

索引 ... 164

1. 実験を始める前の予備知識

1.1 実験の心得と心構え

A. なぜ実験をするのか：百聞は一見に如かず

学生が行う実験の目的は，講義で学んだ栄養学と生化学，生理学を実験で科学的根拠を確認しながら，実践・研究能力を養成することである．つまり"百聞は一見に如かず"を試みる．

まず，結果の予想されたテーマ（課題）について実験を行ううえで，操作法に習熟しつつ技術を高める．その結果として得られた栄養生化学的知見に関連する知識を積み上げながら，栄養学の事実の解明を図る．実験には基礎的な知識と慎重な操作と細やかな観察が重要である．

効果的な実験を行うためには，あらかじめ実験の目的と操作の意味，実験で生じる化学反応の様式などを理解しておく必要がある．実験のテキストでは個々の操作を順序にしたがって単に記述していても，それぞれの操作や器具・試薬の選択には化学的な理由と根拠がある．それが記されていないときは，参考書を調べ，それでも理解できなければ実験担当教員によく相談し，指示をうけるとよい．慎重な心構えと積極的な取り組み方が実験を単なる作業として終わらせず，栄養生理学・生化学の理論と実践を修得する原動力となる．将来，研究を遂行するうえで適切な実験方法を選択する能力と判断力を培うことができる．実験操作の流れと，それらの操作する意味を把握するためには，自分でフローシートを作成してみることも大切である．図 1.1 は茶カテキンの分析における測定フローシート例示である．

B. 実験着の必要性

試薬や実験試料だけでなく実験動物を取り扱うことで，衣服が汚染されて除去できなかったり，手や肌に傷をうけることもある．実験に際しては白衣を着ることが必要である．器具を洗うときは炊事用のゴム手袋を用いると，滑りやすいガラス器具を使用するときにも都合がよい．試薬で手の皮膚が傷つくおそれがあるときは，ポリエチレン手袋か手術用のゴム薄手袋を着用する．実験室では底の軟らかい靴を履くとよい．固い靴は長時間立って実験すると疲れ，また歩行音が響くため他の人の迷惑と集中力の妨げになる．スリッパは動作が不便で，とっさの場合に危険である．長髪は火や薬品に触れないように束ねる．胸のポケットには筆記用具などを常に入れておくと便利である．

図1.1 実験操作フローシートの例

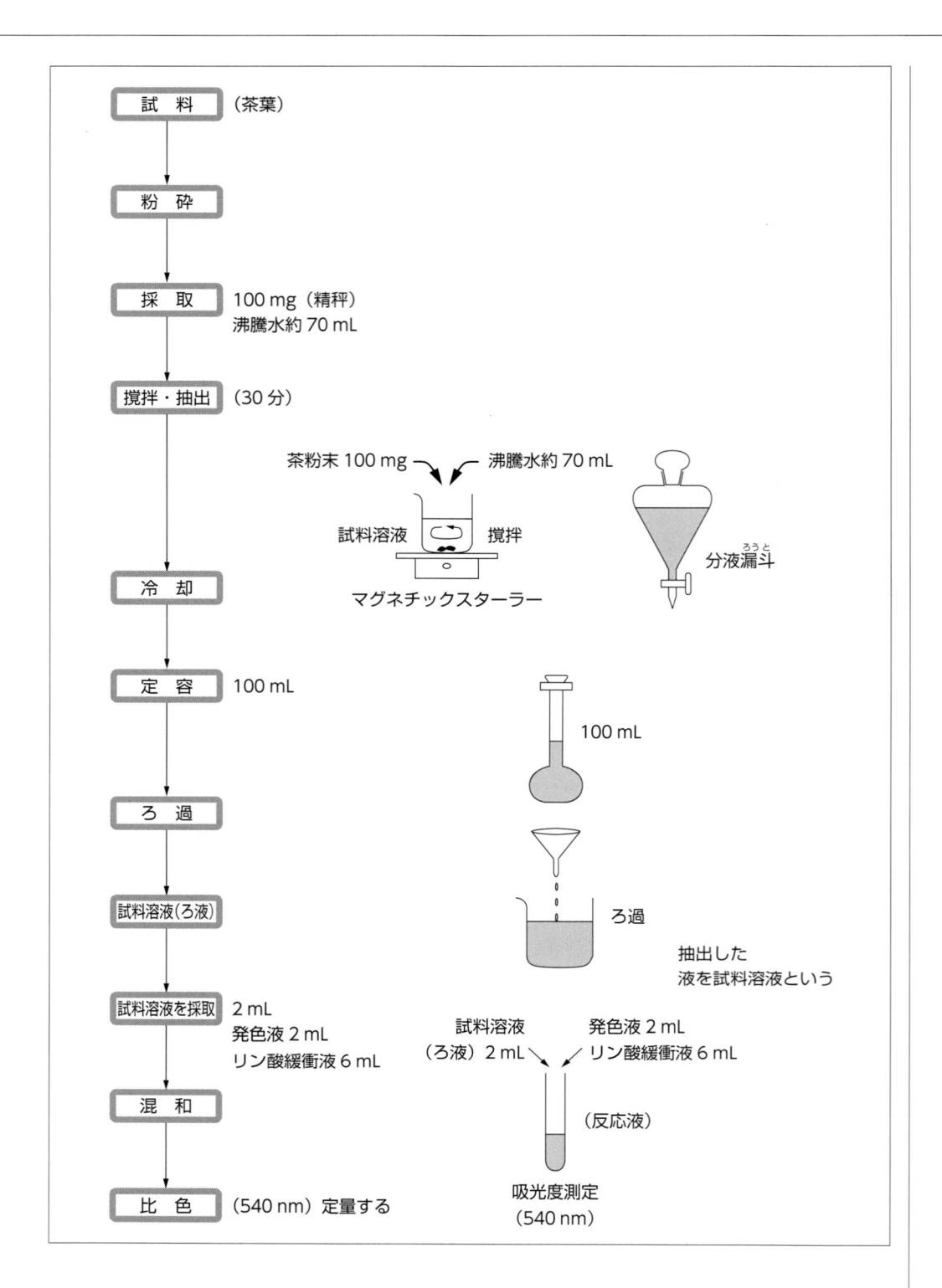

```
試 料 (茶葉)
  ↓
粉 砕
  ↓
採 取    100 mg（精秤）
         沸騰水約 70 mL
  ↓
撹拌・抽出 （30分）
  ↓
冷 却
  ↓
定 容    100 mL
  ↓
ろ 過
  ↓
試料溶液（ろ液）
  ↓
試料溶液を採取  2 mL
              発色液 2 mL
              リン酸緩衝液 6 mL
  ↓
混 和
  ↓
比 色    （540 nm）定量する
```

茶粉末 100 mg　沸騰水約 70 mL
試料溶液　撹拌
マグネチックスターラー
分液漏斗
100 mL
ろ過
抽出した液を試料溶液という
試料溶液（ろ液）2 mL　発色液 2 mL　リン酸緩衝液 6 mL
（反応液）
吸光度測定（540 nm）

C. 清掃と整理整頓

❶実験室内は清潔な空間に保ち，ほこりの影響がないように常に清掃を行う．
❷実験台上は1つの実験操作が終るごとに整理整頓を実行し，不要になった器具は片付け，こぼした試薬は早目にぬれたぞうきんでふきとっておく．
❸自分が使った器具は自分で洗浄し，乾燥し，整理し，できるだけ元の状態に戻す．
❹ガス栓や水道栓は使い終るたびに閉めるように心がける．
❺電気器具は使い終ったら器具本体のスイッチを切るだけでなく，プラグを抜く．

D. 器具の選別
❶実験を始める前に必要な器具類は，形式，大きさ，数量などを考えて用意する．
❷器具の選別はまず，実験の精度と器具の精度とのかね合いである．
❸次に操作の便宜である．たとえば，中和滴定の実験で，20 mL の溶液を滴定して最終液量が 50 mL 以下であれば 100 mL の三角フラスコを用いてもよいが，液量がそれ以上になるようであれば 200 mL の容器のほうが便利である．

E. 試薬
❶試薬の溶解度，毒性，吸湿性を知って，取り扱いに注意しなければならない．
❷薬品の物質名，化学式，純度などを必ず確認するよう習慣づける．
❸必要量に近い量をビーカーに取り分け，そこからスプーンでとって秤量する．試薬の種類によっては金属スプーンを用いてはならない場合がある．たとえば，硝酸銀，ヨウ素，トリクロロ酢酸などはステンレススプーンによって汚染される．
❹使用後，薬品びんはできるだけ早く栓をし，元の場所に納める．
❺冷蔵しておいた薬品びんは，室温に戻るまで栓を開いてはならない．冷たいと空気中の水分が薬品上に結露し，試薬の純度を下げ，品質の劣化を促進する．
❻試薬は必要量以上に調製しない．
　なお，本書の実験時間には試薬の調製は含まない．

F. まとめ方
❶実験の心得と心構えは研究の基本であり，実験観察や記録が十分にできるようになれば，研究者としてデビューする資格が得られる．
❷学生実験においては実験の経過，結果などはできるだけ詳しく正確に記録し，実験終了後，直ちに結果をまとめて，結果の考察は客観的に，文献などを参考にしながらレポートを作成する．
❸実験の記録は他の人がみてもわかりやすく，再実験できる程度に具体的で，自分があとでみても参考になるようなデータの整理を心がける．
❹講義で学んだ栄養生化学の謎を解くヒントを見つける．
　なお，実験の記録は，次のように2段階で行うのがよい．

a. 実験ノート
　実験台の上で記録しておくノートで，実験方法，操作の手順，その他実験において考えたこと，観察したこと，疑問に思ったことをそのつど記載しておく．

b. 整理ノート
　実験ノートを基にして，その日のうちに実験結果をまとめておくこと．実験の目的と経過，結果，その結果から熟慮した考察などの順に報告書（実験レポート）として整理しておく．
　学生実験では，あらかじめ結果が予測しうる実験が多いと思われる．また同一の実験を複数のグループで取り組むことも多く，自ら得たデータを他のグループのデータと比較することも可能であろう．予測と異なるデータを得た場合，あるいは他のグループと差異が認められるデータを得た場合に，どのような要因がデータに影響を及ぼしたのかを考えることが，学生実験のなかで非常に重要なポイントの1つといえる．被験者や実験動物の栄養状態，実験手技の正確さ，実験に要した時間など，さまざまな要因がデータに影響を及ぼす．これらさまざまな可能性を考慮したうえで実験データを解釈し，栄養学的な考察を導き出すことが，栄養生理学・生化学実験の大きな目標である．

1.2 器具の名称と取り扱い

前項のとおり，実験を始める前に器具を選別し準備すること，そして使用後には洗浄し整理整頓を心がけることが，実験全体をとおしての基本的作業であることをまず理解しなければならない．

特殊な実験器具および実験機器の原理や取り扱いについては，それらを使用する各実験の項にて詳細を述べる．ここでは，実験に用いられる汎用器具の名称とその取り扱いについて記載する．

A. ビーカー（図 1.2）

粉末試薬の溶解，液体の混和や撹拌などに用いる容器である．材質としては，ガラス製が多いが，プラスチックやステンレス製のものもある．容量も 10 mL 程度から数 L にいたるまでの種類があり，実験の内容に応じて選択する．形状にも種類があり，取手付きのもの，振り混ぜやすいように円錐状の構造をしたもの（コニカルビーカー）などがある．目盛りがついているものが多いが，正確な計量には適さない．

B. フラスコ（図 1.2）

最も一般的なものは三角フラスコであり，混和や撹拌に使用する．また，溶液を一時的に保管する場合にも利用され，共栓付きのものもある．ガラス製で容量は 10 mL 程度から数 L にいたるまでの種類がある．ビーカー同様，目盛りがついているものが多いが，正確な計量には適さない．その他の形状としては底部が球状の丸底フラスコなどがある．

C. メスシリンダー，メスフラスコ（図 1.3）

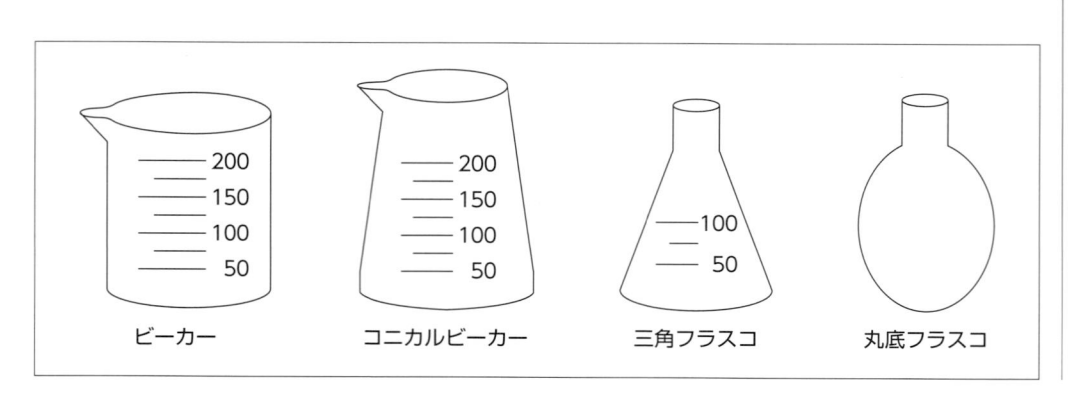

メスシリンダーは，液体の体積を量るための目盛りがついたガラスあるいはプラスチック製の円筒状容器である．より厳密な計量が必要な場合にはメスフラスコを使用する．メスフラスコは多くがガラス製で平底の球体部分と長い円筒状の開口部分からなる．円筒状部分には，すり加工による標線がつけられており，この標線まで液体を満たすことで，フラスコに記載されている体積量と正確に一致する．双方とも容量は 10 mL 程度から数 L にいたるまでの種類がある．本書ではメスフラスコは 100 mL または 200 mL を使用することが多い．目盛りを読む際は，水面と目線を水平に保ち，水面の底部の値で読み取る（図 1.3）．

なお，このような計量器具を洗浄する場合，ブラシでこすって内壁に傷をつけると容積変化をまねくことから注意が必要である．洗浄液に浸漬したのち，洗剤を水道水

図 1.2　ビーカー，コニカルビーカー，三角フラスコ，丸底フラスコ

図1.3 メスシリンダー，メスフラスコ

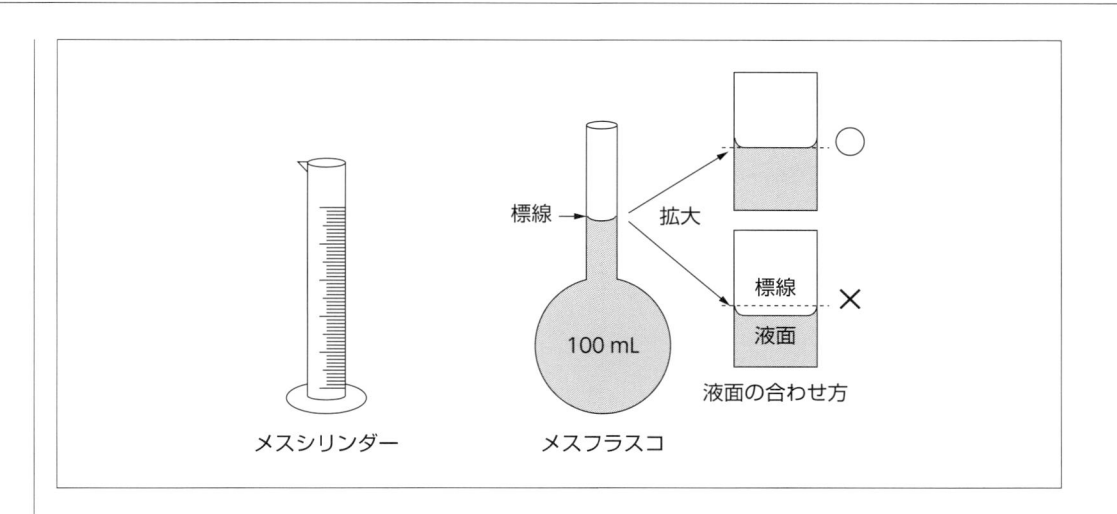

で洗い流し，さらに蒸留水をとおしたものを自然乾燥させるとよい．

D. ピペット

計量用ピペットとして，メスピペットおよびホールピペットがある（図1.4）．メスピペットは目盛りをもとに任意の液量を量りとるもので，吸い上げた液をすべて排液することで必要量となる吹き出し式のピペットと，先端部分にゼロの目盛りが付されており，その部分までを排液するタイプのピペットがある．ホールピペットは，ガラス管の中央に球状部分があり，ガラス管上部に標線が付された形状のピペットである．標線まで液を吸い上げることで一定の液量を厳密に量りとることができる．排液の際は，ガラス管上部の開口部を指で閉じ，中央の球状部をもう一方の手で握って暖めることで，内部の空気を膨張させ吸い上げた液を完全に出し切る．

これら計量用ピペットの目盛りの読み方も，上記，メスシリンダー，メスフラスコと同様であり，液を吸い上げる際にピペット先端外側に付着した余分な液を拭き取ることで，より正確な操作につながる．また，これらのピペットはガラス管上部を中指，薬指，小指および親指でささえ，上端開口部を人差し指でふさぐように扱う．親指で開口部をふさぐような持ち方は誤った使い方である．なお，強酸や強アルカリ溶液，有毒な溶液を量りとる際には，口で吸い上げるのではなく，安全ピペッターや電動ピペッターなどの器具の使用が推奨される．

マイクロピペッターは，その多くが1 mL以下の微量の液体を量りとるために使用する器具である（図1.4）．多くのピペットは計量する容量をダイヤルにて調整し，専

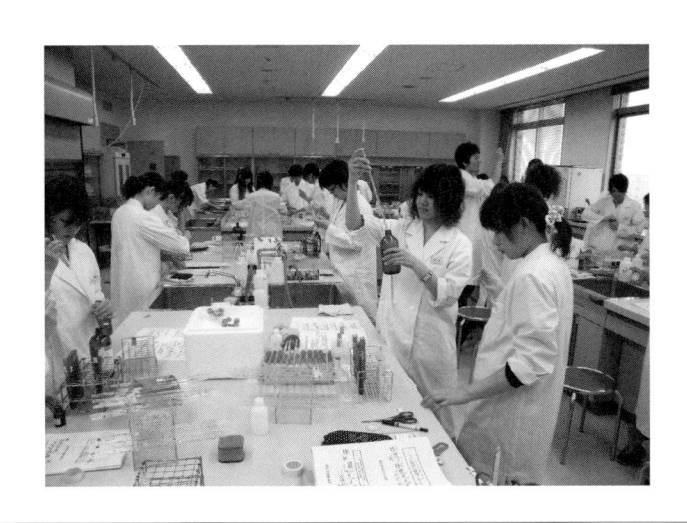

図1.4 メスピペット，ホールピペット，マイクロピペッター

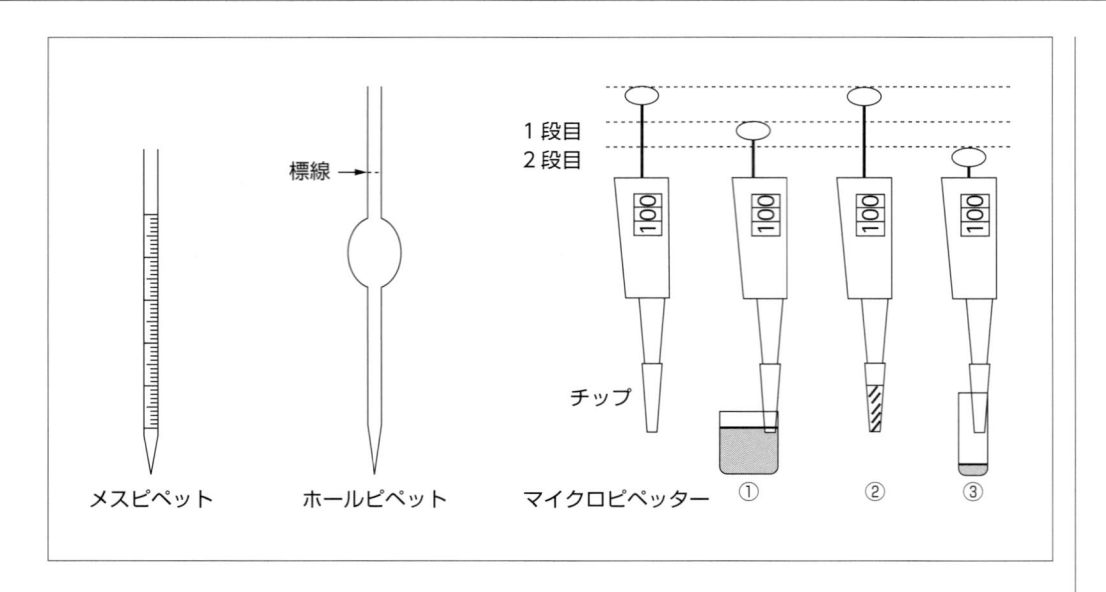

用チップを先端に取り付けて液体を吸引するしくみとなっている．上部の2段階ピストンを使用して液体の吸引と排出を行う．ピペットをしっかりと握り，1段目の部分まで親指でピストンを押し込んだ状態で採取する液体中にチップ先端をつけ（図1.4①），ゆっくりピストンを戻すことでチップ内に液体を吸引する（図1.4②）．このときピストンから親指を完全に放してしまうと，吸い上げる勢いでチップ内の液体がピペット本体まで飛び散る恐れがあるので注意する．そしてピストンを押し込むことでチップ内の液体を排出し，2段目まで押し込むことで完全に液を出しきる（図1.4③）．

その他のピペットとして，計量目的ではなく，単なる液体の移動を目的に用いられる駒込ピペットやパスツールピペットがある．

ピペット類は，不用意に本体を傾けすぎないように注意することが必要である．

E. マグネチックスターラー（図1.5）

棒磁石をテフロンなどでおおったスターラーバーを液体に沈めた状態で，磁力を利用してバーを回転させることで液体を撹拌する装置である．粉末試薬の溶解などに使用する．天板部分にホットプレートを組み込むことで，加熱しながら撹拌できる機能を備えたものもあり，使用時および使用後には熱傷への注意が必要である（とりわけ実際に使用した人以外には，加熱機能を使っていたかどうかはわからない）．

図1.5 マグネチックスターラー

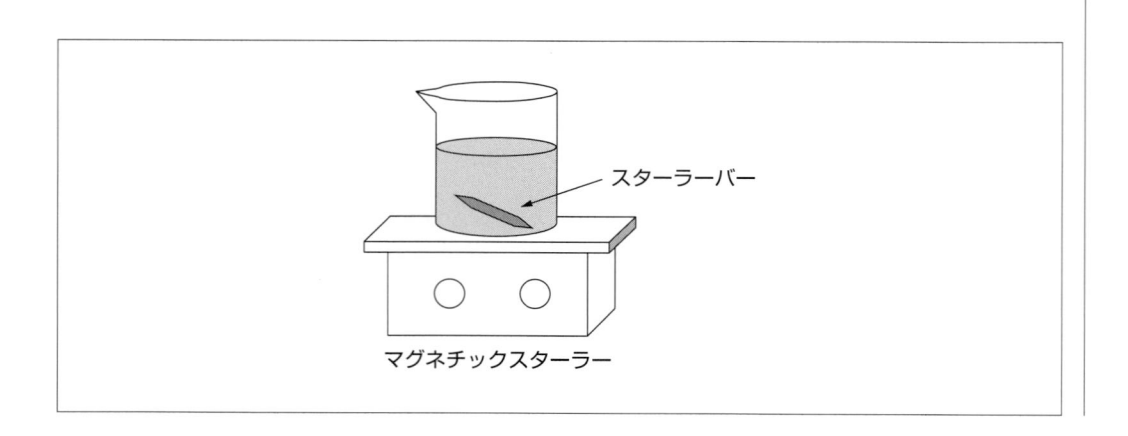

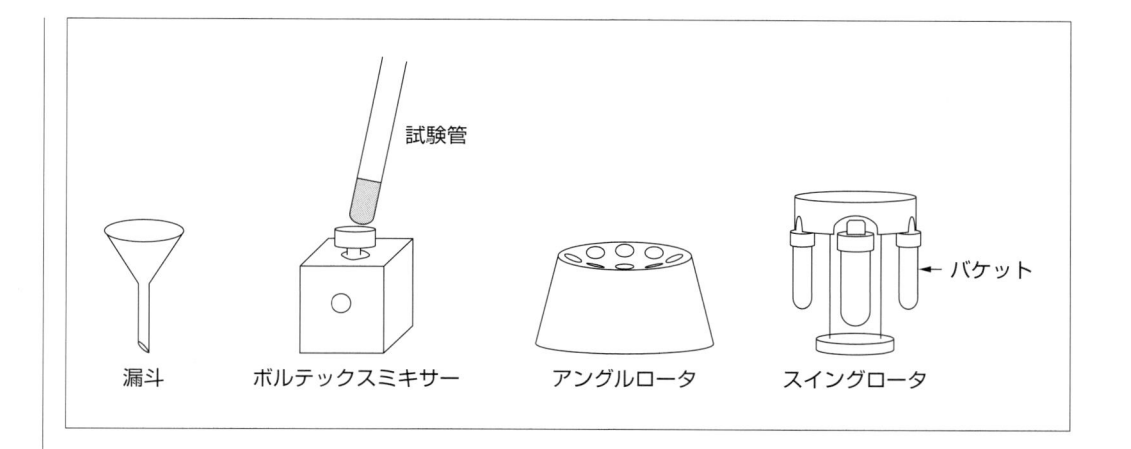

図 1.6 漏斗，ボルテックスミキサー，アングルロータ，スイングロータ

F. 漏斗（図 1.6）

一般的に円錐形の頂点部分から管が延びた形状をしたガラスあるいはプラスチック製の器具である．溶液やホモジネートなどをろ過する際に，ろ紙やガーゼを保持するために使用する．

G. ボルテックスミキサー（図 1.6）

試験管底部を本体上部の旋回部に押し付けることで，試験管内溶液を渦状に撹拌することができる．溶液を飛び散らさないためにも試験管上部をしっかり持って使用することが重要である．しっかり保持さえしていれば，液面はその位置までしか上昇しない．逆に，液面が振動している程度ではまったく撹拌されておらず，もっと強く試験管を本体旋回部に押し付ける必要がある．ふた付きマイクロチューブ内の溶液を撹拌させるときには，しっかりとふたを閉じて使用する．

H. 遠心分離機

遠心分離に使用される装置である．遠心力に応じて高速遠心分離機や超遠心分離機などに区分され，さらに試料を冷却しながら遠心できる装置が多い（冷却遠心分離機）．遠心チューブをセットするロータでは，図 1.6 に記す 2 種類のロータが汎用されている．アングルロータは遠心チューブが常に固定された角度で保たれ，試料を沈殿と上清に分離する際には使いやすい．スイングロータは回転とともに遠心チューブを挿入したバケットが水平に保持されることから，密度勾配遠心分離に使用される．

機種やロータにかかわらず，遠心分離機を使用する際には対称な位置にセットする試料（遠心チューブ）のバランス（重量）をあわせることが最も重要な注意点の 1 つである．バランスが乱れている場合には，遠心分離機の故障ばかりでなく，火災や事故をまねくおそれもある．

なお，1 分間あたりの回転数 N（rpm）と相対遠心加速度（$\times g$，重力加速度）との関係は，下式で表すことができる（R：回転半径，cm）．

相対遠心加速度（$\times g$）= $1{,}118 \times R \times N^2 \times 10^{-8}$

準備編

2. 基本操作と測定原理

　ここでは，実験を行ううえで必要な基礎知識として試薬の濃度と調製法，pH の基礎知識，比色定量と分光光度法，そして細胞分画の方法について説明する．

　計量する際，最小目盛りの 1/10 を目測で読み取るが，これには誤差を含む．しかし，実験上意味のある数字であり，これを有効数字という．

2.1　試薬溶液の濃度と調製方法

　試薬溶液の濃度にはいくつかの単位がある．ここでは各濃度単位と調製例そして濃度計算方法と調製上の注意点について紹介する．

A. 百分率（パーセント，％）濃度

　総量を 100 としたときの目的試薬の割合を表した値．重量パーセント濃度と容量パーセント濃度がある．

　目的試薬が微量な場合は 100 mL の中の目的物質を mg 単位で表示した mg％や，総量を 1,000 とする千分率（ppt）や，総量を 1,000,000 とする百万分率（ppm）で表される．

a. 重量パーセント（W/W％）濃度

　総量 100 g 中に含まれる目的試薬（g）の割合を重量パーセント濃度（W/W％）で表す．

調製例 1：15（W/W％）塩化ナトリウム（NaCl）100 mL 溶液の調製
❶ 15 g NaCl を秤量し，蒸留水約 85 g とビーカーの中で混和する．
❷ NaCl が完全に溶解するまで撹拌し，総量が 100 g になるよう蒸留水を加える．

b. 容量パーセント（W/V％，V/V％）濃度

　総量 100 mL 中に含まれる目的試薬（g，mL）の割合を容量パーセント濃度（W/V％，V/V％）で表す．

調製例 2：60％エタノール溶液（V/V％）100 mL の調製（99.5％エチルアルコール使用の場合）
❶ エタノールの純度が 99.5％であるため，60％エタノール溶液 100 mL 中には 99.5％エタノール溶液が 100／99.5 × 60 ＝ 60.3 mL 必要である．
❷ 60.3 mL の 99.5％エタノール溶液をメスシリンダーで量り，ビーカー内で 39 mL 以下の蒸留水とよく混和する．
❸ 溶液を 100 mL のメスフラスコに移し，100 mL になるように蒸留水を加える．

B. モル濃度（M）

　分子量と同数のグラム数の試薬を 1 モル（mol）という単位で表すことができ，溶

液 1 L 中に含まれる試薬の mol 数（mol/L）をその溶液のモル濃度（M）という．

調製例 3：0.1 M シュウ酸溶液 100 mL の調製

❶ 100 mL 溶液中の 0.1 mol シュウ酸の重量は 126.06（分子量）× 0.1（mol）× 0.1（L）＝1.26 g となるので，1.26 g のシュウ酸を量り取る．

❷ ビーカー内で約 80 mL の蒸留水とシュウ酸を混和し，シュウ酸が完全に溶解するまで撹拌する．

❸ 溶液をメスフラスコに移し，総量が 100 mL になるように蒸留水を加える．

調製例 4：2 M 塩酸 500 mL の調製　（35 ％塩化水素，比重 1.18 g/mL の塩酸使用の場合）

❶ 塩酸の比重と濃度から，使用する塩酸溶液 1 L の重量は 1.18 × 1,000 ＝ 1,180 g

❷ その溶液中の塩酸重量は 1,180 × 0.35 ＝ 413 g

❸ その濃度（M）は 413（g）／36.46（分子量）＝11.33 M となる．

❹ 11.33 M の塩酸を 2 M に希釈するためには使用する塩酸を 5.67 倍に希釈する必要がある．

❺ 最終的に 500 mL 調製するので，使用する塩酸を 88.18 mL，411.82 mL 以下の蒸留水をそれぞれメスシリンダーで量り，よく混和する．

❻ 溶液をメスフラスコに移し，総量が 500 mL になるように蒸留水を加える．

C. 複数の濃度が表記されている溶液の調製

調整例 5：5 ％（V/V）アセトニトリルを含む 150 mM 酢酸アンモニウム溶液 1 L の調製

❶ 1 L 中の 150 mM 酢酸アンモニウム重量は 0.15（mol）× 77.08（分子量）× 1（L）＝11.56 g となるので酢酸アンモニウム 11.56 g を量り取る．

❷ ビーカー内で 900 mL 以下の蒸留水と酢酸アンモニウムを混合し，酢酸アンモニウムが完全に溶解するまで撹拌する．

❸ メスシリンダーで測った 50 mL アセトニトリルと酢酸アンモニウム溶液を 1 L メスフラスコ内で混和する．総量が 1 L になるように蒸留水を加えてよく混和する．

一般的な試薬の百分率濃度・モル濃度を表 2.1 に示す．

表 2.1　代表的な市販液体試薬の濃度

試薬名	密度（20℃）g/mL	百分率濃度 (g/100 g)	百分率濃度 (g/100 mL)	モル濃度（M）
塩酸（HCL）	1.18	35〜37	41.3〜43.6	12
硫酸（H_2SO_4）	1.84	95	174.8	18
硝酸（HNO_3）	1.38	60	82.8	16
酢酸（CH_3COOH）	1.05	99	103.9	17.3
アンモニア水（NH_4OH）	0.9	28	25.2	15
過酸化水素水（H_2O_2）	1.11	30〜35.5	33.3〜39.4	9.7

表には一般的な用途の特級・一級試薬を記載．
用途によって濃度が異なる製品があるので，必ずカタログやラベルを確認すること．

D. 規定濃度（N）

酸塩基の中和や，酸化還元反応にかかわる物質の物質量を表す単位をグラム当量といい，溶液 1 L 中に含まれる試薬のグラム当量数を規定濃度（N）という．中和・酸化還元反応において，水素イオンあるいは電子 1 mol を放出または受容する物質が 1 グラム当量である．そのため，N ＝ M／物質の価数（反応によって異なる）となる．価数が 1 の場合は M と同じ考え方である．

近年では国際単位系（SI）の単位を基準としていることから，規定濃度を使用することは非常に稀で，モル濃度計算が主流となっている．

2.2 pHの基礎知識

A. pHとは

pH（power of hydrogen，ピーエッチ）は水素イオン指数ともいい，溶液の酸性とアルカリ性の強さを表す値である．どの水溶液にも水素イオン（H^+）と水酸化物イオン（OH^-）が存在する．一般的に溶液中で［H^+］濃度が，［OH^-］濃度よりも高い状態を酸性，低い状態をアルカリ性，そして両イオンの濃度が等しい状態を中性という．

［H^+］濃度 ＞ ［OH^-］濃度・・・酸性
［H^+］濃度 ＝ ［OH^-］濃度・・・中性
［H^+］濃度 ＜ ［OH^-］濃度・・・アルカリ性

わずかな電離（イオン化ともいう．電荷的に中性の分子から荷電した原子などが放出される現象）によって，中性の純水（H_2O）溶液中には等濃度の H^+ と OH^- が存在する．25℃の純水1Lには 10^{-7} mol の H^+ と OH^- が存在する．すべての溶液中のイオン積，［H^+］×［OH^-］$= 10^{-14}$ は一定になっている（この値を K_w，または水の解離定数と呼ぶ）．

$H_2O \rightleftarrows H^+ + OH^-$ （純水中の電離）
中性・・・［H^+］濃度＝［OH^-］濃度＝10^{-7} moles
K_w（イオン積）＝［H^+］×［OH^-］＝10^{-14} moles

図2.1に示すように，溶液に酸性物質を溶かすと水素イオンが増えるので，水素イオン濃度［H^+］が増加し，それに伴い水酸化物イオン濃度［OH^-］が減少する（溶液は酸性になる）．溶液にアルカリ性物質を溶かすと H^+ が減少し，OH^- が増加する（溶液はアルカリ性になる）．そのため，溶液の酸・アルカリの強さは H^+ あるいは OH^- のどちらか一方の濃度を知れば，他方の濃度も求めることが可能である．そこで，実際には［H^+］濃度だけを測定し，これを溶液の酸性とアルカリ性の強さを表す目安とする．溶液の水素イオンが高濃度になるほど酸性が強く，低濃度になればアルカリ性が強くなるが，扱う値が 10^{-n} と桁数が膨大な数になってしまう．そこで，この水素イオン濃度をもとに酸性・塩基性の強弱の尺度をpHという簡単な数字で表す．pH

図2.1 溶液中の H^+ と OH^- 濃度とpH変化

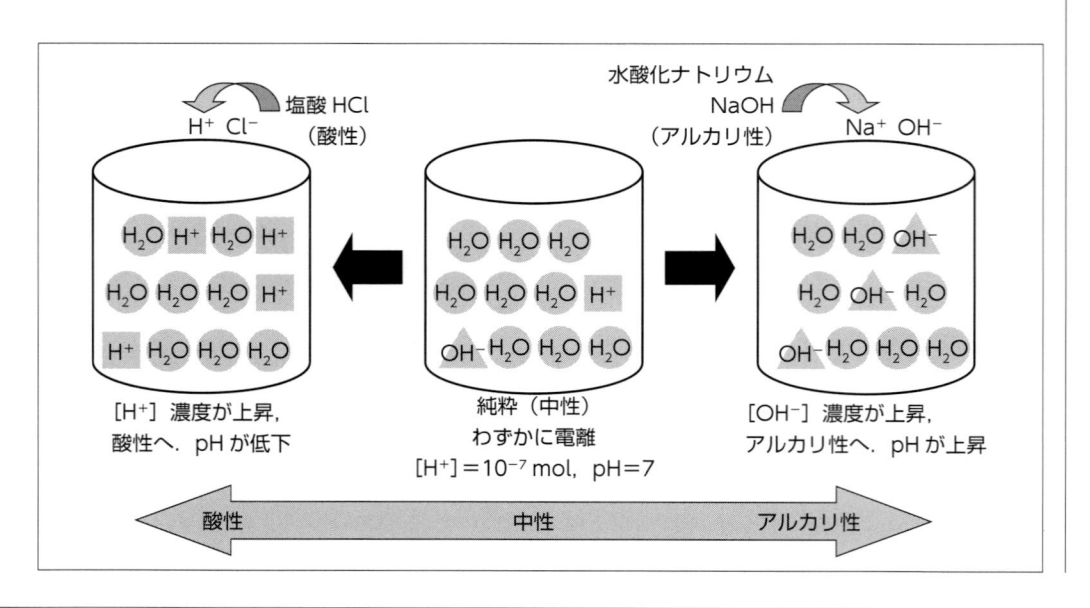

は下記の式から求める．

$$pH = -\log[H^+]$$

pHは0から14の範囲で表され，pH=7が中性，pH<7が酸性，pH>7がアルカリ性である．

B. pH測定

一般的に研究室でのpH測定は操作が非常に簡単なpH試験紙を用いた方法と，経時的に正確なpHを求めることが可能なpHメーターを用いる2通りがある．

a. pH試験紙

pH試験紙は，溶液のpHによって変色する指示薬を紙にしみ込ませたものであり，指示薬の種類によって測定が可能なpH範囲が異なる．試験紙にしみ込んだ指示薬に溶液のH⁺あるいはOH⁻が反応し，指示薬の構造が変化することで変色反応を起こす．図2.2のようにpH試験紙に含まれる指示薬にはいくつかの種類があり，それぞれが決まったpH範囲で変色反応を示す．市販のpH試験紙は，含まれる指示薬によってpHの測定範囲が幅広く大まかなものや，測定範囲は限られるがより正確に測定できる試験紙などがある．

b.（ガラス電極）pHメーター

pH試験紙以外の方法ではpHメーターを用いた測定方法があり，これは経続的に正確なpHを測定することが可能である．これまでに，電極を用いて測定するpHメーターがいくつか開発されている．現在，研究室レベルではガラス電極法が最も主流であるので，ここではガラス電極法について解説する．ガラス電極法は電位差測定を利用したpH測定方法であり，ガラス電極と比較電極の2本の電極を用いて，2つの電極の間に生じた電圧（電位差）を知ることで溶液のpHを測定する方法である．

ガラス電極は，先端部にpH応答ガラスの薄膜があり，内部には塩化カリウムと中性のpH緩衝液で満たされている．比較電極は，先端部に液絡部という微細な穴があり，この部分から内部の塩化カリウム溶液が拡散する．pH電極を溶液に浸すと，ガラス電極はpH応答ガラス膜表面でサンプルのpHに応じた電圧を発生し，比較電極は液絡部でイオンを介して溶液と電気的に接触し，一定の電圧を発生する（図2.3）．

図2.2 pH指示薬の測定範囲とその変色域

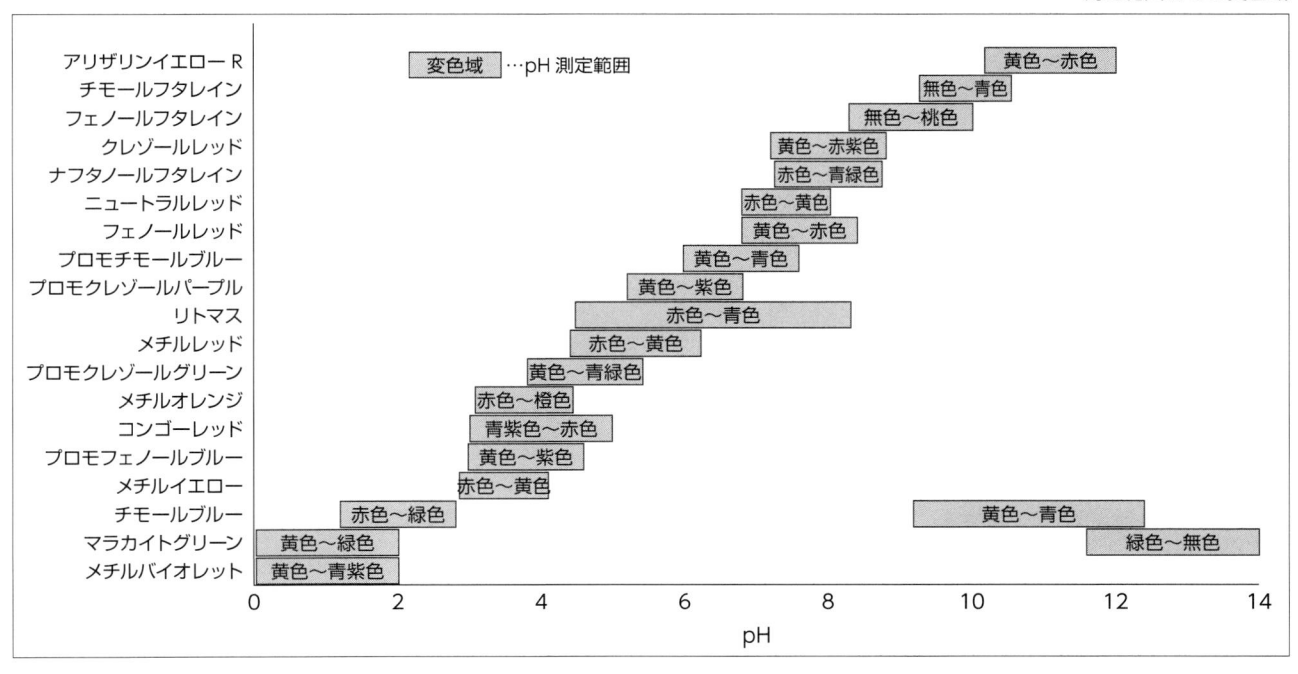

図 2.3 pH メーターの測定原理

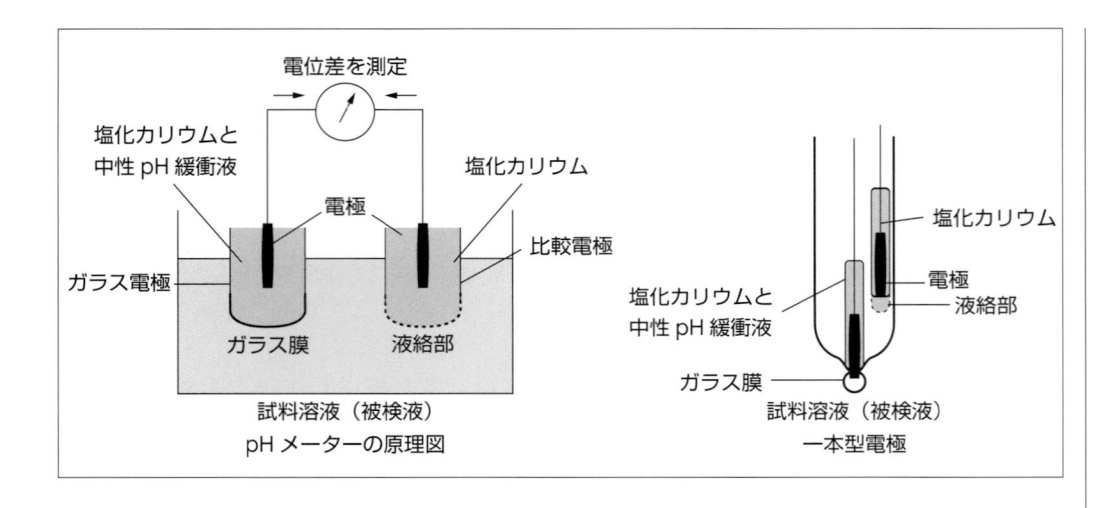

pH メーター本体は，pH 電極のガラス電極と比較電極に発生する電圧の差を演算処理して溶液の pH を表示する．近年では，図 2.3 のような両電極が一体化した一本型電極がおもに使用されている．

2.3 比色定量と分光光度法

　比色定量とは，試料溶液中の目的成分に適当な試薬を加えて発色させ，その色の濃さを，濃度が既知である標準試料溶液の色の濃さと比較することで成分濃度を求める定量法である．発色した試料溶液の濃さを評価するためには，光を使う方法がある．試料溶液の色と光には図 2.4 のような関係があり，試料溶液に光（入射光）をあてると光は溶液を通過する（透過光）．この際入射した光が試料溶液中に吸収されると，透過光は入射光に比べてそのエネルギーが小さくなり，変色した試料溶液の色が濃いほど光の吸収量も多くなる．このように，吸収された光の度合い（吸光度）から試料溶液の色の濃さを決定する方法を吸光光度法と呼ぶ．

　吸光光度法を行うにあたって，分光光度計を使う方法を分光光度法と呼ぶ．肉眼で

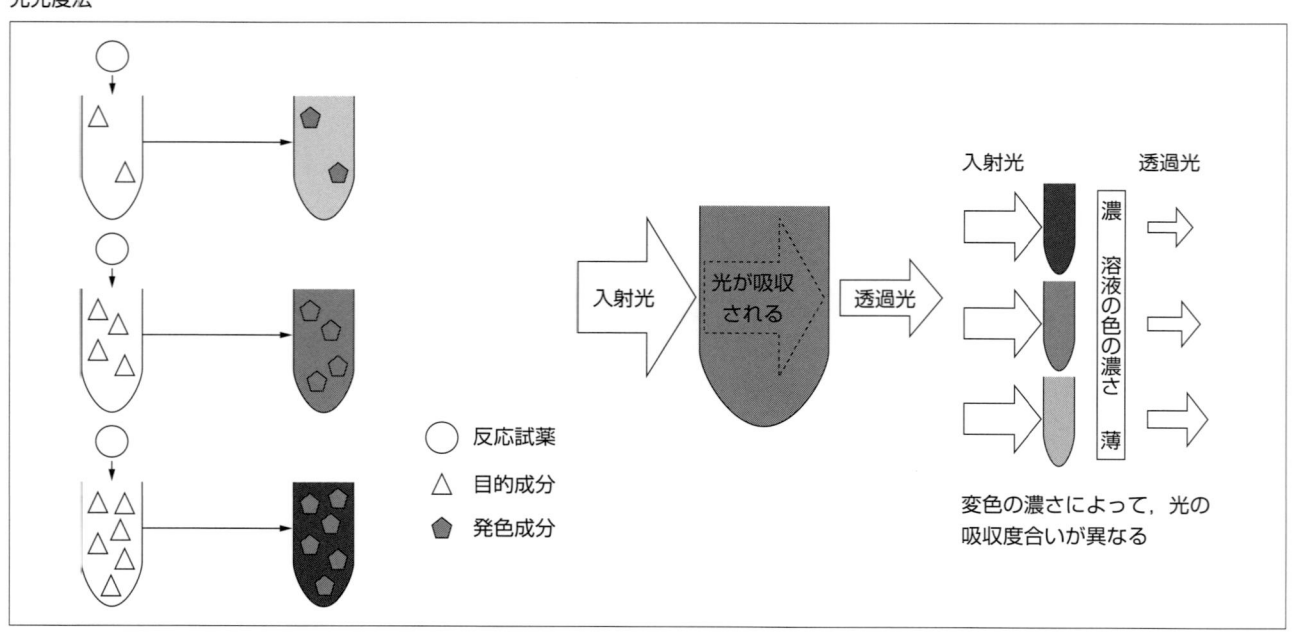

図 2.4 比色定量と吸光光度法

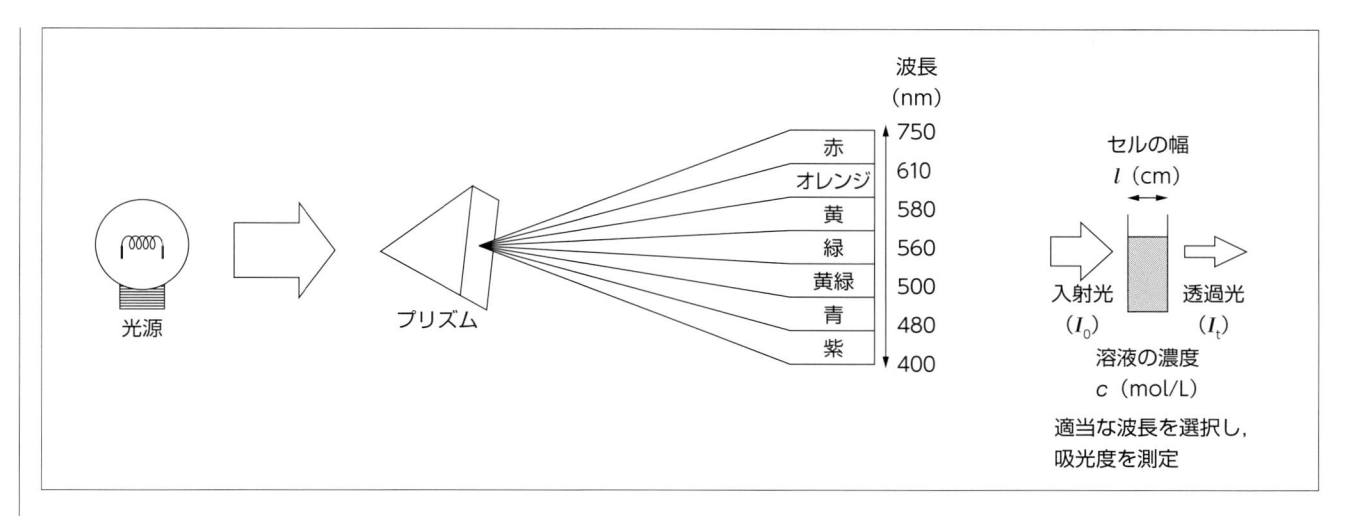

図2.5 分光光度計による吸光度測定

白く見える太陽光や白色蛍光灯の光は，複数の色をもつ光が重なっている．図2.5のように，分光光度計はこの複数の光をプリズムや回析格子によって単色光に分けることが可能であり，分けられた単色光は波長という単位で区別される．成分によって各波長の吸収が異なるので，目的成分によって適当な波長を使い，吸光度を測定することで誤差が小さく感度の高い測定を行うことが可能である．

入射した光がどれだけ透過したかを表す透過率，そして光の吸収の度合いを表す吸光度は入射光（I_0），透過光（I_t），溶液の濃度（c mol/L），そして測定に使用するセル（測定試料を入れる容器）の幅（l cm）との間に下記のような関係式（Lambert-Beerの法則）が成り立つ．

$$透過率 = \frac{透過光(I_t)}{入射光(I_0)} \times 100 \qquad 吸光度 = -\log_{10}\frac{透過光(I_t)}{入射光(I_0)} = \varepsilon \times c \times l$$

εは比例定数（モル吸光係数）

分光光度計を用いることで，入射光と透過光から吸光度を求めることが可能であり，微量成分でも正確，簡単，そして迅速に測定が行えることから，生化学，食品化学，環境分析学などの広い分野で利用されている．

分光光度計の光を使って試料溶液中の目的物質を定量する方法としては，吸光度法以外に蛍光法がある．目的物質に光を照射すると，光が吸収された後に目的物質から光がエネルギーとして放出されることがあり（放出しない物質については，試薬などの化学反応によって蛍光物質へと導く），これを蛍光と呼ぶ．放出される蛍光の分光（特定の波長）強度から，目的物質の性質と濃度を調べることを蛍光法と呼ぶ．吸光度法の場合は入射光と透過光のわずかな差から検出するのに対し，蛍光法の場合は特定の波長

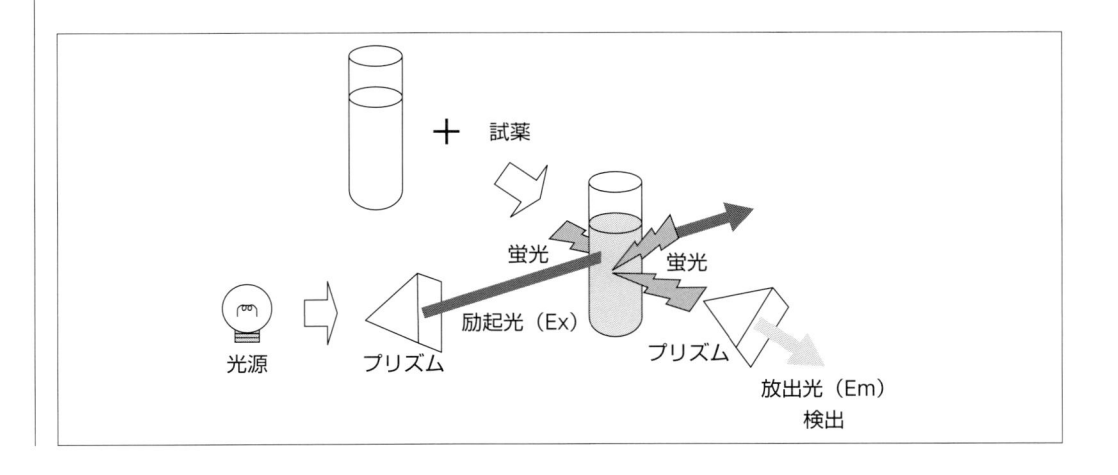

図2.6 蛍光法の原理図

（励起光：excitation または Ex）に対して目的物質より放出される光（放出光：emission または Em）の中から特定の波長を測定するため，目的物質が低濃度の場合は吸光度法よりも高感度な検出が可能である（図 2.6）．ただし，目的物質が高濃度の場合は正しい分光強度が得られないことがある．また，蛍光強度そのものは相対値で表され，測定機器によって数値が異なるため，異なる機器間での比較は不可能である．

2.4　細胞分画の方法

　細胞分画とは，細胞をホモジナイザーなどで破砕し（図 2.7），各種細胞小器官を遠心分離によって分画する方法である．その方法としては，速度差遠心分離法，密度勾配遠心分離法がある（図 2.8）．

図 2.7　試料を氷上で細かくし，氷水中でホモジナイズする

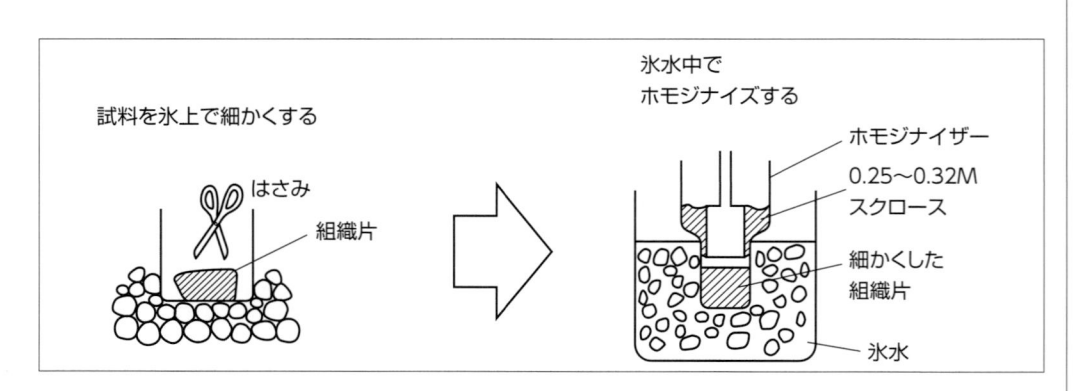

図 2.8　速度差遠心分離法と密度勾配遠心分離法

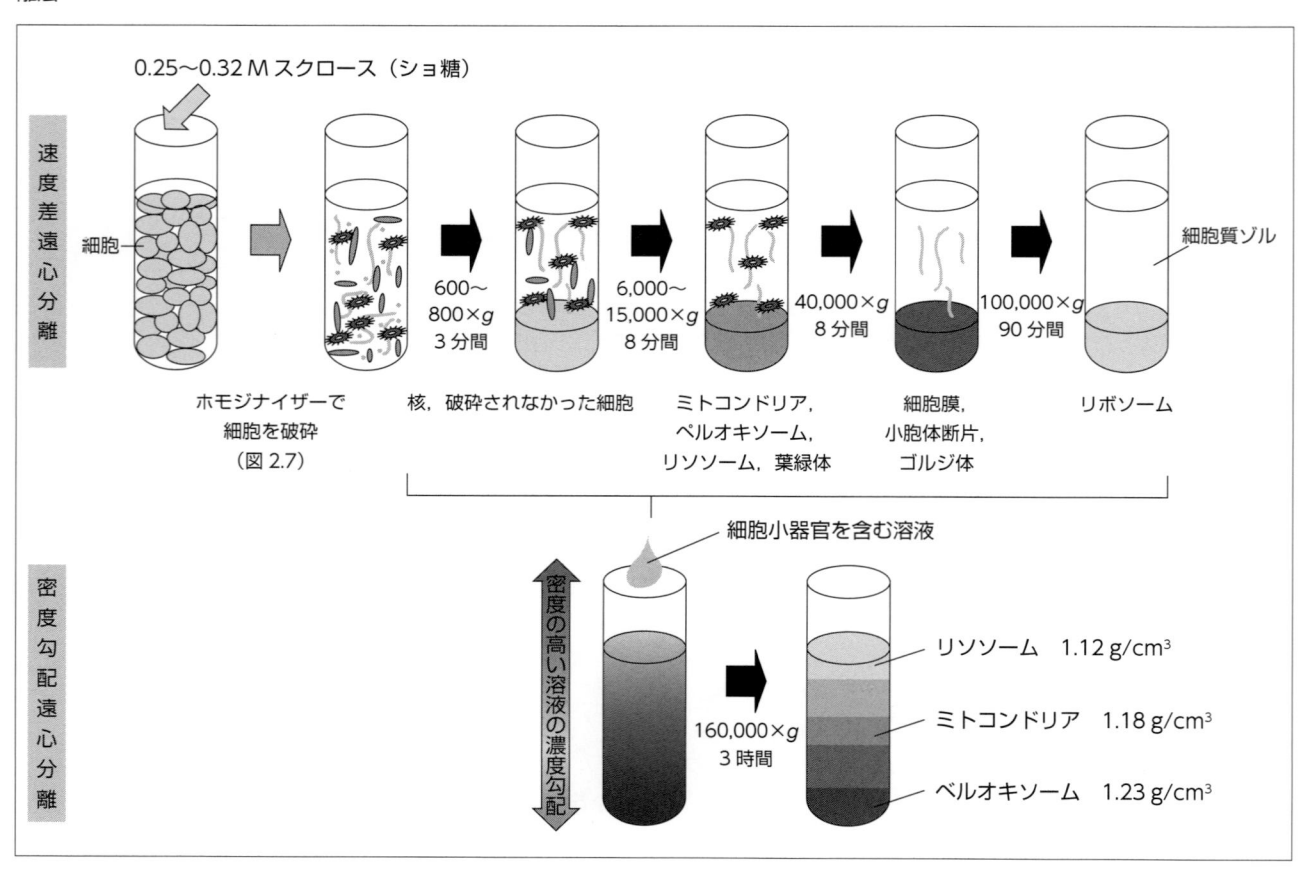

A. 速度差遠心分離法

　遠心力によって細胞小器官を大きさ別に分画する．そのため，100,000×gといった通常よりも回転数（rpm）が速い超遠心分離機が必要である（gは重力加速度）．まず，氷上で細かくした試料（組織片など）を0.25～0.32 Mショ糖溶液と混和し，氷水中のホモジナイズによってさらに破砕する（図2.7）．その試料溶液を遠心分離によって上清と沈殿に分離し，回収した上清を再度遠心分離する．遠心分離の回転数と時間を段階的に上げ，これを繰り返すことで沈殿に細胞小器官がサイズ別に回収される．

　図2.8に示すように，まず600～800×gで3分間遠心すると，細胞小器官で最も大きな核が沈殿する．遠心力を6,000～15,000×gに上げ，8分間遠心分離を行うと，ミトコンドリア，ペルオキシソーム（試料によってはリソソーム，葉緑体）が沈殿する．さらに遠心力を40,000×gにし，8分間遠心分離を行うと，細胞膜，小胞体の断片，そしてゴルジ体が沈殿する．遠心力を100,000×g以上で90分間以上遠心分離を行うとリボソームが沈殿する．

B. 密度勾配遠心分離法

　速度差遠心分離法で部分的に分離された細胞小器官をさらに分離するための方法である．遠心管内に密度の高い溶液（ショ糖，商品名：Percoll）の濃度勾配を作製する（図2.8）．この溶液の濃度は遠心管の底部で最も濃縮（密度が高く）されていて，上部に向かうほど希釈（密度が低下）されている．その液層の最上部に速度差遠心分離法で部分分離された細胞小器官を含む溶液を重層し，遠心分離（160,000×g, 3時間）を行う．遠心力によって各種細胞小器官は，それら自体の密度が遠心管内溶液の密度と等しくなる点，つまり平衡点まで沈降する．これら細胞小器官は遠心力によってさらに沈降しようとするが，各細胞小器官の平衡点より沈降すると，それ自身より高い密度の領域に入ることになり，浮力により平衡点に押し戻される．核と破砕されなかった細胞，ミトコンドリアと葉緑体とリソソーム，細胞膜とゴルジ体と小胞体断片など，それぞれの密度が異なるため速度差遠心分離後に異なる密度の溶液の濃度勾配を用いて分離が可能である．

準備編

3. 栄養生理学・生化学実験の対象と研究倫理

　人類の健康と福祉を実現するために行われる栄養学，医学生物学の研究には，高い倫理的配慮が必要である．これらの研究ではその目的を達成するために，時には実験動物を対象とした研究が必要であり，時にはヒトを対象とした研究が余儀なくされる．

　ヒトを対象とした研究を実施する際には，ヘルシンキ宣言（2008年ソウル総会で修正），臨床研究に関する倫理指針，個人情報の保護に関する法律などを遵守することが必要である．

　実験動物を対象とした研究を実施する際には，カルタヘナ法（遺伝子組換え生物等の使用等の規制による生物の多様性の確保に関する法律），感染症法（感染症の予防及び感染症の患者に対する医療に関する法律），狂犬病予防法，家畜伝染病予防法，麻薬及び向精神薬取締法，動物の愛護及び管理に関する法律などの規制法を遵守することが必要である．実験動物を対象とした研究で要求される倫理には，①動物を可能な限り感覚のない材料に置き換える（Replacement：代替），②実験に使用する動物の数を減らす（Reduction：縮小），③適切な実験方法によって動物のストレス・苦痛を軽減する（Refinement：洗練・改善），④責任をもって実験動物の管理，実験を行う（Responsibility：責任）の4Rの原則を実践する．

3.1 ヒトを対象とした実験

　ヒトを対象とした研究を実施する際には，ヘルシンキ宣言（2008年ソウル総会で修正），疫学研究に関する倫理指針，臨床研究に関する倫理指針，栄養改善に関する研究を実施するにあたっての倫理原則および，栄養改善に関する研究の倫理指針の趣旨に添った倫理的配慮が必要である．

　基本的に重要なことは，①被験者の人権に対する配慮が学問的・社会的利益よりも常に優先されること，②被験者の安全性が十分に確保されていること，③被験者が研究の目的，方法，安全性などについて十分説明を受け，理解した上で，途中取消の自由を持ちつつ自由意志で研究に協力していること，などである．

　研究倫理は，研究者各人の深い自省に待つべき問題としてとらえ，たゆみない自己研鑽によって，常に到達しうる最高の倫理性に基づいて研究することを求めている．

A. 被験者

　被験者とは，①研究を実施される者，②研究を実施されることを求められた者，③研究に用いようとする血液，組織，細胞，体液，排泄物およびこれらから抽出したDNAなどのヒトの体の一部ならびに個人情報を提供する者，をいう．

　被験者となることを求められた者には，研究者（教員）などから事前に研究に関す

る十分な説明ををし，その意義，目的，方法，安全性などについて理解させたうえで，自由意志に基づいて，被験者になることおよび試料などの取り扱いについて同意を得る（インフォームド・コンセント）．また，被験者の自由意志に基づき研究の途中でも取消の自由を持つことをも明示する．

B. 生体試料

生体試料とは，血液，組織，細胞，体液，排泄物およびこれらから抽出したDNAなどのヒトの体の一部をいう．ただし，学術的な価値が定まり，研究業績として十分認められ，研究用に広く一般に利用され，かつ，一般に入手可能な組織，細胞，体液および排泄物ならびにこれらから抽出したDNAなどは，含まない．

生体試料を採取し，取り扱う時には，ラテックス手袋を使用する．手袋を取り外した時には，直ちに手を洗う．血液またはその他の試料で汚染された時には，直ちに，徹底的に手や他の皮膚の表面を洗浄する．生体試料を取り扱う時には，病原体を含むかもしれない試料を扱っていることを忘れないようにする．

C. 個人情報の保護

個人情報とは，生存する個人に関する情報であり，氏名，生年月日その他の記述などにより特定の個人を識別することができるもの（他の情報と容易に照合することができ，それにより特定の個人を識別することができるものを含む）をいう．

あらかじめ被験者の同意を得ないで，インフォームド・コンセントで特定された利用目的の達成に必要な範囲を超えて，個人情報を取り扱ってはならない．

3.2 実験動物を対象とした実験

動物実験とは，普通はヒトに対して危険が起こる可能性のある場合に，ヒトに適用する前にまず動物に対して行う生体実験を意味する．社会に有益な研究のために，やむを得ず人体実験（臨床試験）を実施する場合に，その実験を科学的または倫理的に適正に実施するため，事前に科学的知見を収集するために行われるのが動物実験の意義であり，前臨床的な基礎実験である．動物実験はおもに医学の発展のために，一部は栄養学に貢献するために，必要なものとしてやむを得ず実施するものである．その必要性は，ヒトを対象とする医学，栄養学研究の倫理的原則，すなわちヘルシンキ宣言に明確に示されている．

動物実験において重要なことは，実験の目的をしっかり見極め，目的に沿った条件を設定しなければならないことである．近年，動物愛護の視点から，できる限り苦痛や不安を与えない実験条件での飼育管理が必要とされている．次いで，実験にあった動物および系統を選ぶことも計画を立てる際に重要な要素となる．

実験用小動物としては，マウス（ハツカネズミ），ラット（白ネズミ），モルモットなどがあるが，なかでも栄養素の代謝実験には，ラットが最もよく用いられている．その理由としては，ラットのライフサイエンスがヒトの1/30と短く，生理現象などもヒトと極めて似ており，飼育しやすく，マウスよりも大きいため血液，尿，臓器を試料として多く入手できることがあげられる．

A. 実験動物の特性

マウス，ラットのほか，ウサギ，モルモット，ハムスターやイヌなどが実験動物として用いられる（表3.1）．これら実験動物は専門の実験動物生産業者から購入できる．ここでは代表的な実験動物であるマウスとラットについて述べる．なお，購入するマウスやラットは，特定の病原微生物を保有していないことが証明されたSPF（specific pathogen free）動物がよい．

表3.1 実験動物の比較

	マウス	ラット	ハムスター シリアン（ゴールデン，2n = 44）	ハムスター チャイニーズ（2n = 22）	モルモット
成熟時体長（cm）	8	20〜25	12〜15	8	25
尾長（cm）	7	15〜20	1.5〜2.5	1	無
体重（g）	20〜40	200〜600	80〜140	25〜40	800〜1000
寿命（年）	2〜3	2〜3	2	2	5〜7
妊娠期間（日）	20	20	15〜17	20〜21	62〜72
哺乳期間（日）	20	20	18〜24	18〜20	14
ビタミンC体内合成	できる	できる	できる	できる	できない

a. マウス （学名 Mus musculus）

実験動物として最も利用されているのはマウスである．成体の体重は20〜40 gで，1日に2〜6 gの飼料を食べる．寿命は2〜3年である．近交系マウス（遺伝的バックグラウンドが均一）の種類が1,000以上と豊富で，そのうち，肥満や糖尿病など病気を発症するマウスは自然発症代謝疾患モデルマウスとして医学・薬学・栄養学研究に広く使用される（表3.2）．また，人工的に外来遺伝子を導入したトランスジェニックマウスや内因性の遺伝子を欠損させたノックアウトマウスといった遺伝子改変マウスは，生体における特定の遺伝子の機能を明らかにするために用いられる．

b. ラット （学名 Rattus norvegicus）

マウスに次いで利用される実験動物である．成体の体重は200〜600 gで，1日に15〜25 gの飼料を食べる．寿命は2〜3年である．マウスに比べて大きいため，解剖や試験物質の投与が比較的容易であるが，その分広い飼育スペースを必要とする．解剖学上マウスに似るが，ヒトやマウスにある胆嚢（のう）はラットにはない．マウスと同様

表3.2 自然発症代謝疾患モデル動物の種類と特徴

	名前	病態・特徴
マウス	B6.V-Lep^{ob}/J	レプチン欠損，肥満，2型糖尿病
	C57BL/6 J Ham Slc-ob/ob	レプチン欠損，肥満，2型糖尿病
	BKS.Cg-Dock7^m+/+Lepr^{db}/J	レプチン受容体異常，肥満，2型糖尿病
	BKS.Cg-+ Lepr^{db}/+ Lepr^{db}/Jcl	レプチン受容体異常，肥満，2型糖尿病
	C57BLKS/J lar- + Lepr^{db}/ + Lepr^{db}	レプチン受容体異常，肥満，2型糖尿病
	NOD/ShiJcl	1型糖尿病
	KOR/Stm Slc -Apoe^{shl}	アポリポタンパク質E欠損，脂質異常症，動脈硬化
ラット	ZDF-Lepr^{fa}/CrlCrlj	レプチン受容体異常，肥満，2型糖尿病
	Zucker-fa/fa	レプチン受容体異常，肥満，2型糖尿病
	GK/Jcl	2型糖尿病（非肥満）
	OLETF	肥満，2型糖尿病
	KDP	1型糖尿病
	SHR/NCrlCrlj	高血圧
	SHR/Izm	高血圧
	SHRSP/Izm	脳卒中
	DIS/Eis（Dahl-Iwai S）	食塩感受性高血圧
	SHR/NDmcr-cp（cp/cp）	高血圧，肥満・糖尿病，腎炎

に，さまざまな自然発症代謝疾患モデルラットが存在する（表 3.2）．

B. 実験動物の飼料

a. 飼料

　実験動物用の市販飼料には粉末タイプと固形タイプがある．粉末タイプの飼料を用いる場合には専用の飼料箱が必要である（図 3.8 参照）．

　実験動物用飼料は，一般飼料や肥満，脂質異常症，動脈硬化，糖尿病，非アルコール性脂肪肝炎あるいはアルコール性脂肪肝について，それぞれの疾患モデル動物を作製するための特殊飼料が購入できる．

　特にラットやマウスの飼料としては，米国国立栄養研究所（AIN）による標準精製飼料（AIN-76 や AIN-93）がある．

　実験動物用の飼料は自作することもできる．タンパク質源としてカゼイン，炭水化物源としてコーンスターチやスクロース，脂質源として植物油を混合したものに，セルロース（繊維），ミネラル類およびビタミン類を混合する．自作の場合，それぞれの栄養素の質や量を自由に変化させた飼料を作製することが可能となる．たとえば植物油を動物脂にかえたり，その割合や添加量を増減させることなどで脂質の量あるいは質の異なる飼料を用意することができる．

　夏場など高温多湿の環境下では飼料にカビや虫が発生しやすいため注意する．

b. 水

　給水びんを使用する．飲水用の水は基本的に水道水で十分であるが，実験の目的によっては脱イオン水や蒸留水を使用する．2〜3 日に 1 回中身を交換する．給水びんの吸い口は汚れやすく微生物の温床となりやすいため洗浄はこまめに行う．糖尿病モデル動物を飼育する場合（11 章）には，飲水量が多いためびん内の水が空にならないよう注意する．

　自動給水装置の付いた飼育ケージの場合，水の補給の手間が省けるが給水管のトラブルも起こりうるためチェックを欠かさないようにする．

C. 実験動物の飼育方法

a. 実験動物飼育にあたって

　実験動物の飼育を始めるにあたって，事前に所属機関の「動物実験に関する委員会」に申請し承認を得ることが必要である．この場合，実験動物を用いた実験の必要性，意義，実験計画の詳細，動物の屠殺方法（安楽死の方法）などについて審査を受ける．

b. 飼育室

　マウスやラットを飼育する場合，飼育室内の温度は 22±1 ℃ が標準とされている．また，照明はタイマー制御の下，明暗サイクルを一定に保つことが重要である（たとえば明期を 7 時〜19 時，暗期を 19 時〜7 時）．暗期に入室する際には，懐中電灯を持ち込み，部屋の照明を点けてはならない．なお，懐中電灯の光を直接動物に当てないよう注意する．換気システムによる換気を常に行い（窓を開けることは避ける），室内の清掃に務める．空調システムのフィルターが汚れやすいためこまめに取り替える．飼育室に入室する際には，専用の白衣とともに使い捨ての手袋，マスクを着用することが望ましい．大きな音を立てて動物にストレスを与えないことが重要である．

　遺伝子改変動物は自然界で発生することのない動物であり，飼育する場合には絶対に自然界に逃亡させてはならない．これら動物の飼育室の出入り口にはねずみ返しを設置し，換気口や排水口は動物が通り抜けられない大きさの金網で覆われていなければならない．遺伝子改変動物の飼育に見合った飼育環境（拡散防止措置 P1A レベル）と

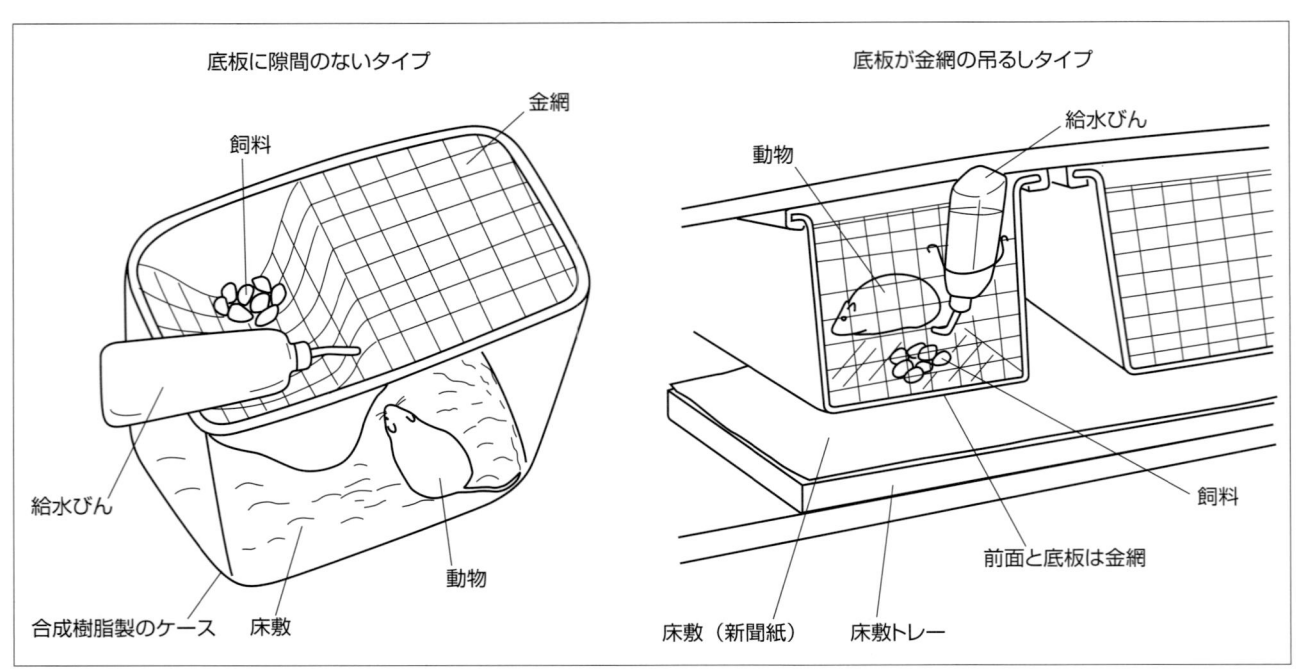

図 3.1 飼育ケージ

して申請と認可が必要である．またこの場合，遺伝子組換え実験として所属機関に実験計画承認申請書を提出し承認を受けなければならない．

c. 飼育ケージ

動物の飼育ケージには，底板に隙間のないタイプ（例：全体が合成樹脂でできた容器型）と隙間のあるタイプ（例：底板が金網型）の2種類ある（図3.1．代謝ケージは図3.8参照）．

底板に隙間のないタイプでは，底に床敷を敷いて使用する．床敷は木くずやワラが適しており，糞尿の吸着や動物の保温に効果がある．滅菌したものが望ましく，専門の実験動物生産業者から購入できる．床敷の交換は毎日行い，次の交換までに床敷全体が排泄物によって汚染されないよう床敷の量を調節する．糖尿病モデル動物を飼育する場合には尿量が著しく増加するため床敷交換には特に配慮を要する．

底板が金網タイプの場合には，ケージ内に床敷は入れず，金網ケージの下に設置したトレーに床敷を敷く．床敷の交換は1日おきに行う．この場合，トレーの大きさに合わせた新聞紙を床敷として用いると交換が容易である．床敷交換の間に動物を別の場所に移す必要がないなど飼育者にとっての利点は多い．しかし，動物が床敷に直接触れないため幼若な動物にとっては体温コントロールが難しくなり金網タイプは好ましくない（小さい動物は金網の隙間から落ちることもある）．分娩哺乳をさせる場合には金網タイプを使用してはならない．

飼育ケージには回転カゴが付いたものもある．回転カゴが1周するごとに回転数がカウントされるもので，自発的運動量を調べる実験に用いられる．

1つのケージ内の飼育動物数は過密にならないように注意する．マウスの場合，保育期を除いて，小ケージで3匹，中ケージで5匹程度とする（10週齢程度までの目安であり，飼育を継続する場合には随時削減する）．

鉄分に関する実験（13章参照）などの場合，鉄を含まないステンレスのケージを使用する．

> **小動物の体重の測り方**
>
> 小動物の体重を測定する場合，適当な大きさの箱に動物を入れて天びんに乗せる．小動物は箱の中で動き回るため天びんの値は通常安定しない．市販されている電子天びんの中には動物計量モードを搭載しているものがある．これは，一定時間（通常数秒）内の平均重量を算出してくれるものであり，動物が多少動き回っても体重を再現性よく測定できる．

D. 試験物質の投与方法

動物への試験物質（薬剤など）の投与法には，経口投与法，皮下注射法，腹腔内注射法，および静脈内注射法がある．カテーテルを脳や静脈内に留置し，無麻酔，無拘束下で試験物質を連続的に投与する方法もある．毎日動物に接することで，動物の術者への警戒心を取り払うこと（ハンドリング）に努めることがいずれの投与法においても成功の秘訣である．

a. 経口投与法
（1） 飼料や水に試験物質を混合して投与する方法

動物にストレスを与えない最も一般的な投与法である．試験物質を混合した飼料や水は1週間分を目安にまとめ作りをすればよい．市販の飼料に試験物質を混合する場合には粉末タイプの飼料を選択・購入する．飼料に試験物質を混合する場合は，まず少量の飼料に薬物をよく混合したのちに，残りの飼料全量を足してさらに混合すると混ざりがよい．カビや虫が発生しないよう飼料や水の保管場所，保管温度に気をつける．

試験物質の投与量は，たとえば，"マウスやラットの体重1 kgあたり○○ mgを1日に投与する"といった表し方となる．試験開始前の数日間，試験動物の1日の摂食量（摂餌量）あるいは摂水量をあらかじめ測定し平均値を把握しておくことで，飼料や水に混合する試験物質の比率を計算により求めることができる．摂食量および摂水量は，飼料や水の入った容器ごと重量を測定しておき，一定時間後（たとえば24時間後）の重量を差し引くことで求める．最近では，自動で摂食量，摂水量を測定する機能が付いた飼育ケージも市販されている．

（2） 経口ゾンデ針を用いる方法

経口ゾンデ針（図3.2）にはマウス用，ラット用それぞれが市販されている．注射筒に試験物質を含む液を入れ，ゾンデ針をしっかりと接続する．口から胃が直線状になるよう動物を保持し，上あごに沿ってゾンデをゆっくりと挿入する（図3.2）．挿入時にゾンデ先に抵抗を感じる場合，ゾンデは食道内にきれいに挿入されていない．このとき無理にゾンデを差し込まないこと（気管や食道を傷つけるおそれがある）．ゾンデが胃に到達したのち，ゆっくりと溶液を注入する（急いで溶液を注入すると逆流して危険である）．ラットで5 mL程度，マウスで1 mL程度投与することができる．

b. 皮下注射法

親指と人差し指で動物の背中の皮膚をつまみ上げ，注射針を皮下に刺し込む（図3.3）．試験物質を静かに注入する．使用する注射針は25～27 Gがよい．注射針は毎回新しいものを使用する．

c. 腹腔内注射法

腹部の皮膚にたるみができないよう動物を保持する（動物の背中の皮膚を多めにつかむとよい）．下腹部に注射針を60度の角度で刺し込み試験物質を静かに注入する（図

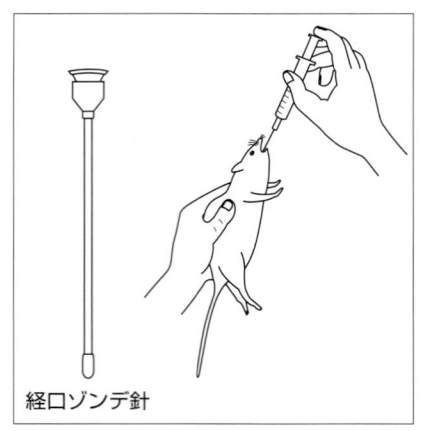

図 3.2　ゾンデ針を用いた経口投与 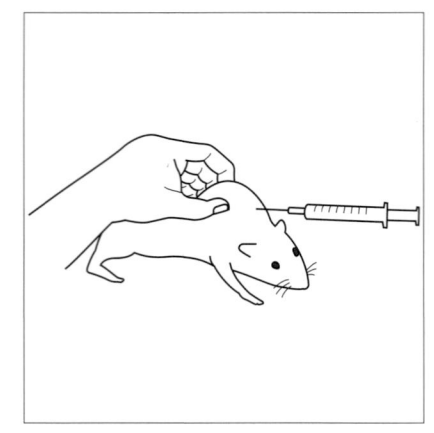　　　　　　　図 3.3　皮下注射法　　　　　　　　　図 3.4　腹腔内注射法

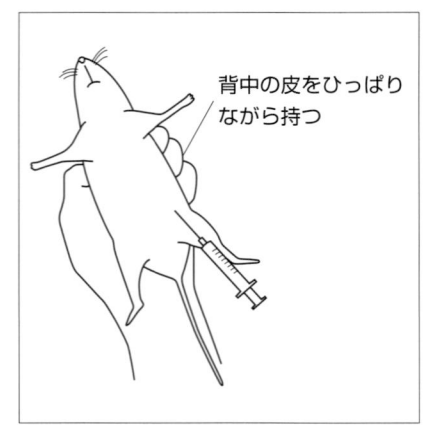

3.4)．使用する注射針は 25〜27 G がよい．注射針によって腹腔内の臓器が損傷されないよう刺し込む針の長さは 0.5〜1 cm 程度とする．腹筋は堅く抵抗が強いが，針が腹筋を貫通すると抵抗がなくなる．針先が腹筋を貫通しない場合（腹腔内に届かない場合）は皮下注射となるため注意する．注射針は毎回新しいものを使用する．

経口グルコース負荷試験（OGTT）と腹腔内グルコース負荷試験（IPGTT）

　ヒトでは糖尿病の検査で経口グルコース負荷試験（oral glucose tolerance test, OGTT）が行われる．75 g グルコースを服用後，一定時間後（2 時間後まで）採血して，血糖値を測定する．マウスやラットなど小動物においてもグルコース負荷試験は糖尿病検査に用いられる．通常体重 kg あたり 2 g のグルコースに相当する溶液を投与する．小動物に対して経口ゾンデ針によるグルコース溶液の投与は高い技術を要することから，グルコース溶液を腹腔内に注射し血糖値の経時変化を測定する腹腔内グルコース負荷試験（intra-peritoneal glucose tolerance test, IPGTT）も簡易法として好まれている．IPGTT の反応は消化管を介さないため，グルコースの吸収能を除外した血糖値の変化が表れる．

---

d. 静脈注射法

　尾静脈注射が代表的である（図 3.5）．
　動物の大きさに合わせた容器（マウス，ラット用ともに市販されているが，ペットボトルや 50 mL コニカルチューブなどを加工することで作成することも可能である）に動物を入れ尾を外に出す．ビーカーをかぶせ注ぎ口から尾を出す方法もあり，容器の代わりに動物をタオルでくるむなどしてもよい．動物が窒息しないよう空気穴を確保する．尾の両サイドにある静脈（どちらでもよい）に対して，注射針（25〜27 G）を尾の付け根方向に平行になるよう刺し込む．注射筒の内筒を引いて，血液が少し逆流するのを確かめてから試験物質を注入する．頻回投与する場合には，尾の先端部に近いところから注射を開始し，徐々に尾の付け根に向かって注射位置を移動させる（前回注射した部分に向かって注射することがないようにする）．

e. カテーテルによる投与法

　手技がやや繁雑であるが，無麻酔，無拘束下で試験物質の投与や採血ができる利点をもつ．頸静脈や大腿部の動・静脈にカテーテルを設置することが多い．ポリエチレ

図 3.5　尾静脈注射法

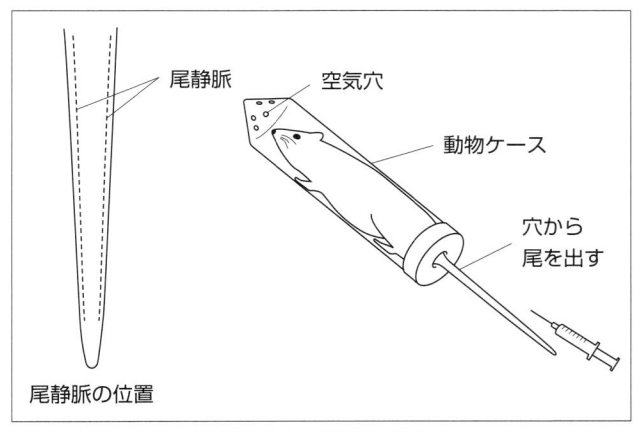

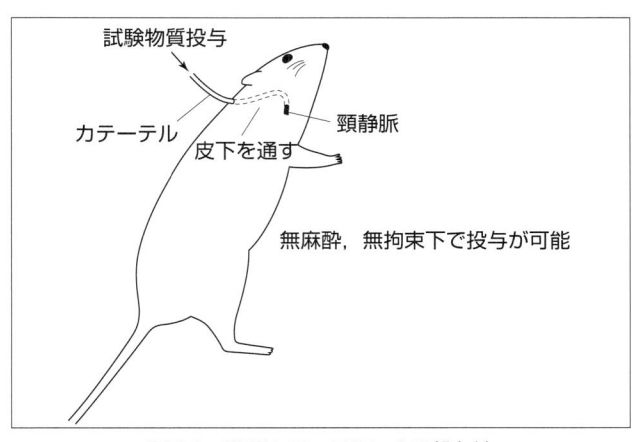

図 3.6　設置カテーテルによる投与法

ンカテーテルが広く用いられている．カテーテルは皮下を通し，背部から引き出す（図 3.6）．術部は縫合し，消毒する．カテーテルにはヘパリン入り生理食塩水（100〜200 U/mL）を充填しておく．通常，術後 3 日目以降に実験を行う．カテーテルが詰りやすいので，1 日 2〜3 回できる限り少量（ラットの場合多くとも 0.5 mL まで）のヘパリン入り生理食塩水（10〜50 U/mL）を注入する．動物の動きによってカテーテルがねじれると，カテーテルがはずれたり，動物の動きが制限され実験結果に影響する．自由回転型のシーベル装置にカテーテルを接続することでこのようなトラブルを回避することができる．

3.3　実験動物の麻酔，屠殺，廃棄方法

A. 実験動物の麻酔

実験動物の手術や解剖あるいは安楽死のために麻酔薬が用いられる．麻酔薬には吸入麻酔薬と注射用麻酔薬がある．

a. 吸入麻酔薬

イソフルランやメトキシフルランがある．麻酔薬を染み込ませたティッシュペーパーやペーパータオルを動物とともに密閉容器に入れ麻酔する．麻酔が効き静止状態となった時点ですぐに容器から動物を取り出し処置を始める．吸入麻酔薬の効果は短時間であり動物はすぐに麻酔から覚醒する．麻酔を持続させたい場合には，50 mL コニカルチューブなどに麻酔薬を染み込ませたティッシュペーパーを詰め，動物の鼻先に置く．手術などの処置中に，コニカルチューブと鼻先との距離を調節しながら動物が過剰麻酔によって絶命しないよう注意する．麻酔薬の暴露量が調節でき安定した持続麻酔が可能な実験動物専用麻酔装置が市販されている．揮発性の吸入麻酔薬を取り扱う時には，室内を十分に換気するかドラフトチャンバーを使用しなければならない．

b. 注射用麻酔薬

ペントバルビタール（商品名：ソムノペンチル）がよく用いられる．40〜50 mg/kg 体重になるよう腹腔内に注射する．麻酔時間は長く，マウスで 2〜3 時間，ラットで 2〜4 時間効果が持続する．これらバルビタール系麻酔薬は向精神薬指定を受け，許可の無いところでは使用できない．

その他の注射用麻酔薬の中で，ケタミンは 2007 年より麻薬扱いとなりその使用には麻薬研究者免許が必要である．

B. 実験動物の屠殺方法

a. 化学的方法

実験動物を安楽死させる方法として，麻酔薬過剰投与による方法が用いられる．その他に，炭酸ガス窒息法がある．炭酸ガス窒息法では，動物を密閉できる容器に入れ，炭酸ガスボンベからチューブを介してガスを容器内に充満させる．酸素欠乏により動物は絶命する．

b. 物理的方法

小動物に対する物理的な屠殺方法には断頭や頸椎脱臼法がある．作業者は訓練を十分に受け，方法について熟練していなければならない．断頭は一瞬で動物の頸部を切断する方法である．実験動物専用の断頭器（ギロチン）が用いられる．頸椎脱臼法は動物の頭部を保持し，後肢（あるいは尾根部）を捻りながら引っ張ることで頭蓋骨から頸椎を分離する方法である．いずれも屠殺にかかる時間は短く，化学物質に汚染されていない組織を採取できる利点を有する．しかし物理的屠殺方法は，作業者および見学者にとって感覚的に好ましくない．

C. 実験動物の廃棄

動物の死骸は，所属機関で定められた場所（廃棄場）に定められた方法で廃棄する．廃棄場に冷蔵・冷凍機能がない場合には，回収業者が到着する直前に廃棄場に持ち込む．専用の冷凍庫あるいは冷蔵庫を用意し，廃棄場に持ち込むまで動物死骸を保存するとよい．廃棄場が不衛生にならないことが重要である．

3.4 実験動物の生体成分の採取方法

A. 採血

尾静脈採血のほか，腹部大静脈，心臓，門脈，肝静脈などから採血が可能である．
尾静脈への注射針の挿入方法は，上記の静脈注射法（3.2-D）に準ずる．その他，尾をカミソリなどで軽く傷をつけ出てきた血液をピペットで採取する方法もある．
腹部大静脈（図 3.7）からは大量の採血が可能であり，ラットで 5 mL 以上，マウスで 1 mL 以上血液が採取できる．注射針は穴を上にして挿入する．血液は遠沈管（遠心チューブ）に入れ，1,000～1,800×g，15 分の遠心により血清（上清）を得ることができる．ヘマトクリット管に血液を入れ，専用の遠心分離機により血清を分離する方法もある．血液に少量のヘパリンを混合すると遠心後に血漿（上清）を得ることができる．血清および血漿は－20 ℃あるいは－80 ℃で保存できる．

B. 採尿

専用の代謝ケージが市販されている（図 3.8）．代謝ケージは，食べこぼしの飼料，糞および尿が混じりにくい構造となっており，純度の高い尿が採取できる．突然の飼育環境の変化に伴うストレスは尿量，尿成分に影響を与える可能性も高い．採尿日よりも 1～2 日前から動物を代謝ケージで飼育しておき動物を慣らしておくことでこの問題を回避できる．

C. 採糞

上記の採尿の項目（B 項）の代謝ケージ（図 3.8）を採糞にも利用できる．代謝ケー

ジでなくても，底板が金網タイプの飼育ケージであればケージ下のトレーに糞が落ちるので採取しやすい．ただしこの場合，トレー上で尿と糞が混じりやすいため注意は必要である．

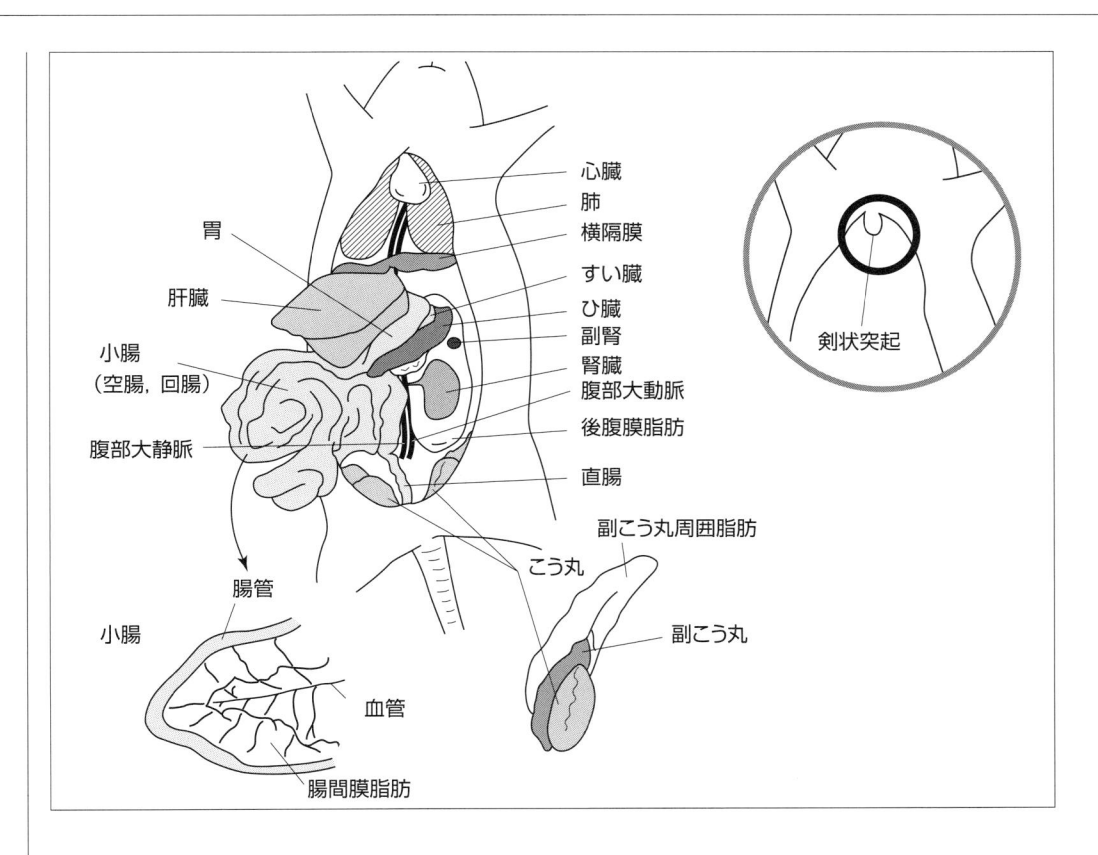

図3.7 雄ラットの解剖（p.121参照）

図3.8 代謝ケージ
①ケージカバー，②アッパーチャンバー，③給水ボトル，④ゲートプレート，⑤採尿ファンネル，⑥フードチャンバー，⑦フィーダー，⑧サポートグリッド，⑨セパレートコーン，⑩ロアーチャンバー，⑪採糞ファンネル，⑫採尿チューブ，⑬シングルケージスタンド，⑭粉末用給餌器
［右上写真提供：株式会社三商，総合カタログ2012，p.115（テクニプラスト社製）］

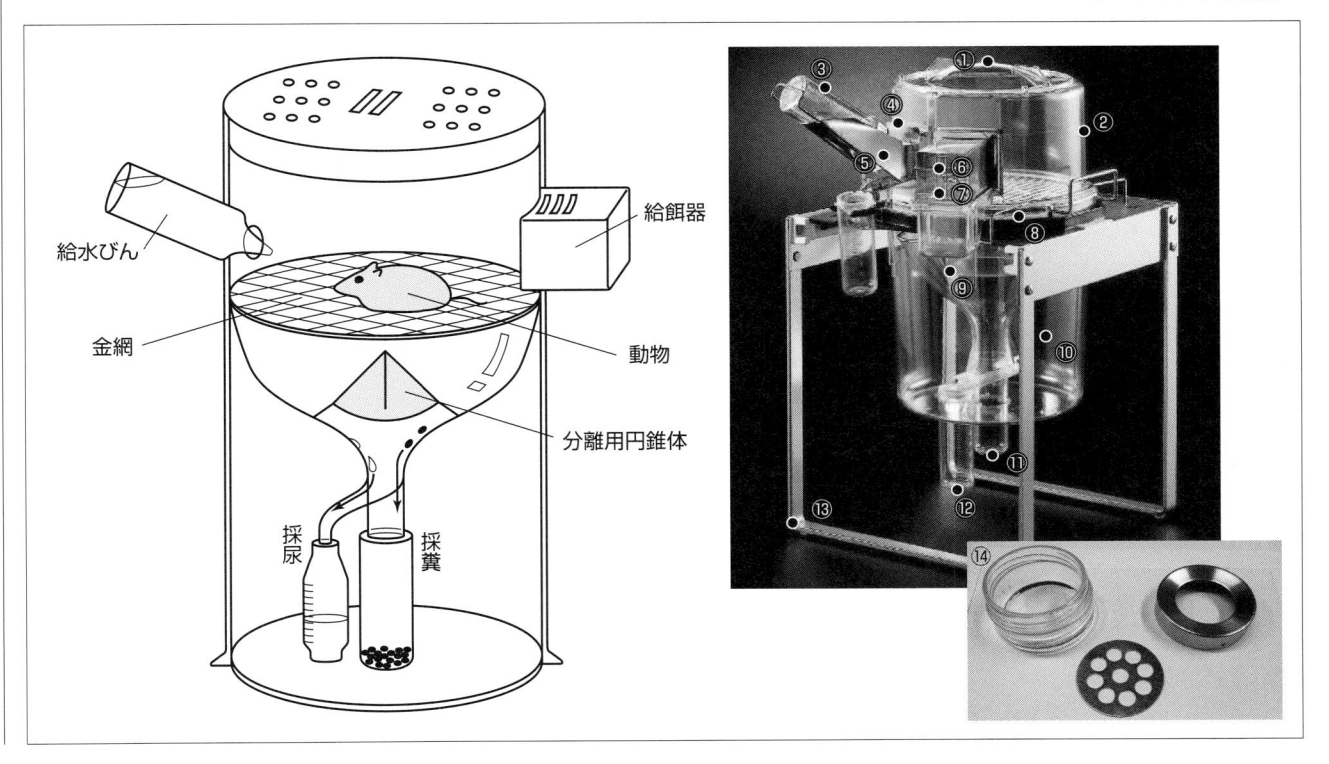

3.4 実験動物の生体成分の採取方法

D. 臓器

　腹腔内の臓器および心臓，肺の位置は図3.7のとおりである．肝臓や脾臓などやわらかい臓器は，ピンセットなどで無理につまむと損傷しやすい．手袋をした手で直接臓器を触りながらはさみを使って単離していくとよい．開腹した動物を立たせるように垂直に保持すると肝臓はその重量によって垂れ下がる．この状態で肝臓をつなぎとめる血管や結合組織をはさみで丁寧に切り離していくときれいに肝臓を摘出することができる．肝臓を摘出したのち，胃の入り口（食道）と直腸を切断し，胃あるいは直腸を持ち上げながら腹部の結合組織を切り離すと消化管全体を摘出することができる．採取した臓器は直ちに実験に用いることが望ましい．やむをえず臓器を保存する場合には，小型のビニール袋やサンプルチューブに臓器を入れ，液体窒素中で瞬間凍結したのち液体窒素中あるいは－80℃で保存する（後述の筋肉，内臓脂肪も同じである）．

E. 筋肉

　筋研究には，後肢のヒラメ筋（赤筋），腓腹筋（白筋）および前脛骨筋（白筋）がよく用いられる．前脛骨筋はスネ部外側に位置しており，外表の皮膚を開いたのちに容易に採取できる．後肢のアキレス腱を踵とともに切断したのち，踵から裂くようにふくらはぎ部分を引っ張ると，内側からヒラメ筋，足底筋そして腓腹筋が露出する（図3.9）．

F. 内臓脂肪

　マウスやラットの内臓脂肪組織として，副睾丸周囲脂肪，後腹膜脂肪，腸間膜脂肪の3種がある（図3.7）．このうち，副睾丸周囲脂肪は採取が最も容易であることから内臓脂肪組織の研究に広く用いられている．採取時に血管などの組織が混入しやすいため注意する．とくに，腸間膜脂肪の採取にあたっては血管とともにすい臓の混入（内臓脂肪組織との境界がわかりづらい）にも気をつける．内臓脂肪量は絶対値（g）あるいは体重1kgあたりの相対値（g/kg体重）で表す．

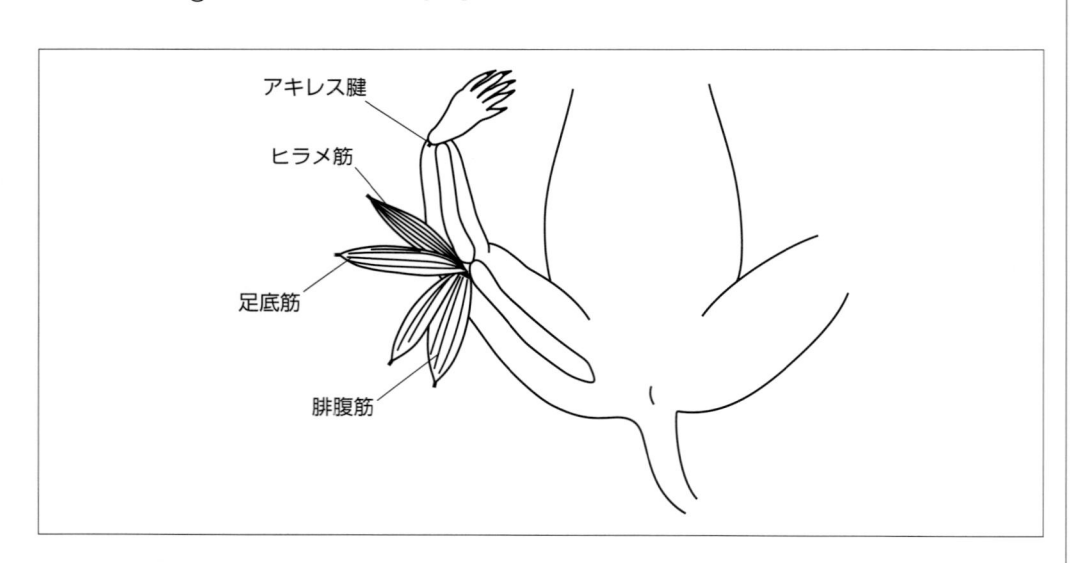

図3.9　ヒラメ筋など（ラット後肢）

4. 生体成分の分析方法

どの動物も，生きていくために，極めて精密な体内機構によって維持されている．組織や器官が，それぞれ特有の働きをするとともに，神経や内分泌の作用によって，互いに密接な連携がとられ，体全体としての調和が保たれている．体，つまり生体機能を円滑に営むためには，一般的に生体に貯えられている色々な栄養素を燃焼し，エネルギーを獲得している．生体は絶えず適当な物質を体外から取り入れて，代謝によって栄養素を利用し，消耗した体の成分を補うとともに，また，新たにこれをつくり上げているのである．このような動的な生体内の代謝変化を観察するためには，速やかに生体成分を分析する必要がある．

また，生物はほぼ一定の形を保ち，ほぼ一定の調子で健康的に生き続ける．生体内部の恒常的な変化，すなわち「ホメオスタシス（homeostasis）」を知るためには，働き（機能），組織（形），体液（血液など）を分析する必要がある．

栄養学の理解を深めるうえで重要な生体成分は，①肝臓のグリコーゲン，中性脂肪，タンパク質，②筋肉（ヒラメ筋）のグリコーゲン，③血液（血漿，血清）の生化学成分や酵素，ホルモン，④尿の窒素化合物（尿素，尿酸，クレアチニン）や電解質（Na^+，Cl^-，K^+，リン酸イオン）である．

4.1 グリコーゲンの抽出と定量

グリコーゲンは生体に存在する貯蔵多糖類の一種である．生体内の余剰グルコースは肝臓および筋肉に蓄えられ，空腹時や運動時に利用される．肝臓グリコーゲンはおもに血糖コントロールに利用され，筋肉グリコーゲンは筋収縮時のエネルギーとなる．

グリコーゲンは強アルカリとともに加熱することで抽出し，エタノールを加えると沈殿する．グリコーゲンの定量は，グリコーゲンを直接定量するフェノール硫酸法と抽出したグリコーゲンを酸とともに加熱してグルコースに加水分解し，得られたグルコースを定量する方法がある．本項では，その両方について肝臓と筋肉を用いて学ぶ．

4.1.1 肝臓グリコーゲンの抽出と定量 （実験時間：240分，試料：肝臓）

肝臓を用いて，グリコーゲンを加水分解しグルコースを定量する．グリコーゲンは，酸とともに加熱すると加水分解し，還元糖としてグルコースが得られる．得られたグルコースは，ムタロターゼ・GOD法（5.1節参照）により定量する．

A. 器具

❶ 目盛り付き遠沈管（10～15 mL）
❷ 試験管
❸ ガラス玉（遠沈管のふたにできる大きさ）
❹ ピペット
❺ ガスコンロ
❻ インキュベーター（氷，恒温槽）
❼ 遠心分離機
❽ 分光光度計

B. 試薬

❶ 30％水酸化カリウム
❷ 飽和硫酸ナトリウム溶液：蒸留水に硫酸ナトリウムを飽和するまで溶解し，その上清を使用する．
❸ 95％エタノール
❹ 1.2 M 塩酸
❺ 0.4 M 水酸化ナトリウム
❻ グリコーゲン標準溶液（25 mg/mL）
❼ グルコースキット（グルコース C II-テストワコー：和光純薬工業）

C. 操作方法

a. 肝臓グリコーゲンの抽出（図 4.1）

❶ 約 1.5 g の肝臓を秤量する．正確な重量を小数点以下第 1 位まで記録する．
❷ 30％水酸化カリウム溶液 3.0 mL が入った遠沈管に，秤量した肝臓を入れてガラス玉でふたをする．
❸ 遠沈管を沸騰水浴中で 20 分間加温する．途中で 2～3 回混和し，肝臓を完全に溶かす．
❹ 中の溶液が冷えるまで氷中で遠沈管を冷却し，飽和硫酸ナトリウム溶液 0.3 mL を入れてよく混和する．
❺ 95％エタノール 5.0 mL を加えて 5 分間氷中で冷却すると，肝臓から抽出したグリコーゲンが沈殿する（アルコール濃度が重要．3.0 mL＋0.3 mL＋95％ EtOH 5.0 mL で

図 4.1　肝臓グリコーゲンの抽出

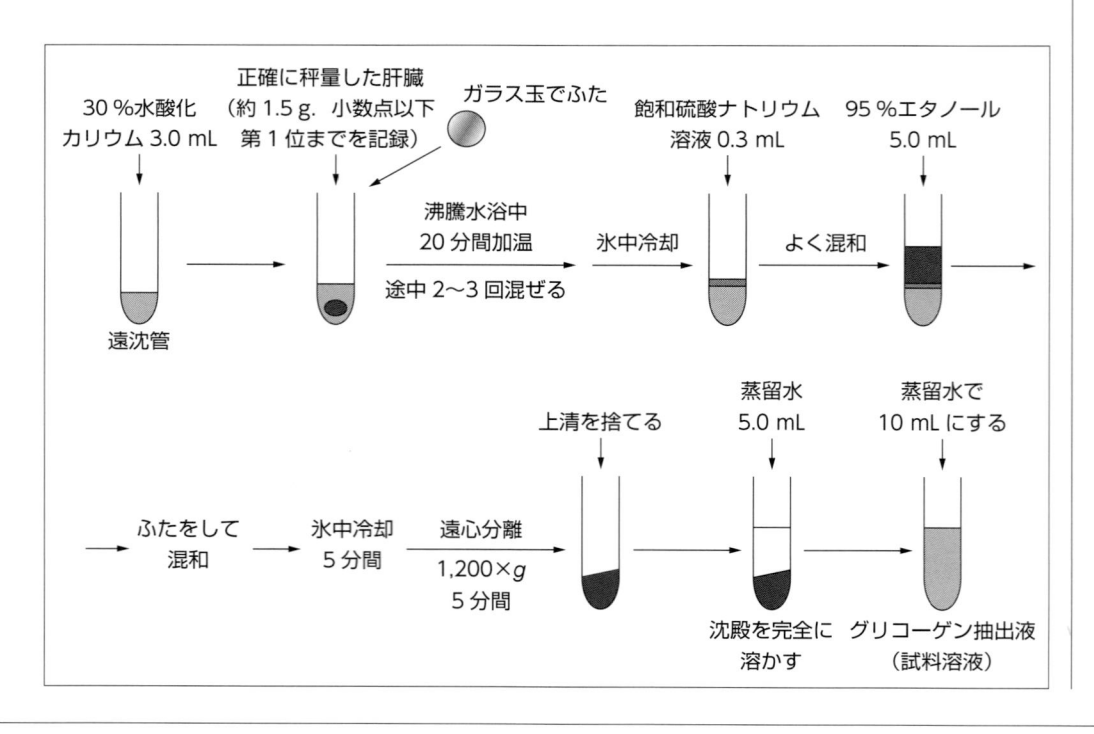

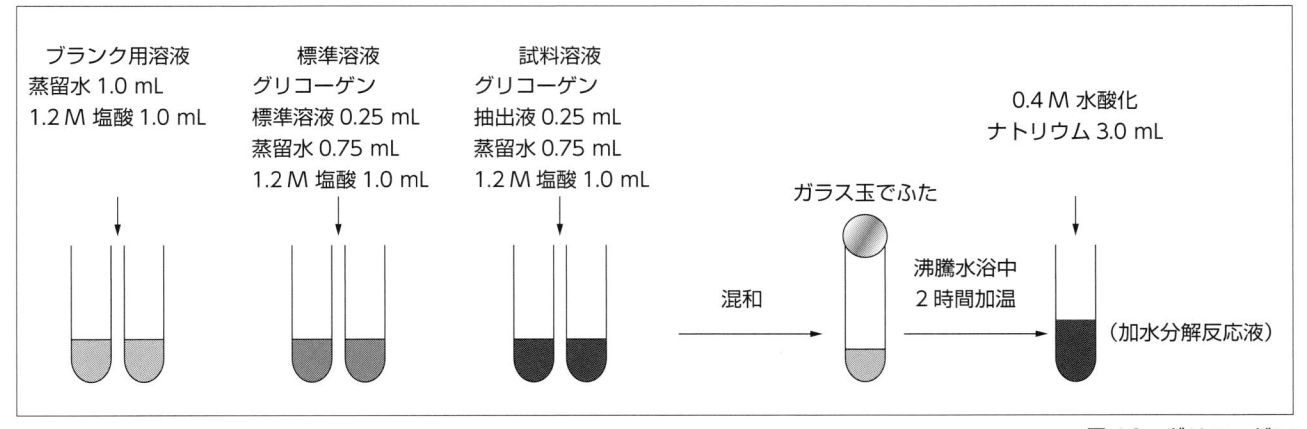

図 4.2 グリコーゲンの加水分解

57.2% EtOH 液,エタノール最終濃度が重要).
❻遠心分離（1,200×g, 5 分間）し,上清を静かに捨てる.
❼蒸留水 5.0 mL を加えて沈殿が完全に溶解するまでよく混和し,さらに蒸留水を加えて全量を遠沈管の目盛りの 10 mL にする（グリコーゲン抽出液：試料溶液）．試料の栄養状態によって希釈倍率を考える.

b. グリコーゲンの加水分解（図 4.2）

❶図 4.2 のように蒸留水（ブランク），標準溶液 0.25 mL＋蒸留水 0.75 mL, グリコーゲン抽出液（試料溶液）0.25 mL＋蒸留水 0.75 mL をそれぞれ 2 本ずつ試験管に準備し,1.2 M 塩酸を 1.0 mL 加えて混和する.
❷ガラス玉で試験管にふたをし,沸騰水浴中で 2 時間加温する．途中で 2〜3 回混和する.
❸試験管内が室温になるまで放置し,0.4 M 水酸化ナトリウム 3.0 mL を加えることで中和する（加水分解反応液）.

c. グリコーゲンの定量（図 4.3）

❶新しい試験管に加水分解反応液をそれぞれ 0.25 mL ずつ入れる．グルコース反応液（測定用キット）を 3.0 mL 加え,混和する.
❷37℃で 5 分間加温し,波長 505 nm で吸光度を測定する.

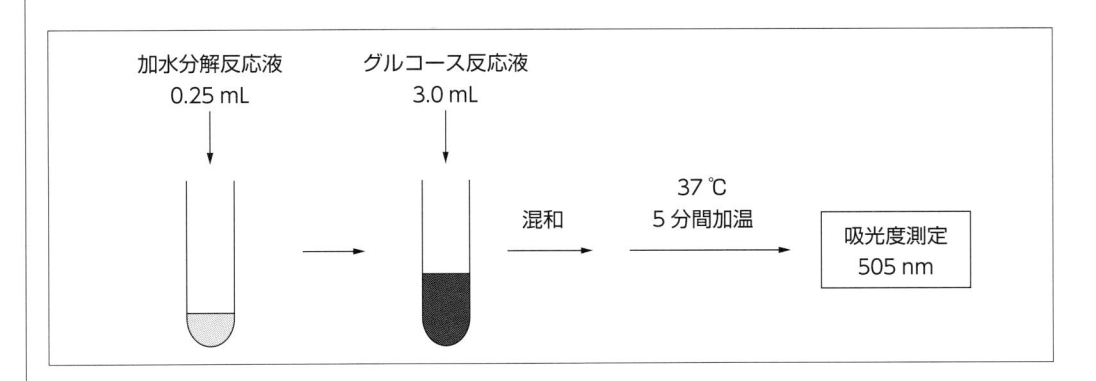

図 4.3 グルコースの定量

	ブランク（B）		標準溶液（Std）		試料溶液（S）	
No.	1	2	3	4	5	6
吸光度 A						
A －ブランク	－	－				

D. 結果

以下の計算によりグリコーゲン量を求める．

肝臓 1 g あたりのグリコーゲン含量（mg/g 肝）

$$= \frac{試料溶液の吸光度 - ブランク溶液の吸光度}{標準溶液の吸光度 - ブランク溶液の吸光度} \times 25 \times 10 \times \frac{1}{肝臓重量（g）}$$

4.1.2　筋肉グリコーゲンの抽出と定量 （実験時間：180 分，試料：筋肉）

筋肉を用いて，フェノール硫酸法によりグリコーゲン（全糖）を定量する．糖類溶液に濃硫酸を加えるとフルフラール誘導体を生成し，フェノールと反応することで橙黄色を呈する．

A. 器具

❶目盛り付き遠沈管（10～15 mL）
❷試験管
❸ガラス玉（遠沈管のふたにできる大きさ）
❹ピペット
❺ガスコンロ
❻インキュベーター（氷，恒温槽）
❼遠心分離機
❽分光光度計

B. 試薬

❶30 ％水酸化カリウム飽和硫酸ナトリウム溶液：30 ％水酸化カリウムに硫酸ナトリウムを飽和するまで溶解し，その上清を使用する．
❷95 ％エタノール
❸5 ％フェノール溶液
❹濃硫酸
❺グリコーゲン標準溶液（200 µg/mL）

C. 操作方法

a. 筋肉グリコーゲンの抽出（図 4.4）

❶分析に用いる筋肉（片足分：腓腹筋では約 2 g，ヒラメ筋では約 0.2 g）を秤量し，正確な重量を小数点以下第 1 位まで記録する．
❷30 ％水酸化カリウム飽和硫酸ナトリウム溶液 3.0 mL が入った目盛り付き遠沈管に，正確に秤量した筋肉を入れてガラス玉でふたをする．
❸遠沈管を沸騰水浴中で 30 分間加温する．途中で 2～3 回混和し，筋肉を完全に溶かす．
❹15 分間氷中で冷却し，95 ％エタノールを 5.0 mL 加える．よく混和し，再び氷中で 30 分間冷却する．
❺遠心分離（1,700×g，4℃，30 分間）し，上清を捨てる．
❻蒸留水 5.0 mL を加えて沈殿が完全に溶解するまでよく混和し，さらに蒸留水を加えて全量を遠沈管の目盛りの 10 mL にする（グリコーゲン抽出液）．（試料の栄養状態によって希釈倍率を考える）

b. 標準液の調整

❶グリコーゲン標準溶液（200 µg/mL）を希釈し，100 µg/mL，50 µg/mL，25 µg/mL，0 µg/mL の検量線用標準溶液を調整する．

c. グリコーゲンの定量（図 4.5）

❶試験管にグリコーゲン抽出液あるいは検量線用標準溶液 0.5 mL を取り，5 ％フェノール溶液 0.5 mL を加えて混和する．

図 4.4 筋肉グリコーゲンの抽出

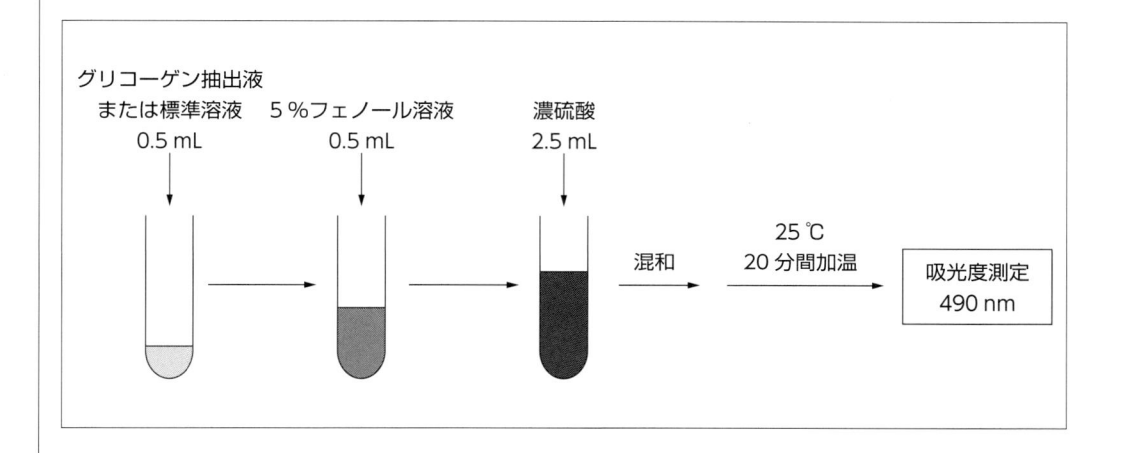

図 4.5 グリコーゲンの定量

❷濃硫酸 2.5 mL を加え，混和する．このとき，試験管内の温度が高くなるため十分に注意する．

❸25 ℃で 20 分間反応させ，波長 490 nm で吸光度を測定する．

〈検量線の作成〉

濃度（µg/mL）	0	25	50	100
試料溶液の吸光度				
標準溶液の吸光度				

D. 結果

検量線から抽出液中のグリコーゲン濃度を算出し，筋肉 1 g 中のグリコーゲン量を求める．

$$筋肉1\,g中のグリコーゲン含量(mg/g筋) = \frac{濃度(µg/mL) \times 10\,(mL)}{筋肉重量(g)} \times \frac{1}{1,000}$$

図4.6 グリコーゲンの検量線

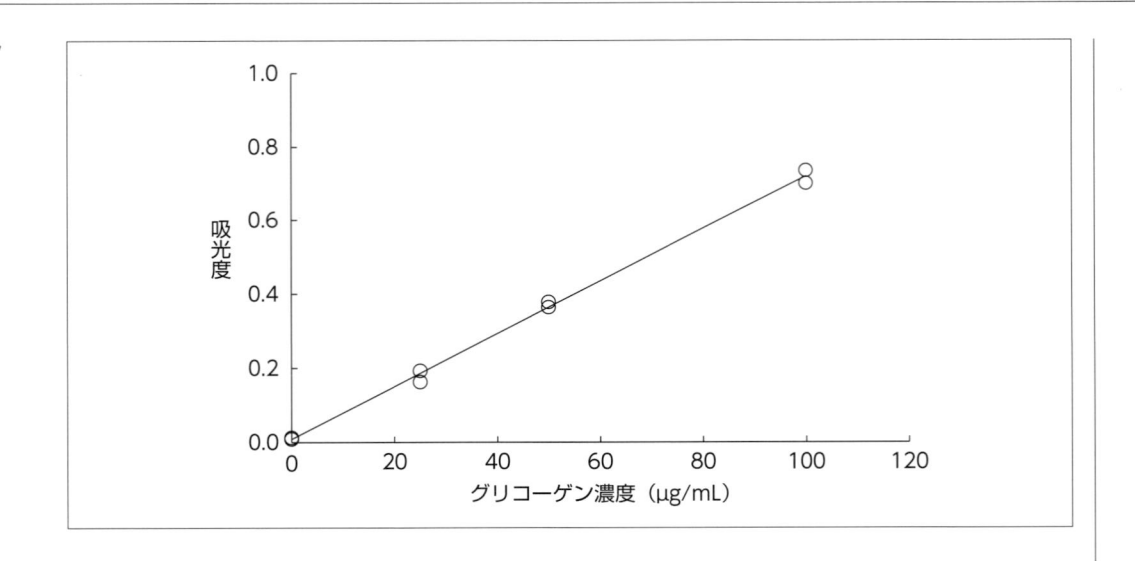

4.2 タンパク質の定性と定量

人体を構成するタンパク質の働きは多種多様である．筋肉や臓器，血液の構成成分として存在するだけでなく，酵素やホルモン，免疫抗体として生命活動を担う．

タンパク質はα-アミノ酸がペプチド結合した高分子化合物であり，その性質は構成するアミノ酸の種類や構造によって異なる．そのため，タンパク質の定性反応や定量はアミノ酸の組成，性質，結合を利用した沈殿，凝固，呈色反応が用いられる．

タンパク質の定量はあらゆる臓器，精製タンパク質で可能であるが，本節の試料はおもに血液（血漿または血清）を用いる．

タンパク質の定性 （実験時間：90分）

A. 凝固反応
（1）**熱凝固**　タンパク質溶液を煮沸すると，タンパク質の立体構造が変化し，凝固する．
（2）**酸凝固**　タンパク質溶液に強酸を加えると凝固する．強酸には，塩酸，硫酸，硝酸を用いる．

B. 沈殿反応
（1）**塩析**　タンパク質溶液に多量の塩類を加えることにより沈殿する．塩類として，硫酸アンモニウム，硫酸ナトリウム，硫酸マグネシウムなどが用いられる．
（2）**有機溶媒による沈殿**　タンパク質溶液に水と混合可能な有機溶媒を加えると沈殿する．有機溶媒は，エタノール，アセトンなどが用いられる．

C. ビウレット反応
タンパク質のペプチド結合に反応し，アルカリ性溶液中で硫酸銅と反応すると赤紫〜青紫色に呈色する．

試薬
❶10％水酸化ナトリウム
❷1％硫酸銅溶液

（1）**定性**
❶タンパク質溶液2 mLが入った試験管に10％水酸化ナトリウム2 mLを加える．
❷1％硫酸銅溶液を数滴混和すると呈色する．

血清には6.7〜8.3 g/dLのタンパク質が含まれており，その大部分はアルブミンとグロブリンで占められている．グロブリンはさらにα-，β-，γ-グロブリンに大別され，γ-グロブリンにはおもに生体防御に働く抗体が含まれている．血漿タンパク質には，血清タンパク質に加え，さらに血液凝固の主要因子であるフィブリノーゲンなどが含まれる．血漿タンパク質の大部分は肝臓で合成されて血液中に放出されているため，肝硬変などの肝疾患で減少しやすい．また，腎臓からタンパク質が漏出するネフローゼ症候群や低栄養状態でも減少することがある．

4.2.1 ビウレット法によるタンパク質の定量

(実験時間：60分，試料：血清)

アルカリ溶液中で，Cu^{2+} はタンパク質のペプチド結合 (-CONH-) の窒素原子に配位結合して青紫〜赤紫色のキレート化合物を形成する (図4.7)．これをビウレット反応といい，溶液中のトリペプチド以上のペプチド結合の数に比例して発色するため，タンパク質のアミノ酸組成の違いによる影響を受けにくい．このキレート化合物の540 nmの吸光度を測定することにより，試料中のタンパク質濃度を求めることができる．

A. 器具

❶試験管，小試験管
❷ピペット
❸マイクロピペッター (およびチップ)
❹分光光度計 (540 nm)

B. 試薬

❶ビウレット試薬：硫酸銅 ($CuSO_4 \cdot 5H_2O$) 1.5 gを約500 mLの蒸留水に完全に溶解したのち，さらに酒石酸カリウムナトリウム ($KNaC_4H_4O_6 \cdot 4H_2O$) 6.0 gを加えて溶解する．これに10%水酸化ナトリウム (NaOH) 溶液300 mLを混和しながら加え，さらにヨウ化カリウム (KI) 1 gを加えて溶解する．1 L容メスフラスコを用い，蒸留水を加えて全量を1 Lにする．
❷タンパク質標準溶液 (10 g/dL)：ウシ血清アルブミン10 gを蒸留水約80 mLに溶解したのち，100 mL容メスフラスコを用いて全量を100 mLにする．

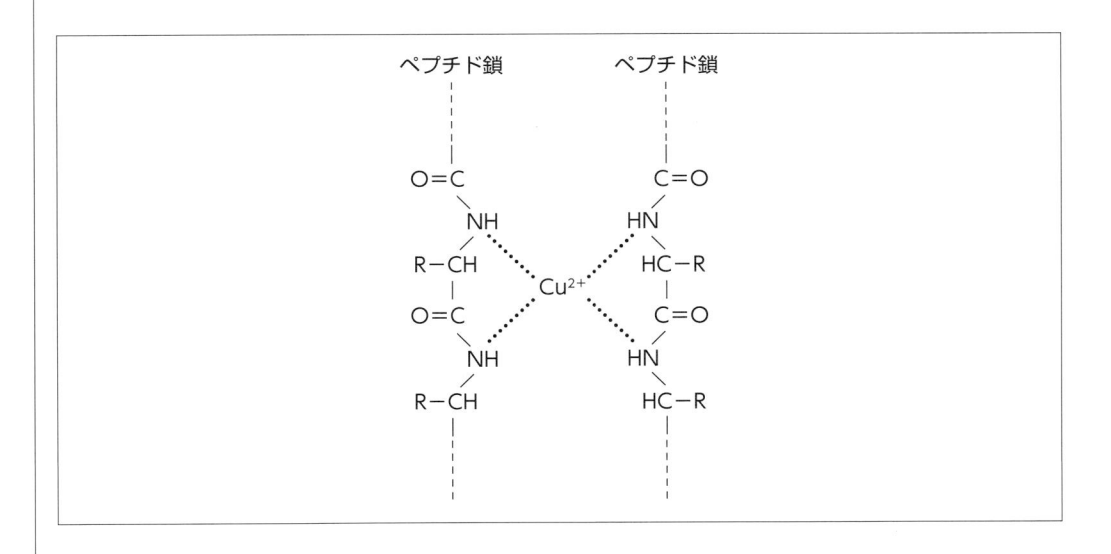

図4.7 Cu^{2+} キレート化合物

C. 操作方法

❶表 4.1 にしたがって，タンパク質標準溶液（10 g/dL）を希釈する．
❷表 4.2 にしたがって小試験管に試薬などを加える．なお，ブランク（蒸留水）は 1 本，標準溶液および試料溶液（血清）はそれぞれ 2 本ずつ準備する．
❸よく混和し，室温（25 ℃）で 30 分間保持する．
❹540 nm で吸光度を測定する．

表 4.1 タンパク質標準溶液の希釈

試験管	タンパク質標準溶液濃度（g/dL）				
	2.0	4.0	6.0	8.0	10.0
タンパク質標準溶液（10 g/dL）	2.0 mL	4.0 mL	6.0 mL	8.0 mL	10 mL
蒸留水	8.0 mL	6.0 mL	4.0 mL	2.0 mL	−

表 4.2 発色反応の操作

小試験管	ブランク	タンパク質標準溶液濃度（g/dL）					試料溶液
		2.0	4.0	6.0	8.0	10.0	
蒸留水	100 µL	−	−	−	−	−	−
各タンパク質標準溶液	−	100 µL	100 µL	100 µL	100 µL	100 µL	−
試料（血清）	−	−	−	−	−	−	100 µL
ビウレット試薬	5.0 mL	5.0 mL	5.0 mL	5.0 mL	5.0 mL	5.0 mL	5.0 mL

D. 結果

図 4.8 のような検量線を作成し，試料の吸光度に相当する総タンパク質濃度を求める．

図 4.8 検量線

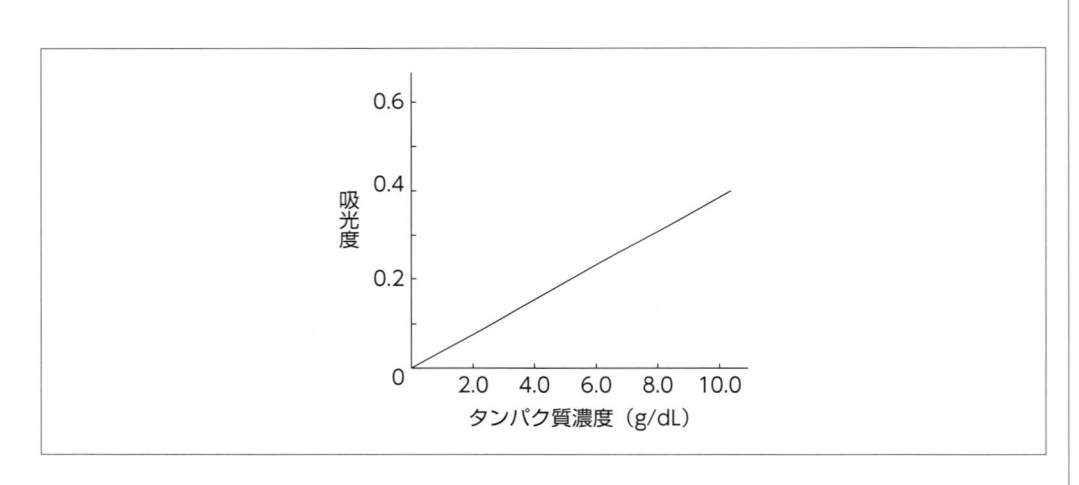

4.2.2 ローリー法によるタンパク質の定量 （実験時間：90 分，試料：血清）

ビウレット反応させたのち，フェノール試薬の還元力を利用して呈色（深青色）させる方法である．感度が高く，微量のタンパク質の定量に適している．

A. 器具

❶試験管
❷ピペット
❸分光光度計

B. 試薬

❶試薬 A：炭酸ナトリウム 20 g を 0.1 M 水酸化ナトリウムで溶解し，全量を 1 L に

する.

❷試薬 B：硫酸銅五水和物 0.5 g を 1％クエン酸ナトリウム溶液で溶解し，全量を 100 mL にする.

❸試薬 C（アルカリ性銅試薬）：試薬 A と試薬 B を 50：1（V/V）の割合で混和する．使用直前に調整する.

❹試薬 D（フェノール試薬）：市販のフェノール試薬を蒸留水で 2 倍希釈する.

❺タンパク質標準溶液（500 μg/mL）：ウシ血清アルブミン

C. 操作方法

a. 試料の調整：血清の場合

❶試験管に 0.1mL の血清を取り蒸留水 4.9mL を加えて，泡立てないように混和する．これを試料溶液とする.

b. 標準溶液の調整

❶タンパク質標準溶液（500 μg/mL）0，0.1，0.2，0.3，0.4，0.5 mL をそれぞれ 2 本ずつ試験管に取り，蒸留水 0.5，0.4，0.3，0.2，0.1，0 mL を加えて，各試験管の全量を 0.5 mL とする.

c. タンパク質の定量（図 4.9）

❶試験管に生体成分の試料溶液 0.5 mL または，上記の調整した標準溶液 0.5 mL それぞれに，試薬 C 5.0 mL を加えて混和する.

❷室温で 10 分間放置し，試薬 D 0.5 mL を加えてよく混和する.

❸室温で 30 分間放置し，波長 750 nm で吸光度を測定する.

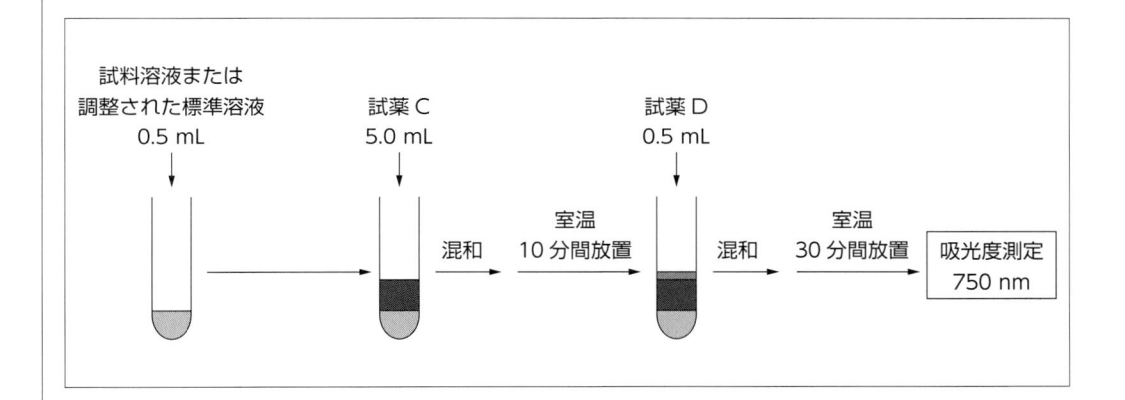

図 4.9　タンパク質の定量（ローリー法）

D. 結果

検量線を作成し，試料の吸光度に相当する総タンパク質濃度を求める.

4.2.3　紫外吸収法　（実験時間：60 分，試料：希釈血液，精製タンパク質溶液）

タンパク質中の芳香族アミノ酸（チロシン，トリプトファンなど）が 280 nm 付近の紫外部に吸収極大を示すため，この波長での吸光度を用いてタンパク質を定量する．タンパク質の種類によってこれらのアミノ酸含量は異なり，吸光度も変動する．また，280 nm に吸収をもたないコラーゲンやゼラチンは測定できない.

A. 器具

❶石英セル
❷分光光度計

B. 操作方法

❶ 生体試料の波長 280 nm での吸光度（$A_{280\,nm}$）を測定する．通常のタンパク質の 1 ％溶液を光路長 1 cm のセルに入れて測定したときの吸光度（$E^{1\%}_{1\,cm}$）は 10 と仮定してよい．

❷ この定量法は，核酸の波長 260 nm における吸収が影響する．しかし，波長 260 nm での吸光度（$A_{260\,nm}$）を測定し，$A_{280\,nm}/A_{260\,nm}$ が 1.5 以上の場合は，核酸の影響を考慮しなくてもよい．

	試料 1	試料 2	試料 3
吸光度（$A_{260\,nm}$）			
吸光度（$A_{280\,nm}$）			
$A_{280\,nm}/A_{260\,nm}$			

C. 結果

〈$A_{280\,nm}/A_{260\,nm}$ が 1.5 以下の場合の計算式〉
タンパク質量（mg/mL）＝ $1.45\,A_{280\,nm} - 0.74\,A_{260\,nm}$

4.3　アミノ酸の定性と定量

アミノ酸はアミノ基（–NH_2）とカルボキシル基（–COOH）をもち，自然界には数百種類存在するが，タンパク質の構成成分となるのは 20 種類のみである．アミノ酸の性質はそれぞれの官能基に基づいており，定性や定量にはその化学反応を利用する．

> **アミノ酸の定性**（表 4.3）（実験時間：90 分，食品学実験など）
>
> **A. ニンヒドリン反応**
> 　pH 4〜8 でアミノ酸とニンヒドリンが反応すると，青紫色に呈色する．また，イミノ酸のプロリンの場合は黄色，ヒドロキシプロリンは橙色を呈する．
> **試薬**　❶1 ％ニンヒドリン溶液：ニンヒドリン 1 g を蒸留水に溶解し 100 mL とする．
> **定性反応**　❶試料溶液（pH 4〜8）1 mL に 1 ％ニンヒドリン溶液を 1〜2 滴加える．❷沸騰水浴中で 2〜3 分加熱すると，呈色する．
>
> **B. キサントプロテイン反応**
> 　チロシン，フェニルアラニン，トリプトファンなどの芳香族アミノ酸と濃硝酸が反応するとニトロ化され，黄色を呈する．
> **試薬**　❶濃硝酸 ❷濃アンモニア水
> **定性反応**　❶試料溶液 3 mL が入った試験管に濃硝酸 1 mL を加え，沸騰水浴中で 3 分間加熱すると黄色に呈色する．❷冷却後，濃アンモニア水 1 mL を加えると，橙黄色を呈する．
>
> **C. ミロン反応**
> 　フェノール核をもつアミノ酸に特有の反応で，ミロン試薬と反応して赤色を呈する．トリプトファン，ヒスチジン，チロシンを含むペプチドおよびタンパク質が反応する．

試薬 ❶ミロン試薬：蒸留水 30 mL に濃硫酸 10 mL を少量ずつ加え，乳鉢中で紐砕した第二硫酸水銀 10 g を少しずつ溶解させ，蒸留水で 100 mL にする．❷試料溶液（pH 4〜8）1 mL に 1％ニンヒドリン溶液を 1〜2 滴加える．❸1％亜硝酸ナトリウム

定性反応

❶試料溶液 2 mL が入った試験管にミロン試薬を加え，沸騰水浴中で 30 秒間加熱すると黄色を呈する．

❷流水で冷却し，1％亜硝酸ナトリウムを数滴加えて再び加熱すると，赤色を呈する．

表 4.3 アミノ酸の定性反応

反応名	アミノ酸	操作	性質
ニンヒドリン反応	アミノ酸 ペプチド タンパク質	pH 4〜8 で α-アミノ酸とニンヒドリンが反応する．	アミノ酸とニンドリンが結合青紫色を呈する．
キサントプロテイン反応	チロシン フェニルアラニン トリプトファンなど	濃硝酸とともに加熱する．	ベンゼン環がニトロ化される．黄色を呈する．
ミロン反応	チロシン	ミロン試薬を加えて加熱する．	フェノールがニトロソ化され，錯塩を形成する．赤色を呈する．
硫化鉛反応	システイン シスチン	強アルカリ性下で，酢酸鉛を加えて加熱する．	硫黄と鉛が反応して硫化鉛の沈殿を生じる．黒色を呈する．
ホプキンス・コール反応	トリプトファン	グリオキシル酸を加え，濃硫酸を試験管壁に沿って静かに加える．	濃硫酸存在下でグリオキシル酸がインドール核と縮合する．青色を呈する．

4.3.1 ニンヒドリンによるアミノ酸の定量(実験時間：90 分，試料：血液，臓器)

A. 器具

❶試験管
❷ガラス玉
❸ピペット
❹ガスコンロ
❺分光光度計

B. 試薬

❶50％（V/V）エタノール
❷ニンヒドリン試薬：0.8 g のニンヒドリンと 0.12 g のヒドリンダンチンを 30 mL のメチルソロソルブに溶解し，さらに 4 M 酢酸緩衝液（pH 5.5）を 10 mL 加える．
❸0.1 mM アラニン溶液

C. 操作方法

a. 標準溶液の調整

❶0.1 mM アラニン溶液を希釈し，0.08 mM，0.06 mM，0.04 mM，0.02 mM，0 mM の検量線用標準溶液を調整する（表 4.4）．

表 4.4 アミノ酸検量線用標準溶液の調整

濃度（mM）	0	0.02	0.04	0.06	0.08	0.1
0.1 mM アラニン	−	0.2 mL	0.4 mL	0.6 mL	0.8 mL	1.0 mL
蒸留水	1.0 mL	0.8 mL	0.6 mL	0.4 mL	0.2 mL	−

b. アミノ酸の定量

❶ 血漿や臓器ホモジネートから調整した生体試料あるいは標準溶液を試験管に1.0 mL 取り,ニンヒドリン試薬 1.0 mL を加えて混和する.
❷ ガラス玉でふたをし,沸騰水浴中で 15 分間加温する.
❸ 室温に戻し,50 % エタノール 1.5 mL を加えて混和する.
❹ 室温で 10 分間放置後,波長 570 nm での吸光度を測定する.

D. 結果

検量線から試料中のアミノ酸濃度を算出する.

自動分析機によるアミノ酸組成分析

タンパク質にどのアミノ酸がどのくらい存在するかを決定するためには,イオン交換クロマトグラフィによる分離・定量が自動化されたアミノ酸分析機が利用されている.

アミノ酸組成の分析は,タンパク質を酸で加水分解し(6 M 塩酸を加え 105 ℃〜110 ℃で 24〜72 時間),遊離したアミノ酸混合物をアミノ酸分析用カラムを用いて分離し,溶出したアミノ酸溶液にアミノ酸誘導体化試薬を混和して反応させる.アミノ酸誘導体化試薬には,ニンヒドリンやオルトフタルアルデヒドが広く用いられる.

4.4 総脂質の抽出と定量

脂質は生体で高エネルギー物質として利用され,脂肪細胞などに貯蔵される.また,細胞膜や神経細胞の構成成分として重要な役割を担っている.肝臓や筋肉など生体成分に含まれる脂質量は,生体の栄養状態やエネルギー代謝を反映する.

脂質の抽出には,有機溶媒を用いたフォルチ法や Bligh-Dyer 法が一般的である.ここで示すフォルチ法は,組織から総脂質画分を得るのに多く用いられる.

4.4.1　肝臓からの総脂質の抽出(フォルチ法)(図 4.10)

(実験時間:120 分 + 270 分,試料:肝臓)

A. 器具

❶ ポリ容器
❷ 共栓付き試験管
❸ 試験管
❹ ピペット
❺ ろ紙(No.2 S など)
❻ あらかじめ重量を測定した試験管
❼ 熱風乾燥機
❽ 上皿天秤

B. 試薬

❶ 生理食塩水
❷ クロロホルム:メタノール(2:1,V/V)混合液

C. 操作方法

❶ 肝臓(約 1 g)を小数点以下第 1 位まで正確に秤量し,4 mL の生理食塩水が入った

図4.10 脂質の抽出（フォルチ法）

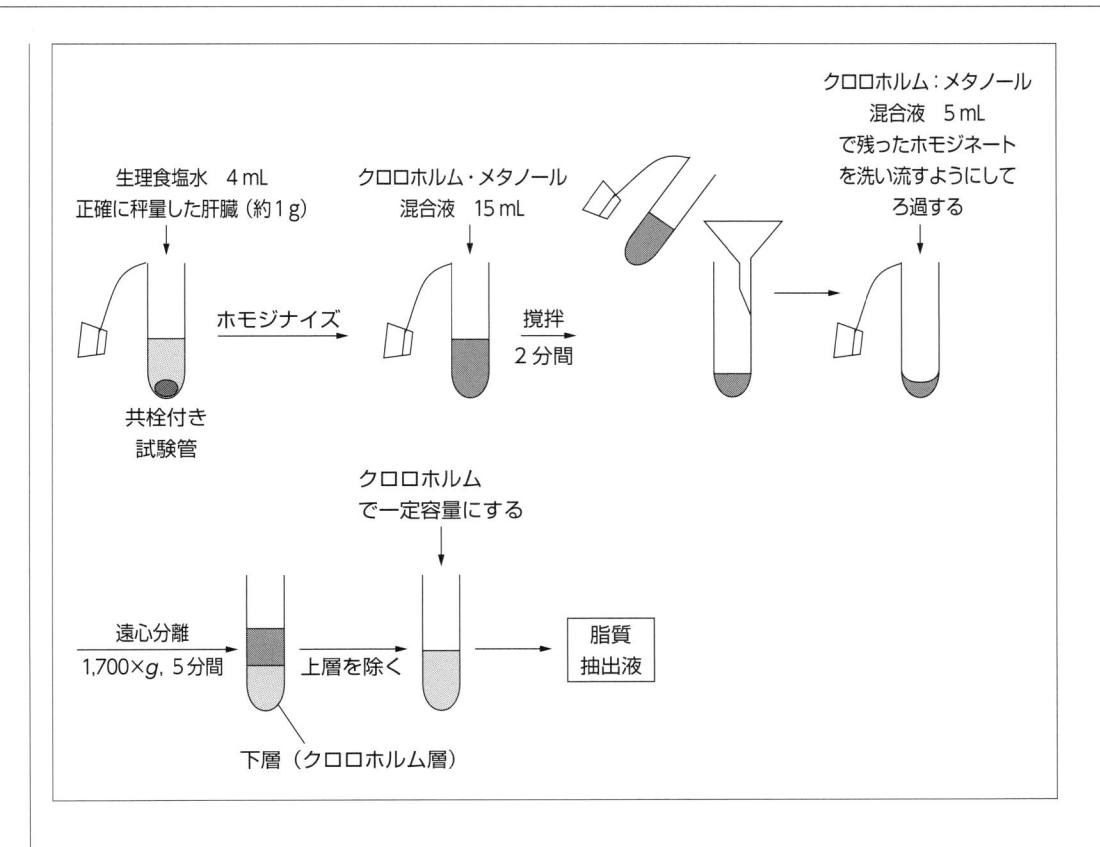

共栓付き試験管に入れ，ホモジナイズする．

❷ホモジネートに，クロロホルム：メタノール混合液 15 mL を加え，2分間激しく撹拌してろ紙でろ過する．

❸共栓付き試験管にクロロホルム：メタノール混合液を 5 mL 加え，試験管に残ったホモジネートを洗い流すように同様にろ過する．

❹ろ液を遠心分離（1,700×g，5分間）し，上層をピペットを用いて取り除く．

❺下層液量をクロロホルムで一定容量とし，脂質抽出液とする．

❻重量既知の試験管に脂質抽出液 3 mL を取り，60 ℃の熱風乾燥機中で3時間クロロホルムを蒸発乾固させる．

❼さらに，100 ℃で1時間水分を蒸発させる．

❽15 分間室温に放置し，上皿天秤で正確に重量を測定する．

	試料1		試料2		試料3	
試験管 No.	1	2	3	4	5	6
試験管重量（g）						
脂質抽出後試験管重量（g）						

D. 結果

ラット肝臓 1 g 中の総脂質量（mg/g 肝）

$$= \frac{(脂質抽出後試験管重量(g) - 試験管重量(g)) \times (抽出液総量(mL) / 抽出液 3\,mL)}{肝臓重量(g)}$$

4.5 中性脂肪の定量

中性脂肪（トリアシルグリセロールなど）は生体内で皮下や腹腔内で貯蔵され，必要に応じてエネルギーとして利用される．皮下脂肪は，体温の保持や内臓を保護する役割も果たしている．一方，内臓脂肪が過剰に蓄積すると生活習慣病やメタボリックシンドロームの原因となる．血液成分とともに臓器の中性脂肪量を測定することで，エネルギー代謝や栄養状態を検討することができる．

4.5.1　GPO・DAOS 法　（実験時間：60分，試料：（肝臓からの）脂質抽出抽出液）

中性脂肪の定量は，GPO・DAOS 法により行う．試料中の中性脂肪をリポプロテインリパーゼ（LPL）によりグリセリンと脂肪酸に分解し，グリセリンをグリセロールキナーゼやグリセロール-3-リン酸オキシダーゼ（GPO）と作用させ，3,5-ジメトキシ-N-エチル-N-(2-ヒドロキシ-3-スルホプロピル)-アニリン（DAOS）と酸化縮合させると青色を呈する．

A. 器具

❶試験管
❷ピペット
❸インキュベーター
❹分光光度計

B. 試薬

❶トリグリセライドキット（トリグリセライド E-テストワコー：和光純薬工業）：測定キット内に入っている緩衝液と発色剤を溶解し，発色試薬とする．
❷トリグリセリド標準溶液：31.2 mg/dL グリセリン（トリオレイン 300 mg/dL 相当）

C. 試料

❶4.4 節で肝臓から抽出した脂質抽出液
❷トリグリセリド標準溶液：表 4.5 のように蒸留水で希釈する（トリグリセリド標準溶液希釈溶液）．

表 4.5　トリグリセリド検量線用標準溶液の調整

濃度 (mg/dL)	100	200	300
標準溶液	0.5 mL	1.0 mL	原液
蒸留水	1.0 mL	0.5 mL	—

D. 操作方法

❶蒸留水，トリグリセリド標準溶液あるいは，4.4 節で抽出した脂質抽出液 0.02 mL をそれぞれ 2 本の試験管に取る．
❷発色試薬 3 mL を加えて混和する．
❸37 ℃で 5 分間反応させる．
❹波長 600 nm の吸光度を測定する．

E. 結果

検量線を作成し，試料の吸光度に相当する中性脂肪濃度を求める．
〈肝臓 1 g あたりの中性脂肪量の計算式〉

中性脂肪量（mg/g 肝）
$$= 中性脂肪濃度（mg/dL）\times \frac{脂質抽出液総量（mL）}{肝臓重量（g）} \times \frac{1}{100}$$

4.6 リン脂質の定量

　リン脂質は，生体膜の主要構成成分として重要である．疎水性部分と親水性部分の両方を有する両親媒性であり，ホスファチジルコリン（レシチン），ホスファチジルエタノール，スフィンゴミエリンなどがある．なかでもレシチンは食物や生体に最も多く含まれるリン脂質で，その中のコリンは神経伝達や脂肪肝の予防に重要な働きをもつ．

4.6.1 コリンオキシダーゼ・DAOS 法 （実験時間：60 分，試料：肝臓）

　リン脂質の定量は，コリンオキシダーゼ・DAOS 法により行う．肝臓などの生体試料中のリン脂質からホスホリパーゼ D によりコリンを遊離させ，3,5-ジメトキシ-N-エチル-N-(2-ヒドロキシ-3-スルホプロピル)-アニリン（DAOS）と酸化縮合させると青色を呈することを利用し，測定する．

A. 器具

① ポリ遠沈管
② 試験管
③ ピペット
④ ホモジナイザー
⑤ インキュベーター
⑥ 分光光度計

B. 試薬

① 生理食塩水
② リン脂質キット（リン脂質 C-テストワコー：和光純薬工業）
　②-1 緩衝液：グッド緩衝液（Good's Buffers）（pH 7.5）
　②-2 発色剤：ホスホリパーゼ D，コリンオキシダーゼ，ペルオキシダーゼ，3,5-ジメトキシ-N エチル-N-(2-ヒドロキシ-3-スルホプロピル)-アニリンナトリウム（DAOS），4-アミノアンチピリン，アスコルビン酸オキシダーゼ
③ リン脂質標準溶液：54 mg/dL 塩化コリン（リン脂質 300 mg/dL 相当）

C. 操作方法

a. 試料の調整

① 生理食塩水 8 mL が入ったポリ遠沈管に肝臓などの組織約 2 g を入れ，ホモジナイズする．
② ホモジネート液を遠心分離（50×g，5 分）する（試料溶液）．
③ 試験管に上清 1 mL 取り，蒸留水 2 mL で希釈（3 倍希釈）する．

b. 標準溶液の調整

① リン脂質標準溶液（300 mg/dL）を 2 倍希釈し，150 mg/dL，75 mg/dL，0 mg/dL の検量線用標準溶液を調整する．

c. リン脂質の定量

❶ 試験管に肝臓などの組織試料溶液あるいは標準溶液 20 μL を取り，発色試薬 3 mL を加えて混和する．
❷ 37 ℃で 5 分間反応させ，波長 600 nm での吸光度を測定する．

D. 結果

検量線を作成し，試料の吸光度に相当するリン脂質濃度を求める．
〈肝臓中リン脂質含量の計算式〉

$$\text{リン脂質含量（mg/g 肝）} = \text{リン脂質濃度(mg/dL)} \times \frac{(\text{生理食塩水 8(mL)} + \text{肝臓重量（g）})}{\text{肝臓重量（g）}} \times 3\text{(倍)} \times \frac{1}{100}\text{(mL)}$$

4.7 肝臓の脂肪酸の定量 （実験時間：110 分，試料：肝臓）

人体を構成するおもな脂肪酸はオレイン酸，パルミチン酸，リノール酸，リノレン酸であり，大部分が脂肪やリン脂質に結合して存在する．また，一部は遊離脂肪酸として血漿中に存在し，エネルギー源として利用される．食品中にはリノール酸，リノレン酸，アラキドン酸などの必須脂肪酸が含まれる．

このような脂肪酸組成は，組織や臓器などの違いにより異なり，疾病や栄養状態によっても影響を受けて変動する．脂肪酸の定量はガスクロマトグラフィーにより，迅速，高感度に分析ができる．

A. 器具

❶ ねじ口試験管
❷ ホモジナイザー
❸ メスシリンダー

B. 試薬

❶ クロロホルム：メタノール（2：1, V/V）混合液
❷ 0.88 ％塩化カリウム
❸ 蒸留水：メタノール（1：1, V/V）混合液
❹ 1.25 mg/dL 内部標準溶液（ヘプタデカン酸など）
❺ 0.5 M ナトリウムメトキシド
❻ 脂肪酸メチルエステル標準品

C. 操作方法

a. 脂質抽出物の調整（図 4.11）

❶ ねじ口試験管に秤量した肝臓約 250 mg を入れ，クロロホルム：メタノール混合液 7.5 mL を加えてホモジナイズする．
❷ 遠心分離（1,700×g, 15 分間）し，上清に 0.88 ％塩化カリウムを 7.5 mL 加えて混和する．
❸ 蒸留水：メタノール混合液 7.5 mL を加えて混和し，遠心分離（1,700×g, 5 分間）する．

図 4.11 脂質の抽出

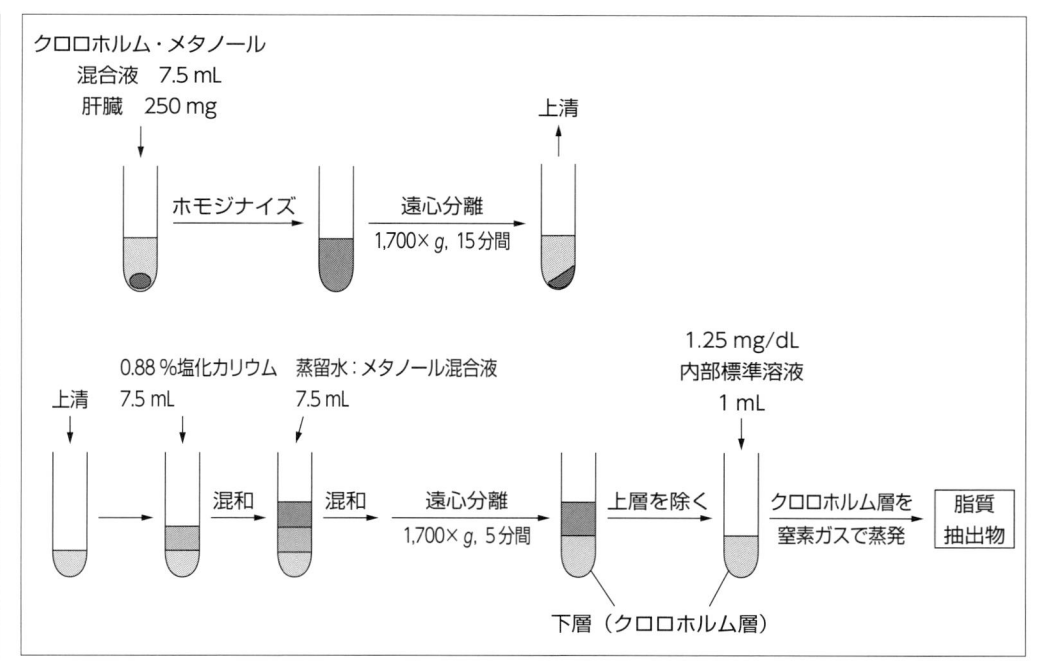

❹上層をアスピレーターで除去し，下層（クロロホルム層）に 1.25 mg/dL 内部標準溶液 1 mL を加える．

❺ドラフト内で窒素ガスを用いて，クロロホルム層を蒸発させて脂質抽出物とする．

b. 脂肪酸の定量

❶脂質抽出物あるいは脂肪酸メチルエステル標準品は，0.5M ナトリウムメトキシドでメチルエステル化したのち，少量のヘキサンで溶解し，ガスクロマトグラフィーに供する．

D. 結果

試料溶液に含まれる脂肪酸比率を計算する場合は，

　　各脂肪酸比率（％）＝サンプルのピーク面積／総ピーク面積×100

により算出する．

脂肪酸のモル数を定量する場合は，脂肪酸メチルエステル標準品に含まれる脂肪酸量から内部標準物質を 1 とした場合の分子係数を算出し，それぞれの脂肪酸量を算出する．

　　試料中の各脂肪酸量（mol）
　　＝（各脂肪酸ピーク面積／内部標準ピーク面積）×分子係数×加えた内部標準量（mol）

4.8　糖質栄養にかかわる酵素活性の測定

酵素とは，触媒活性をもつタンパク質の総称で，生命の営むほとんどすべての生体反応に応じた酵素が存在する．触媒反応は，酵素上の活性部位で行われる．酵素活性は種々の単位が用いられるが，最も一般的な酵素活性の単位は，酵素の至適条件下で，30 ℃，1 分間あたり 1 μmol の基質を変換させる量で定義される．しかし，基質が高分子量のものであったりしてモル表示が難しい場合や，慣例的に測定方法に従って表示しやすいような場合には，別の単位が用いられることも多い．

たとえば，基質のチロシンからチロシンアミノ基転移酵素によって生成される *p*-ヒドロキシフェニルピルビン酸は，アルカリ性で酸化され，331 nm に吸収極大を示

す p-ヒドロキシベンズアルデヒドの分子吸光度を測定して求める．p-ヒドロキシベンズアルデヒドの吸光係数は $19,900\ M^{-1}\cdot cm^{-1}$ である．

本節では，組織から酵素を抽出し，糖質代謝に関する代表的な酵素の活性を測定することを目的とする．

4.8.1 グルコース-6-ホスファターゼの酵素活性の測定
（系統名：D-Glucose-6-phosphate phosphohydrolase, EC 3.1.3.9）

（実験時間：115分，試料：肝臓）

グルコース-6-ホスファターゼは，糖新生系の主要酵素で，グルコース 6-リン酸からグルコースを生成する．動物の肝臓，腎臓などに広く分布している．脳や筋肉には存在しない．

反応　　グルコース 6-リン酸 + H_2O → グルコース + リン酸

A. 器具

❶遠心チューブ　　　　❸ホモジナイザー　　　　❻分光光度計
　またはビーカー　　　❹遠心分離機　　　　　　❼試験管
❷ピペット　　　　　　❺37 ℃の恒温槽

B. 試薬

❶生理食塩水（0.9 % NaCl）

❷0.1 M カコジル酸ナトリウム緩衝液（pH 6.5）：カコジル酸ナトリウム三水和物 1.07 g/25 mL（0.2 M カコジル酸ナトリウム溶液）に 0.2 N 塩酸（HCl）を加えて pH 6.5 に調整後（5～6 mL），蒸留水で 50 mL にする．

❸10 mM エチレンジアミン四酢酸（EDTA）溶液：EDTA 二水素二ナトリウム二水和物 37 mg に 0.1 M カコジル酸ナトリウム緩衝液を加え，10 mL にする．

❹50 mM グルコース 6-リン酸溶液：グルコース 6-リン酸一ナトリウム 141 mg に，0.1 M カコジル酸ナトリウム緩衝液を加え，10 mL にする．

❺10%（W/V）トリクロロ酢酸（TCA）溶液：トリクロロ酢酸 10 g に蒸留水を加え，100 mL にする．

❻モリブデン酸アンモニウム溶液：モリブデン酸アンモニウム 1 g を 0.75 N の希硫酸に溶かして，100 mL にする．

❼2 M トリエタノールアミン液：ニトリロトリエタノール 14.9 mL に蒸留水を加え，50 mL にする．

❽ANSA 還元試薬液：1-アミノ-2-ナフトール-4-スルホン酸 1 g を，硫酸水素ナトリウム（$NaHSO_4$）6 g と硫酸ナトリウム（$NaSO_4$）6 g とともに乳鉢でよく砕いて，その混合粉末 100 mg を 100 mL の蒸留水に使用直前に溶かす．

❾5 mM リン酸標準液：リン酸二水素カリウム（KH_2PO_4）68 mg に蒸留水を加え，100 mL にする．

C. 操作方法

a. 粗酵素液の調製

❶肝臓約 1.5 g を遠心チューブに量り取り，氷冷した生理食塩水（0.9 % NaCl）を加え，全量を 15 mL にする．

❷冷却しながらホモジナイザーで肝細胞を均一化したのち，遠心分離（$1,200\times g$, 10分間，4 ℃）で核分画を沈殿させ，上清を粗酵素液として使用する．

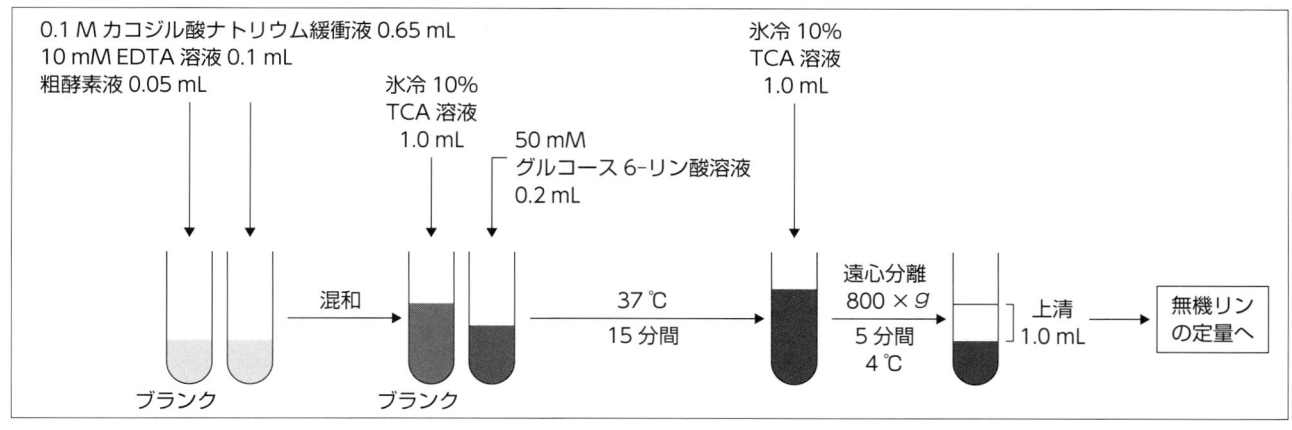

図4.12 グルコース-6-ホスファターゼの反応

（図上部の操作フロー：
0.1 M カコジル酸ナトリウム緩衝液 0.65 mL、10 mM EDTA 溶液 0.1 mL、粗酵素液 0.05 mL → 混和 → 氷冷10% TCA 溶液 1.0 mL（ブランクのみ）、50 mM グルコース 6-リン酸溶液 0.2 mL → 37℃ 15分間 → 氷冷10% TCA 溶液 1.0 mL → 遠心分離 800×g、5分間、4℃ → 上清1.0 mL → 無機リンの定量へ）

b. 操作（図 4.12）

① 酵素反応を行う試験管に，0.1 M カコジル酸ナトリウム緩衝液（pH 6.5）を 0.65 mL，10 mM EDTA 溶液を 0.1 mL，粗酵素液 0.05 mL を加えてよく混和する．

② ブランクのみ，氷冷した 10 %（W/V）TCA 溶液を 1.0 mL 加えて反応を止める．

③ 50 mM グルコース 6-リン酸溶液（基質）0.2 mL を加えて，37℃で正確に 15 分間反応させる．

④ ブランク以外の試験管に，氷冷した 10 %（W/V）TCA 溶液を 1.0 mL 加えて反応を止める．遠心分離（800×g，5分間，4℃）したあとの上清 0.4 mL を別の試験管に移し，無機リンの定量に用いる．

c. 無機リンの定量

① 酵素反応後の上清およびブランク液，標準液，およびブランクとしての蒸留水をそれぞれ 0.4 mL，別の試験管に分注したものも用意する．

② これらの試験管にモリブデン酸アンモニウム溶液 1.0 mL，ANSA 還元試薬液 2.0 mL を加える．それぞれの試薬を入れるたびに混和し，30℃で約 10 分間反応させる．

③ 2M トリエタノールアミン液 0.5 mL を加えて，780 nm における吸光度を測定する．

D. 結果：酵素活性の求め方

① 粗酵素の反応で得られたリン酸量から，ブランク（0時間）で得られたリン酸量を差し引いた酵素活性を次式より求める．

$$酵素活性 = \frac{粗酵素液の吸光度 - ブランクの吸光度}{標準液(5\,mM\,リン酸溶液)の吸光度 - ブランクの吸光度}$$

$$\times 2\,(標準液\,0.4\,mL\,中のリン酸量\,\mu mol)$$

$$\times \frac{2\,mL\,(反応停止後の液量)}{0.4\,mL\,(リン酸の定量に使用した液)} \times \frac{15\,mL\,(全粗酵素量)}{0.05\,mL\,(測定に使用した粗酵素量)}$$

$$\times \frac{1}{肝臓重量(g)} \times \frac{1}{15\,分(反応時間)}$$

$$= \triangle 吸光度 \times 100\,(\mu mol/分/g\,(肝臓))$$

4.8.2　グルコキナーゼの酵素活性の測定 （実験時間：50分，試料：肝臓）

（別名：Hexokinase IV，系統名：ATP：D-glucose 6-phosphotransferase, EC 2.7.1.2）

グルコキナーゼは，解糖系の酵素で肝臓に多く存在する．D-グルコースにリン酸（ATP由来）を付加し，D-グルコース6-リン酸を生成する．

反応　　D-グルコース ＋ Mg-ATP → D-グルコース 6-リン酸 ＋ Mg-ADP

グルコキナーゼは，D-グルコースへの K_m が高いので100 mM D-グルコースを用い，0.5 mM グルコースの場合の値と比較をして，ヘキソキナーゼと区別する必要がある．

A. 器具

❶電子天秤
❷ビーカー
❸ホモジナイザー
❹試験管
❺ピペット
❻遠心分離機
❼30 ℃の恒温槽
❽分光光度計

B. 試薬

❶生理食塩水（0.9 % NaCl）
❷0.133 M Tris-HCl 緩衝液（pH 7.4）
❸4 mM NADP$^+$ 溶液（実験当日に調製すること）：最終濃度 0.2 mM
❹100 mM ATP 溶液（実験当日に調整すること）：最終濃度 5 mM
❺100 mM 塩化マグネシウム溶液：最終濃度 5 mM
❻1 U/mL グルコース-6-リン酸脱水素酵素（G6PDH）溶液：グリセロールと 0.133 M Tris-HCl 緩衝液（pH 7.4）溶液の等量液にアルブミンを 3 %（45 mg）含むように調製した溶液を 1.5 mL 作成する（グリセロール調製液）．
G6 PDH が 200 U 入っているバイアルびんにグリセロール調製液を 1 mL 加えて溶解する．実験当日に水で 200 倍希釈して 1 U/mL G6 PDH 溶液を調製する．
❼2 M グルコース溶液：最終濃度 100 mM
❽10 mM グルコース溶液：最終濃度 0.5 mM

C. 操作方法

a. 酵素液の調製

❶肝臓約 1 g を小数点以下第 1 位まで正確に秤量し，はさみで細かく刻んだものをホモジナイザーへ入れ，氷冷した生理食塩水を肝重量の 9 倍量加え，ホモジナイズする．
❷遠心分離（1,750 × g，10 分間，4 ℃）を行い，遠心後の上清を酵素液として使用する．

b. 酵素活性の測定

❶酵素液 0.2 mL に 0.133 M Tris-HCl 緩衝液（pH 7.4）1.8 mL を加え希釈する．
❷試験管に表 4.6 のように試薬を添加する（それぞれブランク用も用意すること）．

表 4.6 酵素反応液の組成

	高グルコース (最終濃度：100 mM)	低グルコース (最終濃度：0.5 mM)
0.133 M Tris-HCl 緩衝液 (pH 7.4)	1.4 mL	1.4 mL
4 mM NADP⁺ 溶液	0.1 mL	0.1 mL
100 mM ATP 溶液	0.1 mL	0.1 mL
100 mM MgCl₂ 溶液	0.1 mL	0.1 mL
1 U/mL G6PDH 溶液	0.1 mL	0.1 mL
2 M グルコース溶液	0.1 mL	—
10 mM グルコース溶液	—	0.1 mL

❸ 30 ℃で5分間予備加温する．
❹ 希釈した酵素液 0.1 mL（ブランクは，0.133 M Tris-HCl 緩衝液 (pH 7.4)）を添加し，30 ℃で1分間反応させる．
❺ 反応後，氷冷し酵素活性を停止したものを用い，340 nm における吸光度を測定する．

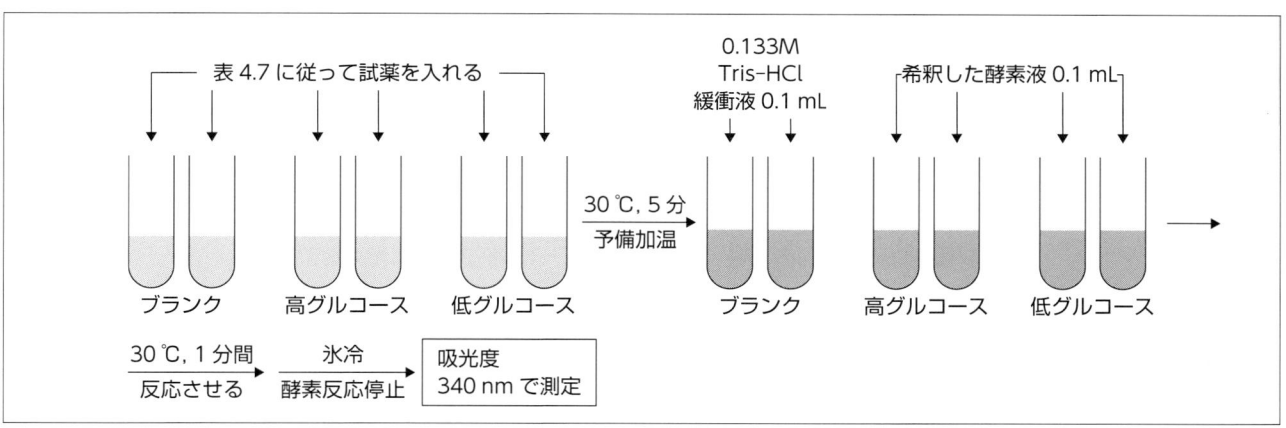

図 4.13 グルコキナーゼの反応

D. 結果：酵素活性の求め方

❶ 高グルコース時の吸光度（酵素あり）から高グルコース時のブランクの吸光度の差（A）を求める．
❷ 低グルコース時の吸光度（酵素あり）から低グルコース時のブランクの吸光度の差（B）を求める．
❸ (A) から (B) を差し引き，この値を下の式に当てはめる．

酵素液 1 mL あたりの酵素活性（1分あたり）

$$= \frac{(A)-(B)}{6.22 \times 1.0} \times \frac{1}{0.1 \text{ mL（測定に使用した希釈酵素量）}}$$
$$\times \frac{2 \text{ mL（希釈後の酵素量）}}{0.2 \text{ mL（希釈に使用した酵素量）}} \times \frac{1}{1 \text{（分）}}$$

6.22×10^3：340 nm における NADPH のモル分子吸光係数（L·mol⁻¹·cm⁻¹），1.0：光路長（cm）

❹ 酵素液中のタンパク質濃度を測定することにより，比活性を求めることができる．

4.8.3 スクラーゼの酵素活性の測定 (実験時間：110分，試料：小腸)
(別名：Sucrose α-glucosidase, Sucrose α-glucohydrolase, Sucrase-isomaltase, 系統名：Sucrose-α-D-glucohydrolase, EC 3.2.1.48)

スクロース（ショ糖）の加水分解酵素の一つで，α-グルコシダーゼの一種である．

反応　　スクロース，マルトースをα-D-グルコシダーゼ型に分解

A. 器具

❶電子天秤
❷ビーカー
❸ホモジナイザー
❹試験管
❺ピペット
❻遠心分離機
❼37℃の恒温槽
❽分光光度計
❾ガスバーナー
❿三脚
⓫湯浴（煮沸用）

B. 試薬

❶生理食塩水（0.9 % NaCl）
❷50 mM マンニトール/2 mM Tris（pH 7.1）：D（−）-マンニトール 0.455 g，Tris 12.1 mg を適量の蒸留水で溶かし，HCl で pH 7.1 に合わせたものを 50 mL にする.
❸$CaCl_2$
❹41.25 mM スクロース/41.25 mM マイレン酸緩衝液（pH 6.8）：スクロース 0.706 g とマレイン酸 0.239 g を蒸留水に溶かし，1 M NaOH 溶液で pH 6.8 に調整後，50 mL にする.
❺グルコースキット（グルコース C II-テストワコー：和光純薬工業）

C. 操作方法

a. 酵素液の調製

❶氷上にガラス板を置き，小腸 20 cm くらいをその上でカッターを用いて 1 枚に広げる.
❷スパテラで粘膜を小腸からはがし，それを集め，小腸粘膜 0.8 g を量り取り，はさみで細かく刻んだものをホモジナイザーへ入れ，氷冷した 50 mM マンニトール/2 mM Tris（pH 7.1）7.2 mL を加えホモジナイズする.
❸ホモジネートを試験管に移し，塩化カルシウムを最終濃度で 10 mM になるように加える.
❹氷上で 10 分間放置し，あいだにボルテックスにより撹拌を行う.
❺遠心分離（16,000×g，15 分間，4℃）を行い，遠心後の上清を捨て，沈殿を回収する.
❻実験当日に 50 mM マンニトール/2 mM Tris（pH 7.1）8 mL を加えて，これを酵素液として使用する.

b. 酵素活性の測定（図 4.14）

❶1 本の試験管あたり 41.25 mM スクロース/41.25 mM マレイン酸緩衝液（pH 6.8）を 0.4 mL 加え，37℃で 5 分間予備加温する.
❷酵素液 0.1 mL（ブランクは，煮沸した酵素液 0.1 mL）を加え，しっかり混ぜる.
❸37℃で 1〜5 分間加温する.
❹反応後，試験管を煮沸することにより反応を停止し，その後冷却し，遠心分離（1,750×g，10 分間，4℃）を行う.
❺上清を新しい試験管に回収し，グルコースの定量を行う.

c. グルコースの定量

グルコース C II-テストワコーを用いると簡便に測定できる.
❶表 4.7 のように試薬を新しい試験管に用意する（検量線作成用）.

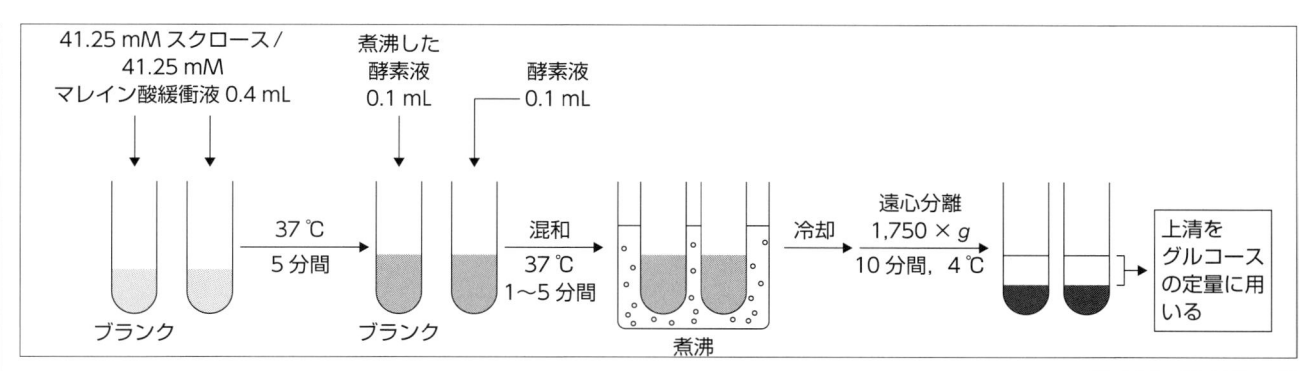

```
                    煮沸した
41.25 mM スクロース/    酵素液
41.25 mM        0.1 mL    酵素液
マレイン酸緩衝液 0.4 mL         0.1 mL
    ↓    ↓      ↓      ↓                              遠心分離
                                                   冷却  1,750 × g      上清を
         37 ℃        混和                               10 分間, 4 ℃    グルコース
         5 分間       37 ℃                                               の定量に用
                    1～5 分間                                            いる
   ブランク        ブランク            煮沸
```

図 4.14 スクラーゼの酵素活性の測定

グルコース溶液濃度（mg/dL）	10	50	100	200	500
200 mg/dL 標準溶液 I（mL）	0.1*	0.5	1.0	原液	—
500 mg/dL 標準溶液 II（mL）	—	—	—	—	原液
水（mL）	0.9	1.5	1.0	—	—

表 4.7 検量線作成用試薬組成

*100 mg/dL グルコース溶液を用いる．

❷新しい試験管に酵素反応後の上清またはブランク，検量線作成用のグルコース溶液を 0.02 mL 加える．
❸発色試液を 3.0 mL ずつ加え，よく混和し 37 ℃で 5 分間加温する．
❹検量線用ブランク（ブランク）として，発色試液のみを 3.0 mL 加えたものも同様に操作する．
❺ブランクを対照とし，分光光度計で 505 nm における吸光度を測定する．

D. 結果

検量線から酵素反応における生成物の濃度を求め，酵素液のタンパク質濃度を定量することで，そこから比活性を計算することができる．

$$\text{スクラーゼの比活性（μmol/mg タンパク質／分）} = \frac{\text{スクラーゼ活性（μmol/分/g）}}{\text{タンパク質量（mg/g）}}$$

4.8.4 マルターゼの酵素活性の測定 （実験時間：120 分，試料：肝臓）
(別名：α-Glucosidase, Glucoinvertase, Glucosidosucrase, 系統名：α-D-Glucoside glucohydrolase, EC 3.2.1.20)

非還元末端に存在する α-D-グルコシド結合を加水分解するエキソグルコシダーゼの総称である．

反応　　α-D-グルコシド ＋ H$_2$O → α-D-グルコース ＋ ROH

A. 器具

❶電子天秤
❷ビーカー
❸ホモジナイザー
❹試験管
❺ピペット
❻遠心分離機
❼37 ℃の恒温槽
❽分光光度計
❾ガスバーナー
❿三脚
⓫湯浴（煮沸用）

B. 試薬

❶生理食塩水（0.9 % NaCl）

❷ 5％グリコーゲン溶液（基質）
❸ 0.25 M 酢酸カリウム−酢酸/1 M 塩化カリウム（pH 4.2）緩衝液：酢酸カリウム 245.35 mg と塩化カリウム 745.5 mg を水で溶かし，酢酸で pH 4.2 に調整後，10 mL にする．
❹ グルコースキット（グルコース CⅡ−テストワコー：和光純薬工業）

C. 操作方法

a. 酵素液の調製
❶ 肝臓 0.8 g を秤量し，氷冷した生理食塩水 7.2 mL を加える．
❷ 冷却しながらホモジナイズする．
❸ ホモジネートを遠心分離（600×g，10 分間，4 ℃）し，上清を回収し，これをさらに遠心分離（16,000×g，10 分間，4 ℃）し，上清を除去する．
❹ 沈殿に生理食塩水を 8 mL 加え懸濁したものを酵素液として使用する．

b. 酵素活性の測定（図 4.15）
❶ 0.25 M 酢酸カリウム−酢酸/1 M 塩化カリウム（pH 4.2）緩衝液 0.1 mL と 5％グリコーゲン溶液 0.2 mL をそれぞれの試験管に入れ，37 ℃で 5 分間予備加温する．
❷ 酵素液（ブランクには煮沸した酵素液を用いる）0.2 mL を試験管へ入れ，37 ℃で 20 分間反応させる．
❸ 反応終了後，1 分間煮沸し，冷却後，遠心分離（600×g，10 分間，4 ℃）を行う．
❹ 上清を新しい試験管に回収し，グルコースの定量を行う．

c. グルコースの定量
グルコース濃度の測定には，グルコース CⅡ−テストワコーを用いると簡便に行うことができる．実験方法については，4.8.3 スクラーゼの項（c. グルコースの定量）を参考にする．

D. 結果

検量線から酵素反応における生成物の濃度を求め，酵素液のタンパク質濃度を定量することで，そこから比活性を計算することができる．

$$\text{マルターゼ比活性（μmol/mg タンパク質/分）} = \frac{\text{マルターゼ活性（μmol/分/g）}}{\text{タンパク質量（mg/g）}}$$

図 4.15 マルトースの酵素活性の測定

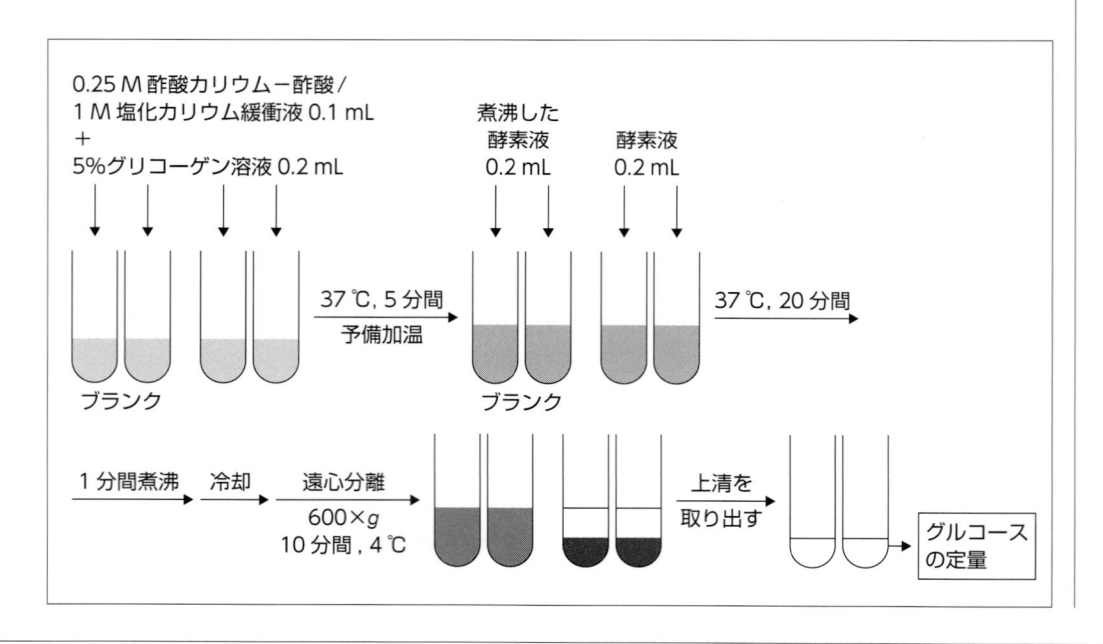

5. 血液成分の分析方法

分析手法編

血液は，リンパ液とともに脈管系に満たされた体液で，全身に循環しており，生命現象の維持に深くかかわっている．具体的には，血液は心臓（ポンプ）や血管（通路）などの循環器系を介して，生体に必要な栄養素や酵素などを運び込み，一方，不必要な成分（老廃物）を集めて，腎臓（尿），肺（二酸化炭素）などに運び，体外に排出する働きをしている．

血液中には血漿をはじめ，多くの成分が含まれており，それらを調べることにより，健康状態や疾患の有無を知ることができる．通常採血は静脈血であるが，目的によっては動脈血も用いる．

血液（全血）を通常の試験管に取り放置すると，血球成分が凝固し，遠心分離すると上清として血清が得られる（図5.1）．多くの血液生化学検査にはこれが適切である．しかし，採血された血液成分が不安定なら速やかに検体を集め凍結保存しなければならないので，血液はヘパリンやキレート剤（EDTA）など，抗凝固剤入りの試験管に採取する．その遠心分離した上清は血漿であり，ほぼ血液から細胞（血球成分）を除いたものに等しい．本章では，ヒトの血液を用いることを前提とするが，採取が困難な場合は実験動物の血液を採取または購入する．ヒト血液を扱う際にはラテックス手袋を装着する．

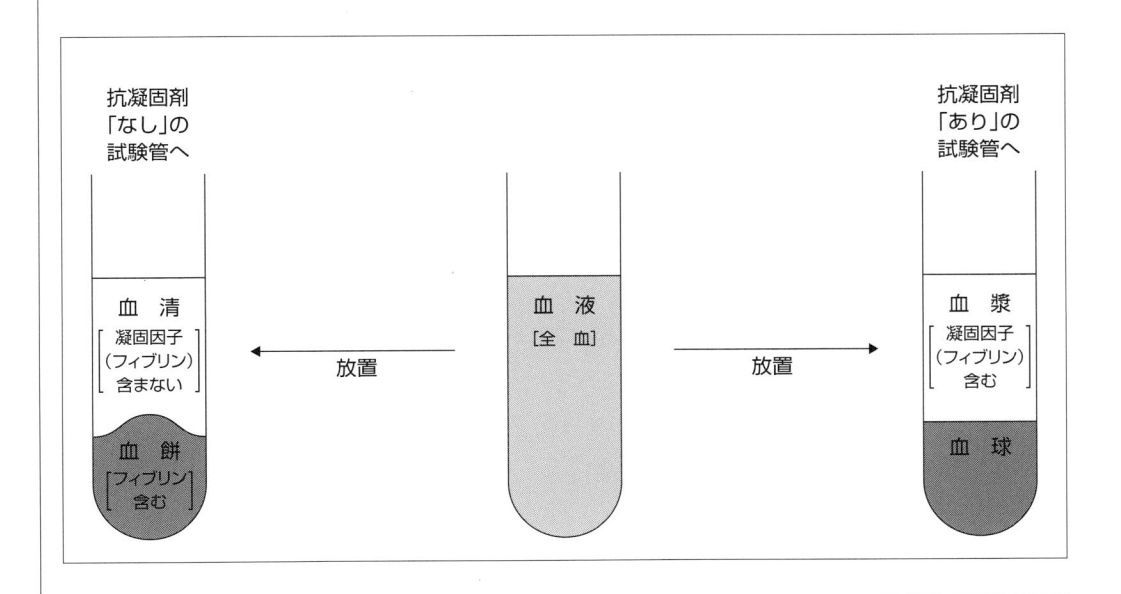

図 5.1　血清と血漿

5.1　血糖の定量　（実験時間：30分，試料：血清，血漿）

血液中のグルコースを血糖という．血糖は末梢の細胞に取り込まれ，おもにエネ

ギー源としてATP合成のために消費されるが，肝臓や筋肉の細胞ではグリコーゲン合成に，脂肪組織の細胞では脂肪合成にも利用される．空腹時血糖は60〜100 mg/dLとされ，食事摂取によって一過性に上昇するが，食後，膵ランゲルハンス島B細胞から分泌されるインスリンの作用によって低下する．一方，血糖値を上昇させるホルモンにはグルカゴンやアドレナリン，成長ホルモン，グルココルチコイドがあり，インスリンと協働して血糖値を一定に保っている．血糖値測定は，糖尿病など，糖代謝異常の検査に不可欠な項目である．

A. 測定の原理（ムタロターゼ・GOD法）

水溶液（血清）中のD-グルコースは，直鎖構造を介してα型（36％）とβ型（64％）が平衡状態にある．グルコースオキシダーゼ（GOD）はβ-D-グルコースのみを基質とするため，まずムタロターゼによってα-D-グルコースをβ型に変換し，GODの酸化反応が効率よく進むようにする（図5.2 反応①）．次のβ-D-グルコースがGODにより酸化される反応では，グルコン酸とともに過酸化水素が生じる（図5.2 反応②）．この過酸化水素は，共存するペルオキシダーゼ（POD）の作用により4-アミノアンチピリンとフェノールを酸化的に縮合させ，赤色のキノン色素を生成させる（図5.2 反応③）．この反応液の505 nmの吸光度を測定することにより，試料中のグルコース濃度を求めることができる．

図5.2 ムタロターゼ・GOD法の反応

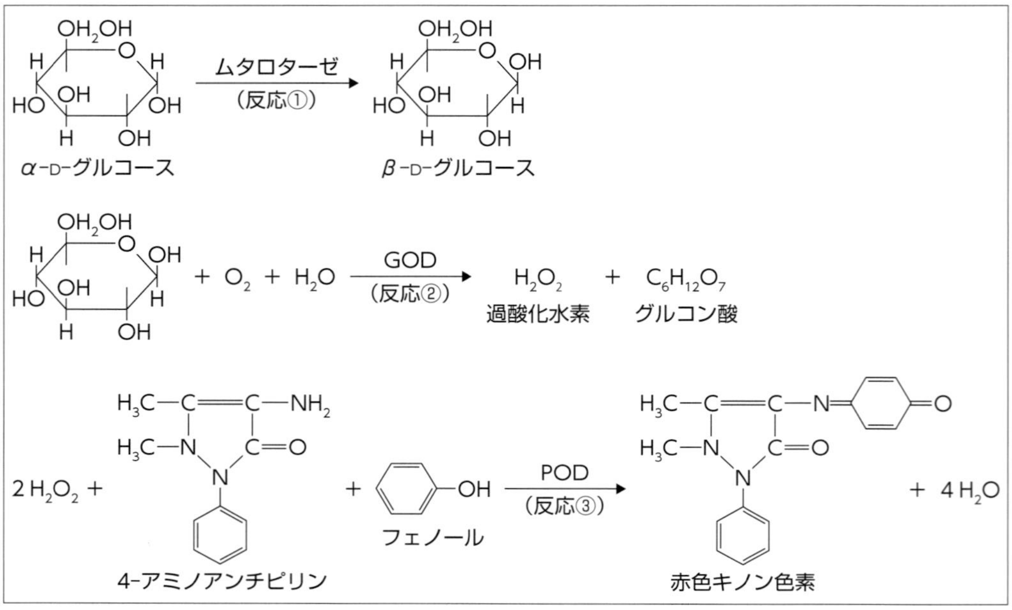

B. 器具

❶試験管
❷ピペット
❸マイクロピペッター（およびチップ）
❹恒温槽（37℃）
❺分光光度計（505 nm）

C. 試薬

❶グルコースキット（グルコースCⅡ-テストワコー：和光純薬工業）を使用する．

❷発色試液：発色剤を緩衝液で溶解して調製する．60 mM リン酸緩衝液（pH 7.1）中に，ムタロターゼ 0.13 U/mL（ブタ腎臓由来），GOD 9.0 U/mL（*Penisillium* 属由来），POD 0.65 U/mL（西洋ワサビ由来），0.50 mM 4-アミノアンチピリン，アスコルビン酸オキシダーゼ 2.7 U/mL（カボチャ由来），5.3 mM フェノールを含有する．

❸グルコース標準溶液（200 mg/dL）

D. 操作方法

❶表 5.1 にしたがって試験管に試薬などを加える．なお，ブランク（蒸留水），標準溶液および試料（血清）はそれぞれ 2 本ずつ準備する．

❷よく混和し，37℃で 5 分間保持する．

❸505 nm で吸光度を測定する．

試験管	ブランク（B）	標準溶液（Std）	試料（S）
蒸留水	20 μL	−	−
グルコース標準溶液（200 mg/dL）	−	20 μL	−
試料（血清）	−	−	20 μL
発色試液	3.0 mL	3.0 mL	3.0 mL

表 5.1 発色反応の操作

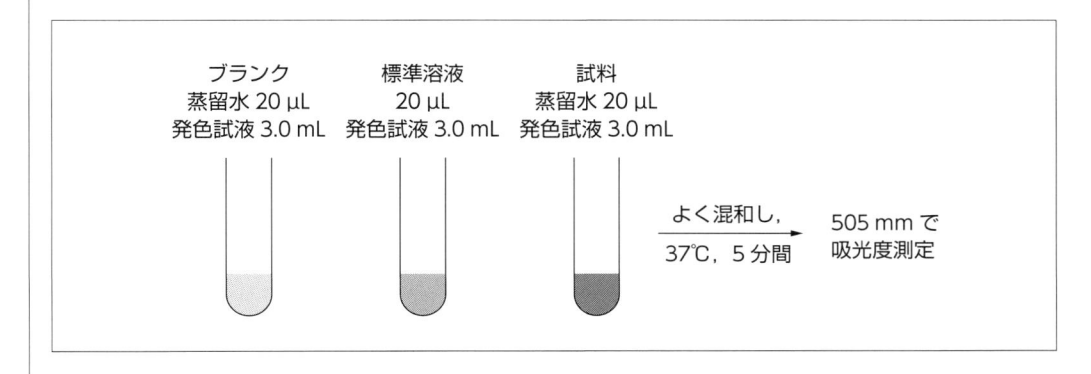

図 5.3 発色反応の操作

E. 結果

以下の計算により血糖値を求める．

$$血糖値（mg/dL）= \frac{(E_S - E_B)}{(E_{Std} - E_B)} \times 200$$

E_S：試料（血清，S）の吸光度，E_B：ブランク（B）の吸光度，E_{Std}：標準溶液（Std）の吸光度，200：標準溶液のグルコース濃度（mg/dL）

5.2 総タンパク質の定量

4.2 節参照．

5.3 アルブミンの定量 （実験時間：60 分，試料：血清，血漿）

アルブミンは血清中に最も多く含まれるタンパク質である（基準値：3.8～5.3 g/dL）．血清アルブミンは全血清タンパク質の約 60 % を占めており，ビリルビンや金

属イオン，遊離脂肪酸などの運搬や，膠質浸透圧の維持などに働いている．アルブミンは肝臓で合成されるため，肝硬変などの肝疾患や低栄養で減少する．一方，同じ血清タンパク質でもグロブリンは減少しにくいため，しばしばアルブミン・グロブリン比（A/G：基準値 1.3〜2.0）は病的状態で低下しやすい．

A. 測定の原理（BCG 法）

pH 指示薬としてよく用いられるブロモクレゾールグリーン（BCG）は，pH の変動がなくても，アルブミンと結合することによって色調が黄色から青緑色に変化する（タンパク誤差）．この反応液の 630 nm の吸光度を測定することにより，試料中のアルブミン濃度を求めることができる．

B. 器具

❶試験管，小試験管
❷ピペット
❸マイクロピペッター（およびチップ）
❹分光光度計（630 nm）

C. 試薬

❶0.2 M クエン酸ナトリウム緩衝液（pH 4.2）：クエン酸一水和物（$C_6H_8O_7 \cdot H_2O$）42 g を蒸留水約 800 mL に溶解し，水酸化ナトリウム溶液で pH 4.2 に調製したのち，蒸留水を加えて 1 L とする．
❷BCG 原液：ブロムクレゾールグリーン 698 mg を 0.1 M 水酸化ナトリウム溶液 10〜20 mL に溶解し，蒸留水を加えて 100 mL とする．
❸10 % Brij-35 水溶液：10 g の Brij-35 に約 80 mL の蒸留水を加え，約 60℃の温浴中で溶解させる．冷却後，蒸留水を加えて 100 mL とする．
❹BCG 発色試液：上記❶ 0.2 M クエン酸ナトリウム緩衝液（pH 4.2）1 L に，❷BCG 原液 30 mL，❸10 % Brij-35 水溶液 24 mL を加えたのち，蒸留水を加えて 2 L とする．
❺アルブミン標準溶液（5.0 g/dL）：市販のヒト（またはラット）血清アルブミン 5.0 g を蒸留水約 80 mL に溶解したのち，100 mL 容メスフラスコを用いて全量を 100 mL にする．

D. 操作方法

a. 検量線の作成（図 5.4）

❶表 5.2 にしたがって，アルブミン標準溶液（5.0 g/dL）を希釈する．
❷表 5.3 にしたがって小試験管に試薬などを加える．なお，ブランク（蒸留水）は 1

表 5.2　アルブミン標準溶液の希釈

試験管	アルブミン標準溶液濃度（g/dL）				
	1.0	2.0	3.0	4.0	5.0
アルブミン標準溶液（5.0 g/dL）	2.0 mL	4.0 mL	6.0 mL	8.0 mL	10.0 mL
蒸留水	8.0 mL	6.0 mL	4.0 mL	2.0 mL	−

表 5.3　発色反応の操作

小試験管	ブランク	アルブミン標準溶液濃度（g/dL）					試料
		1.0	2.0	3.0	4.0	5.0	
蒸留水	20 μL	−	−	−	−	−	−
各アルブミン標準溶液	−	20 μL	20 μL	20 μL	20 μL	20 μL	−
試料（血清）	−	−	−	−	−	−	20 μL
BCG 発色試液	5.0 mL	5.0 mL	5.0 mL	5.0 mL	5.0 mL	5.0 mL	5.0 mL

図5.4 発色反応の操作

本，標準溶液および，試料（血清）はそれぞれ2本ずつ準備する．
❸よく混和し，室温（25℃）で30分間保持する．
❹630 nmで吸光度を測定する．

E. 結果

図5.5のような検量線を作成し，試料の吸光度に相当するアルブミン濃度を求める．アルブミン・グロブリン比（A/G）を計算する．

グロブリン濃度（g/dL）＝総タンパク質濃度－アルブミン濃度

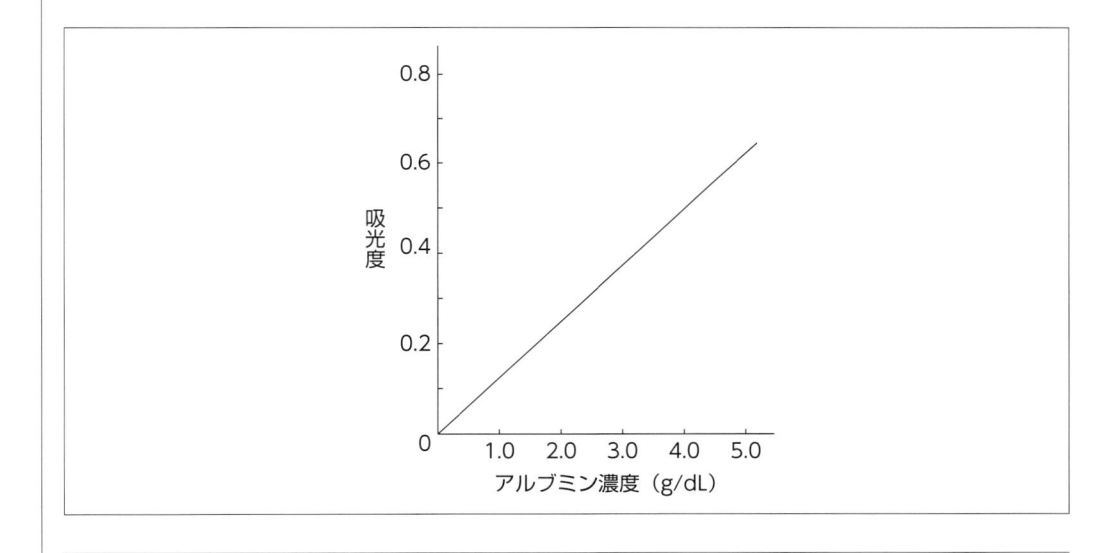

$$A/G = \frac{アルブミン濃度}{グロブリン濃度}$$

図5.5 検量線

5.4 血中尿素窒素の定量 （実験時間：60分，試料：血清）

尿素は，二酸化炭素および酸化的脱アミノ反応によりアミノ酸から生じたアンモニアをもとに，肝臓の尿素回路で合成される．生じた尿素は血中へ放出されたのち，腎

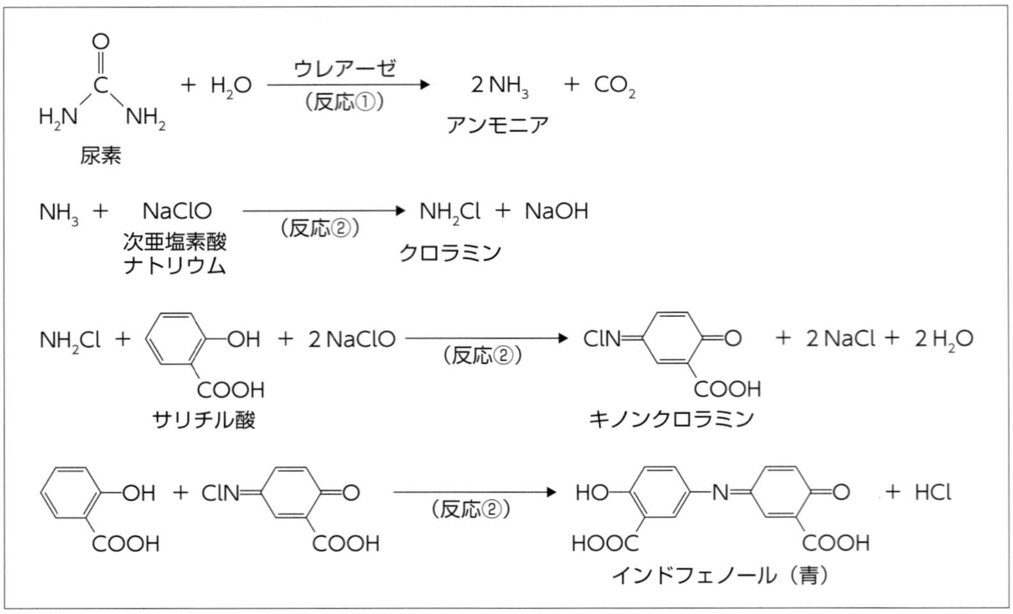

図 5.6 ウレアーゼ・インドフェノール法の反応

臓の糸球体からろ過されて尿中に排泄される．血中尿素量は，尿素合成能が低下する肝硬変のような肝疾患で減少するが，糸球体ろ過能が低下する腎炎や腎不全では増加する．また，高タンパク質食摂取で増加し，低タンパク質食摂取で減少する傾向がある．通常，血中尿素量は尿素分子の窒素量（血中尿素窒素，BUN：blood urea nitrogen）として評価されているが（基準値 8〜20 mg/dL），特に血中尿素量が必要な場合には，この尿素窒素量を 2.14 倍して求めることができる．

A. 測定の原理（ウレアーゼ・インドフェノール法）

　試料中の尿素は，ウレアーゼによってアンモニアに分解される（図 5.6 反応①）．このアンモニアがニトロプルシッドナトリウムの存在下で次亜塩素酸ナトリウムおよびサリチル酸と反応してインドフェノールを生成する（図 5.6 反応②）．インドフェノールはアルカリ性溶液中で青色を呈するので，この反応液の 570 nm の吸光度を測定することにより，試料中の尿素窒素濃度を求めることができる．

B. 器具

❶小試験管
❷ピペット
❸マイクロピペッター（およびチップ）
❹恒温槽（37℃）
❺分光光度計（570 nm）

C. 試薬

　血液検査用尿素窒素キット（尿素窒素 B-テストワコー：和光純薬工業）を使用する．
❶ウレアーゼ溶液（19 U/mL，ナタマメ由来）：ウレアーゼ（6 mL 用）をウレアーゼ溶解用試薬 6.0 mL（グリセリン含有）で溶解する．
❷緩衝液：90 mM リン酸緩衝液（pH 7.0）中に 0.25 M サリチル酸ナトリウム，6.7 mM ペンタシアノニトロシル鉄（Ⅲ）酸ナトリウム二水塩（ニトロプルシッドナトリウム）を含有する．
❸発色試液 A：ウレアーゼ溶液と緩衝液を 1：20 の割合で混合する．

❹発色試液 B：次亜塩素酸ナトリウムと水酸化ナトリウムを含有する.
❺尿素窒素標準溶液（50 mg/dL）

D 操作方法

❶表 5.4 にしたがって小試験管に試薬などを加える．なお，ブランク（蒸留水）は 1 本，標準溶液および試料（血清）はそれぞれ 2 本ずつ準備する．
❷よく混和し，37℃で 15 分間保持する．
❸発色試液 B を 2 mL 加える．
❹よく混合し，37℃で 10 分間保持する．
❺570 nm で吸光度を測定する．

小試験管	ブランク（B）	標準溶液（Std）	試料（S）
蒸留水	20 μL	—	—
尿素窒素標準溶液（50 mg/dL）	—	20 μL	—
試料（血清）	—	—	20 μL
発色試液 A	2.0 mL	2.0 mL	2.0 mL

表 5.4 発色反応の前までの操作

E. 結果

以下の計算により尿素窒素濃度を求める．

$$尿素窒素濃度（mg/dL） = \frac{(E_S - E_B)}{(E_{Std} - E_B)} \times 50$$

E_S：試料（血清，S）の吸光度，E_B：ブランク（B）の吸光度，E_{Std}：標準溶液（Std）の吸光度，50：標準溶液の尿素窒素濃度（mg/dL）

5.5 血中尿酸の定量 （実験時間：30 分，試料：血清）

尿酸は，核酸を構成するプリン塩基の最終代謝産物である．食物由来のプリン塩基と体細胞の分解に由来するプリン塩基からヒポキサンチンやキサンチンを経て合成され，腎臓から尿中に排泄される．尿酸塩の溶解度は低いため，遺伝的要因あるいは環境要因によるプリン塩基の分解亢進や，腎臓からの尿酸排泄の低下によって血中尿酸濃度が高くなると（高尿酸血症），関節や組織に尿酸が沈着して痛風結節や腎障害が生じる．

A. 測定の原理（ウリカーゼ・TOOS 法）

試料中の尿酸は，ウリカーゼによって酸化されてアラントインとなるが，このとき同時に過酸化水素が生じる（図 5.7 反応①）．過酸化水素は，共存するペルオキシダーゼ（POD）の作用によって 4-アミノアンチピリンと N-エチル-N-（2-ヒドロキシ-3-スルホプロピル）-m-トルイジンナトリウム（TOOS）を定量的に酸化縮合させ，青紫色の色素を生じさせる（図 5.7 反応②）．この反応液の 555 nm の吸光度を測定することにより試料中の尿酸濃度を求めることができる．

B. 器具

❶小試験管
❷ピペット
❸マイクロピペッター（およびチップ）

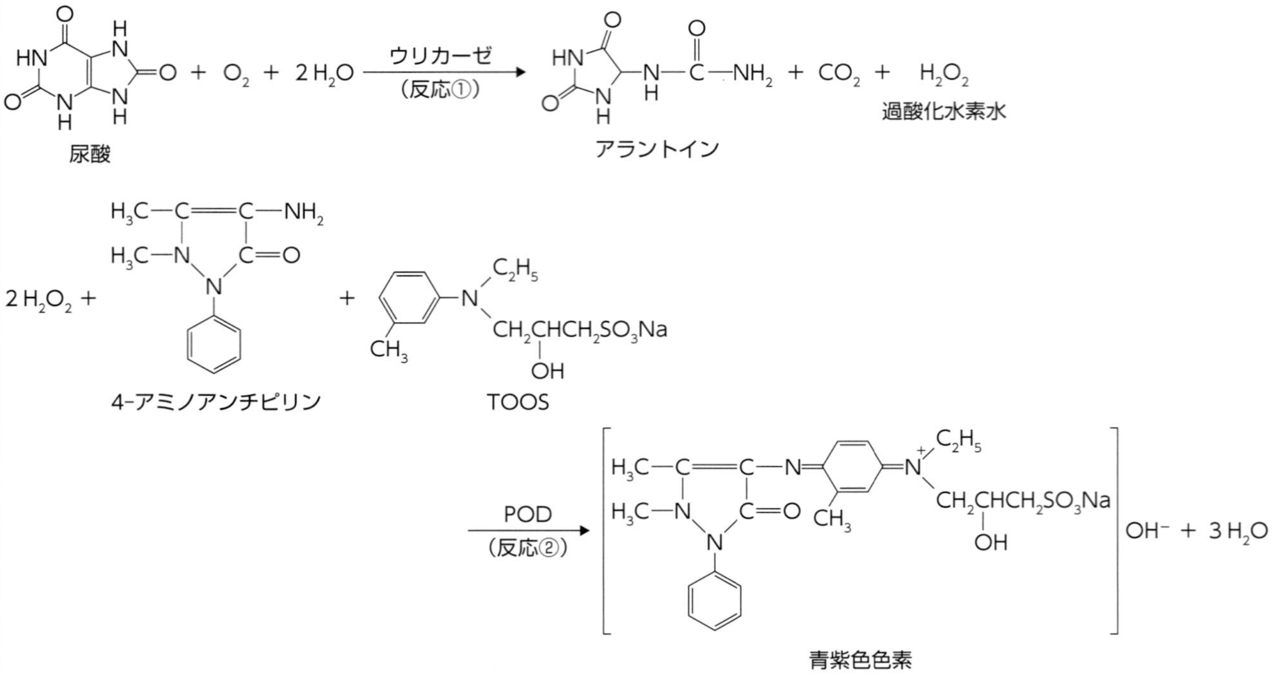

図 5.7 ウリカーゼ・TOOS 法の反応

❹ 恒温槽（37℃）
❺ 分光光度計（555 nm）

C. 試薬

血液検査用尿酸キット（尿酸 C-テストワコー：和光純薬工業）を使用する．
❶ 発色試液：発色剤を緩衝液で溶解させる．50 mM リン酸緩衝液（pH 6.4）中に 0.57 mM TOOS，ウリカーゼ 0.04 U/mL（*Arthrobacter* 属由来），POD 2.0 U/mL，0.59 mM 4-アミノアンチピリン，リポプロテインリパーゼ（LPL）39 U/mL（*Chromobacterium* 属由来），アスコルビン酸オキシダーゼ 3.9 U/mL（カボチャ由来）を含有する．
❷ 尿酸標準溶液（10 mg/dL）

D. 操作方法

❶ 表 5.5 にしたがって小試験管に試薬などを加える．なお，ブランク（蒸留水）は 1 本，標準溶液および試料（血清）はそれぞれ 2 本ずつ準備する．
❷ よく混和し，37℃で 5 分間保持する．
❸ 555 nm で吸光度を測定する．

E. 結果

以下の計算により尿酸濃度を求める．

$$尿酸濃度（mg/dL）= \frac{(E_S - E_B)}{(E_{Std} - E_B)} \times 10$$

表 5.5　発色反応の操作

小試験管	ブランク（B）	標準液（Std）	試料（S）
蒸留水	50 μL	—	—
尿酸標準溶液（10 mg/dL）	—	50 μL	—
試料（血清）	—	—	50 μL
発色試液	3.0 mL	3.0 mL	3.0 mL

E_S：試料（血清，S）の吸光度，E_B：ブランク（B）の吸光度，E_{Std}：標準溶液（Std）の吸光度，10：標準溶液の尿酸濃度（mg/dL）

5.6　血中クレアチニンの定量 （実験時間：150分，試料：血清）

アルギニンとグリシンから合成されるクレアチンは，クレアチンキナーゼによりリン酸化されてクレアチンリン酸となり，筋肉中にエネルギー源として蓄えられる．クレアチンリン酸は，筋収縮に際してクレアチンに戻るとともに ADP をリン酸化して ATP を生成させるが，一部は非酵素的に分解されてクレアチニンとなる（図 5.7 反応①）．クレアチニンは筋肉から血中へ放出されたのち，腎臓の糸球体からろ過されて尿中に排泄される．血清クレアチニン量（基準範囲：男性 0.8〜1.2 mg/dL，女性 0.6〜0.9 mg/dL）は筋肉量や体重に比例し，腎炎や腎不全などで糸球体ろ過能が低下すると増加する．

A. 測定の原理（ヤッフェ法）

試料にタングステン酸ナトリウム溶液を加えて遠心後，上清を採取することによって除タンパク質を行う．除タンパク質試料中のクレアチニンは，強アルカリ性溶液中でピクリン酸と結合して橙赤色の化合物（クレアチニンピクレート）を生成する（図 5.8 反応②）．この反応液の 515 nm の吸光度を測定することにより試料中のクレアチニン濃度を求めることができる．

B. 器具

❶試験管
❷ピペット
❸マイクロピペッター（およびチップ）
❹遠心分離機（1,000×g 以上）
❺分光光度計（570 nm）

図 5.8　ヤッフェ法の反応

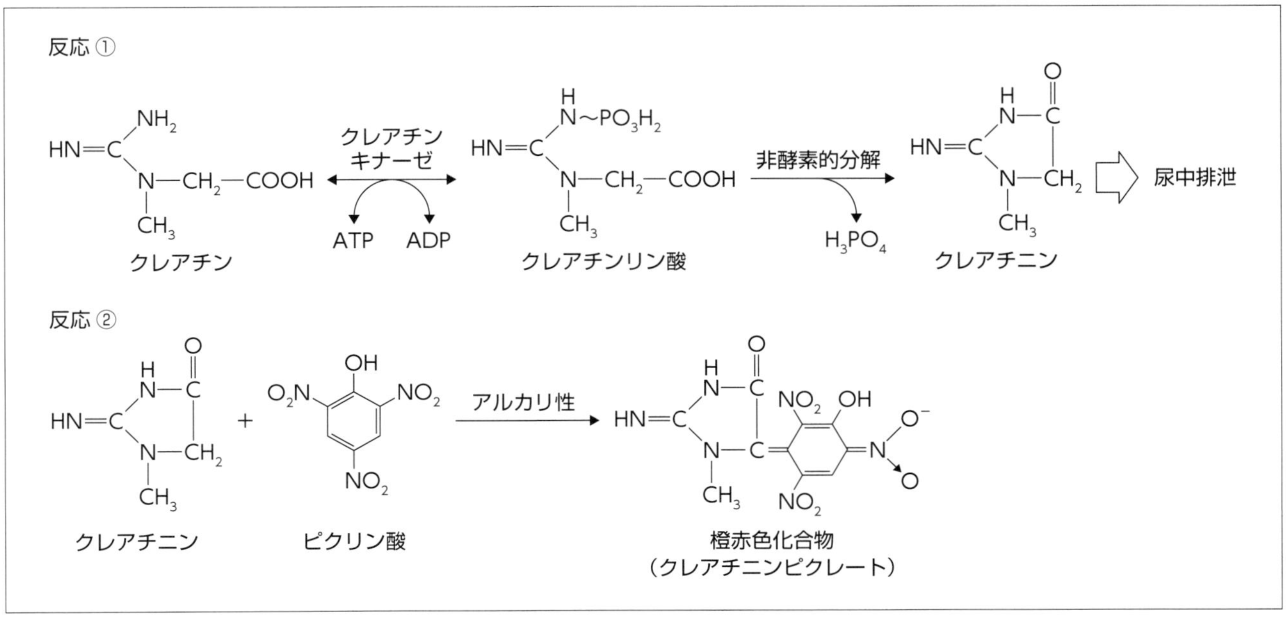

C. 試薬

❶ タングステン酸ナトリウム溶液（100 g/L）：タングステン酸ナトリウム（$Na_2WO_4 \cdot 2H_2O$）100 g を蒸留水約 600 mL に溶解したのち，蒸留水を加えて 1 L とする．

❷ 0.33 M 硫酸溶液：流水で冷却しながら，約 800 mL の蒸留水に濃硫酸（H_2SO_4）18.3 mL を少しずつ加えて混和したのち，蒸留水を加えて 1 L とする．

❸ 0.75 M 水酸化ナトリウム溶液：水酸化ナトリウム（NaOH）30 g を蒸留水で溶解して 1 L とする．

❹ ピクリン酸溶液（10 g/L）：特級ピクリン酸 10 g を蒸留水 900 mL に加熱しながらよく混和して溶解する．冷却後，蒸留水を加えて 1 L とする．

❺ クレアチニン標準溶液（10 mg/dL）：クレアチニン 100 mg を 0.1 M 塩酸溶液で溶解したのち，メスフラスコを用いて全量を 100 mL とする．さらに，このクレアチニン溶液（100 mg/dL）10 mL に蒸留水を加えて全量を 100 mL とする．

D. 操作方法

❶ 表 5.6 にしたがって，クレアチニン標準溶液（10 mg/dL）を希釈する．

❷ 表 5.7 にしたがって試験管に試薬などを加える．なお，ブランク（蒸留水）は 1 本，標準溶液および試料（血清）はそれぞれ 2 本ずつ準備する．

❸ よく混和する．さらに試料を加えた試験管は室温で 5 分間保持したのち，1,000×g 以上で 10 分間遠心し，上清を採取する．

❹ ブランクおよび標準溶液の試験管ならびに試料の遠心上清から，それぞれ 5 mL を新しい試験管に移す．

❺ ❹の試験管にピクリン酸溶液（10 g/L）2 mL および 0.75 M 水酸化ナトリウム溶液 2 mL を加える．

❻ よく混和し，室温（25 ℃）で 15 分間保持する．

❼ 515 nm で吸光度を測定する．

表 5.6　クレアチニン標準溶液の希釈

試験管	クレアチニン標準溶液濃度（mg/dL）			
	1.0	2.0	4.0	8.0
クレアチニン標準溶液（10 mg/dL）	1.0 mL	2.0 mL	4.0 mL	8.0 mL
蒸留水	9.0 mL	8.0 mL	6.0 mL	2.0 mL

表 5.7　発色反応の前までの操作

試験管	ブランク	クレアチニン標準溶液濃度（mg/dL）				試料
		1.0	2.0	4.0	8.0	
蒸留水	1.0 mL	−	−	−	−	−
各クレアチニン標準溶液	−	1.0 mL	1.0 mL	1.0 mL	1.0 mL	−
試料（血清）	−	−	−	−	−	1.0 mL
蒸留水	8.0 mL	8.0 mL	8.0 mL	8.0 mL	8.0 mL	8.0 mL
タングステン酸ナトリウム溶液（100 g/L）	500 μL	500 μL	500 μL	500 μL	500 μL	500 μL
0.33 M 硫酸溶液（滴下する）	500 μL	500 μL	500 μL	500 μL	500 μL	500 μL

E. 結果

図 5.9 のような検量線を作成し，試料の吸光度に相当するクレアチニン濃度を求める．

図5.9 検量線

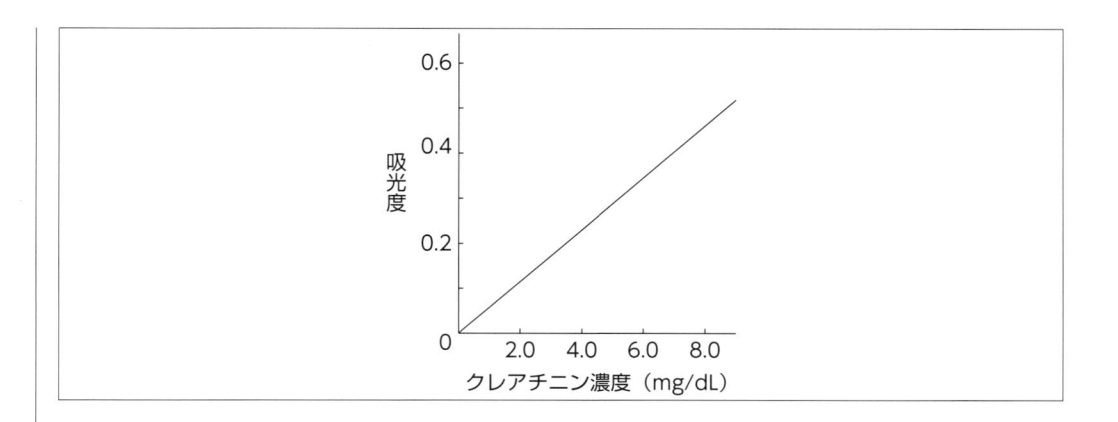

[グラフ: 横軸 クレアチニン濃度 (mg/dL) 0〜8.0、縦軸 吸光度 0〜0.6]

5.7 血中中性脂肪の定量（実験時間：30分，試料：血清）

　中性脂肪にはモノアシルグリセロール，ジアシルグリセロール，トリアシルグリセロール（トリグリセリド）があるが，血清中性脂肪のほとんどはトリアシルグリセロールで占められている（空腹時基準値30〜150 mg/dL）．食事由来の外因性トリアシルグリセロールはカイロミクロン（キロミクロン）によって，肝臓で合成された内因性トリアシルグリセロールはおもにVLDLによって血中を運搬されている．これらのトリアシルグリセロールは末梢組織（脂肪組織など）のリポプロテインリパーゼ（LPL）によって脂肪酸とグリセロールに加水分解され，組織に取り込まれる．血清中性脂肪は種々の脂質異常症（Ⅰ，Ⅱb，Ⅲ，Ⅳ，Ⅴ型）で高値を示す．

A. 測定の原理（GPO・DAOS法）

　試料中のトリアシルグリセロールをリポプロテインリパーゼ（LPL）によってグリセロールと脂肪酸に加水分解する（図5.10 反応①）．生じたグリセロールは，ATPの存在下でグリセロールキナーゼ（GK）によりリン酸化されてグリセロール-3-リン酸となる（図5.10 反応②）．このグリセロール-3-リン酸は，グリセロール-3-リン酸オキシダーゼ（GPO）により酸化されてジヒドロキシアセトンリン酸となるが，このとき同時に過酸化水素が生じる（図5.10 反応③）．生じた過酸化水素は，共存するペルオキシダーゼ（POD）の作用によって4-アミノアンチピリンと3,5-ジメトキシ-N-エチル-N-（2'-ヒドロキシ-3'-スルホプロピル）アニリン・ナトリウム（DAOS）を定量的に酸化縮合させて青色色素を生じさせる（図5.10 反応④）．この反応液の600 nmの吸光度を測定し，試料中の中性脂肪濃度を求めることができる．

B. 器具

❶小試験管
❷ピペット
❸マイクロピペッター（およびチップ）
❹恒温槽（37℃）
❺分光光度計（600 nm）

C. 試薬

　トリグリセライドキット（トリグリセライドE-テストワコー：和光純薬工業）を使用する．
❶発色試液：発色剤（105 mL用）を緩衝液105 mLで溶解させる．50 mMグッド（PIPES）緩衝液（pH 6.5）中に，LPL（Pseudomonas属由来）99 U/mL，1.7 mMア

図 5.10 GPO·DAOS の反応

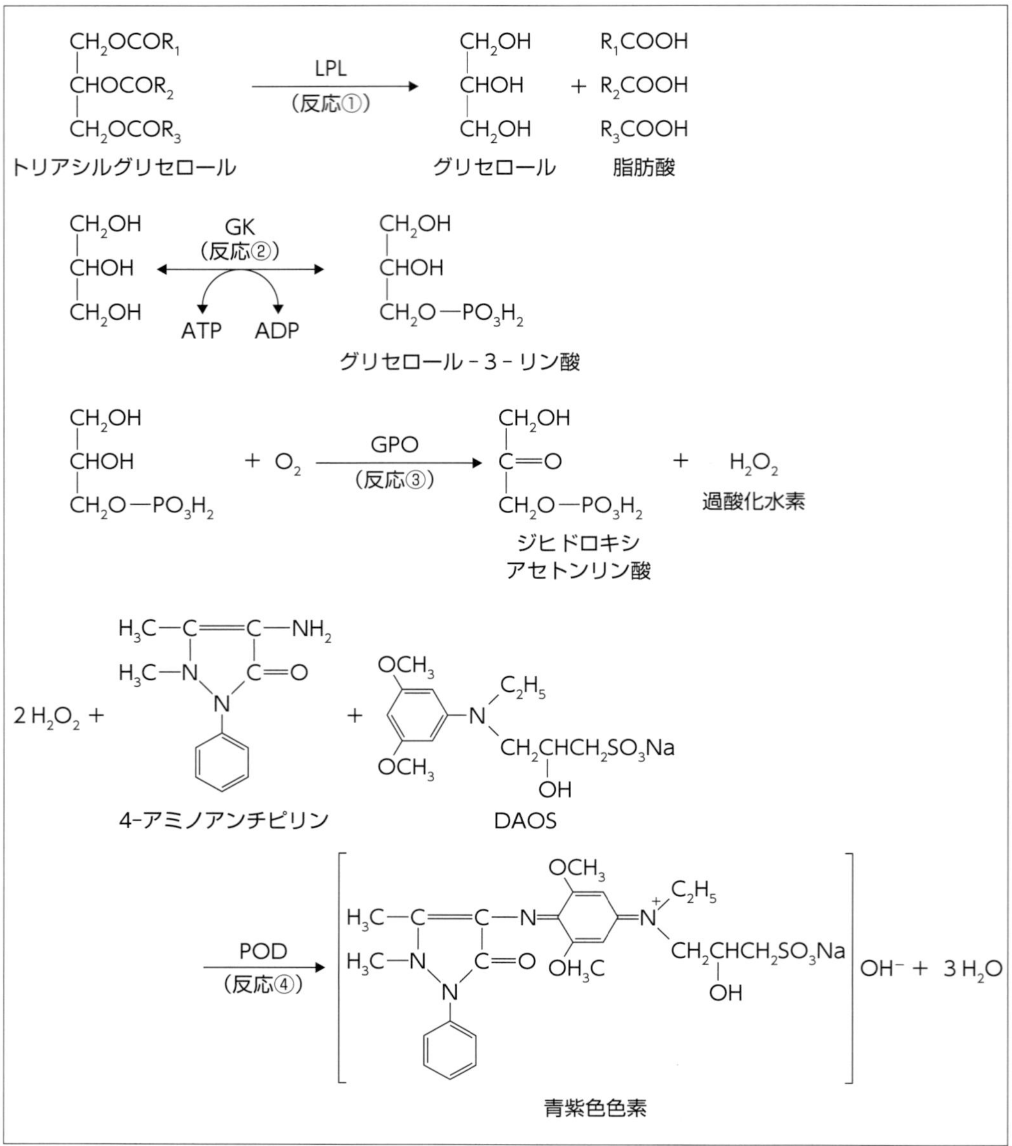

トリアシルグリセロール + LPL（反応①）→ グリセロール + 脂肪酸（R₁COOH, R₂COOH, R₃COOH）

グリセロール + ATP ⇌ GK（反応②）→ グリセロール-3-リン酸 + ADP

グリセロール-3-リン酸 + O_2 → GPO（反応③）→ ジヒドロキシアセトンリン酸 + H_2O_2（過酸化水素）

$2H_2O_2$ + 4-アミノアンチピリン + DAOS → POD（反応④）→ 青紫色色素 + OH^- + $3H_2O$

デノシン-5'-三リン酸二ナトリウム三水和物（*Bacterium*属由来），GK（*Cellulomonas*属由来）30 U/mL，GPO（*Streptococcus*属由来）1.0 U/mL，POD（西洋ワサビ由来）5.5 U/mL，0.54 mM DAOS，0.11 mM 4-アミノアンチピリン，アスコルビン酸オキシダーゼ（キュウリ由来）4.5 U/mL を含有する．

❷標準溶液（トリオレイン 300 mg/dL 相当）：グリセロール 31.2 mg/dL

D. 操作方法

❶表 5.8 にしたがって小試験管に試薬などを加える．なお，ブランク（蒸留水）は 1 本，標準溶液および試料（血清）はそれぞれ 2 本ずつ準備する．
❷よく混和し，37℃で 5 分間保持する．

表 5.8 発色反応の操作

小試験管	ブランク（B）	標準溶液（Std）	試料（S）
蒸留水	20 μL	−	−
標準溶液（300 mg/dL トリオレイン相当）	−	20 μL	−
試料（血清）	−	−	20 μL
発色試液	3.0 mL	3.0 mL	3.0 mL

❸600 nm で吸光度を測定する．

E. 結果

以下の計算により中性脂肪濃度を求める．

$$血中中性脂肪濃度（mg/dL）= \frac{(E_S - E_B)}{(E_{Std} - E_B)} \times 300$$

E_S：試料（血清，S）の吸光度，E_B：ブランク（B）の吸光度，E_{Std}：標準溶液（Std）の吸光度，300：標準溶液のトリオレイン相当濃度（mg/dL）

5.8 血中コレステロールの定量 （実験時間：30分，試料：血清）

肝臓で合成されるコレステロールは1〜1.5 g/日で，食事から吸収されるコレステロール（0.3〜0.5 g/日）よりも多い．血中コレステロール（基準値120〜220 mg/dL）はおもにLDLとHDLによって運搬されているが，その30％が遊離型，残り70％は脂肪酸と結合したエステル型である．血清コレステロールは種々の脂質異常症（Ⅱa, Ⅱb, Ⅲ, Ⅳ, Ⅴ型の一部）で高値を示す．

A. 測定の原理（コレステロールオキシダーゼ・DAOS法）

試料中のコレステロールエステルは，コレステロールエステラーゼにより遊離コレステロールと脂肪酸に分解される（図5.11 反応①）．生じた遊離コレステロールは，もともと血清に存在していた遊離コレステロールとともにコレステロールオキシダーゼにより酸化されてΔ^4-コレステノンとなるが，このとき同時に過酸化水素が生じる（図5.11 反応②）．生じた過酸化水素は，共存するペルオキシダーゼ（POD）の作用によって3,5-ジメトキシ-N-エチル-N-（2'-ヒドロキシ-3'-スルホプロピル）アニリン・ナトリウム（DAOS）と4-アミノアンチピリンを定量的に酸化縮合させて青色色素を生じさせる（図5.11 反応③）．この反応液の600 nmの吸光度を測定することにより，試料中の総コレステロール濃度を求めることができる．

B. 器具

❶小試験管
❷ピペット
❸マイクロピペッター（およびチップ）
❹恒温槽（37℃）
❺分光光度計（600 nm）

C. 試薬

コレステロールキット（コレステロール E-テストワコー：和光純薬工業）を使用する．

❶発色試液：発色剤（150 mL用）を緩衝液150 mLで溶解させる．50 mMグッド（MES）緩衝液（pH 6.1）中に，コレステロールエステラーゼ1.6 U/mL，コレステロールオキシダーゼ0.31 U/mL，POD（西洋ワサビ由来）5.2 U/mL，0.95 mM DAOS，0.19 mM 4-アミノアンチピリン，アスコルビン酸オキシダーゼ（カボチャ由来）4.4 U/mLを含有する．
❷コレステロール標準溶液（200 mg/dL）

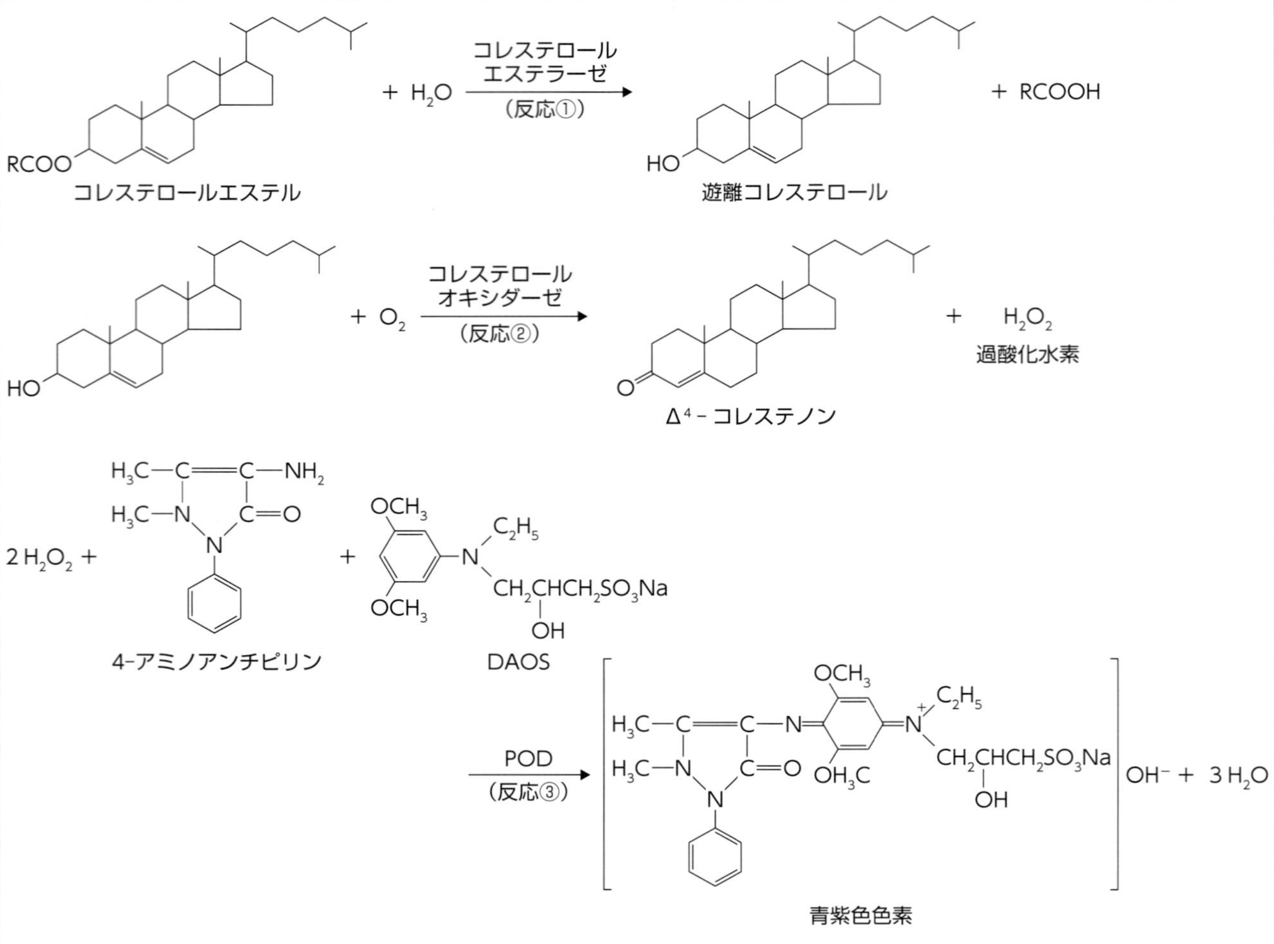

図5.11 コレステロールオキシダーゼ・DAOS法の反応

D. 操作方法

❶表5.9にしたがって小試験管に試薬などを加える．なお，ブランク（蒸留水）は1本，標準溶液および試料（血清）はそれぞれ2本ずつ準備する．
❷よく混和し，37℃で5分間保持する．
❸600 nmで吸光度を測定する．

表5.9 発色反応の操作

小試験管	ブランク（B）	標準溶液（Std）	試料（S）
蒸留水	20 μL	−	−
コレステロール標準溶液（200 mg/dL）	−	20 μL	−
試料（血清）	−	−	20 μL
発色試液	3.0 mL	3.0 mL	3.0 mL

E. 結果

以下の計算によりコレステロール濃度を求める．

$$\text{血中総コレステロール濃度（mg/dL）} = \frac{(E_S - E_B)}{(E_{Std} - E_B)} \times 200$$

E_S：試料（血清，S）の吸光度，E_B：ブランク（B）の吸光度，E_{Std}：標準溶液（Std）の吸光度，200：標準溶液のコレステロール濃度（mg/dL）

5.9 血中遊離脂肪酸の定量 （実験時間：60分，試料：血清）

　脂肪細胞内に貯蔵されていたトリアシルグリセロールは，ホルモン感受性リパーゼによって脂肪酸とグリセロールに加水分解される．脂肪組織から血中に放出された脂肪酸は，アルブミンと結合して運搬される．このようなエステル化されていない脂肪酸を遊離脂肪酸（基準値 140〜850 µEq/L）といい，血中総脂肪酸の約 5％を占める．ホルモン感受性リパーゼは，アドレナリンやノルアドレナリン，グルカゴン，副腎皮質刺激ホルモン，グルココルチコイドなどによって活性化され，インスリンによって抑制される．そのため，血中遊離脂肪酸は，食後，血糖値の上昇とともに減少するが，空腹時には増加する．

A. 測定の原理（ACS・ACOD 法）

　試料中の遊離脂肪酸は，コエンザイム A（CoA）と ATP の存在下で，アシル CoA シンセターゼ（ACS）の作用によりアシル–CoA となる（図 5.12 反応①）．アシル CoA は，アシル CoA オキシターゼ（ACOD）の作用により酸化されて 2,3-$trans$-エノイル CoA となるが，このとき同時に過酸化水素が生成する（図 5.12 反応②）．生じた過酸化水素は，共存するペルオキシダーゼ（POD）の作用により 4-アミノアンチピリンと 3-メチル-N-エチル-N-（β-ヒドロキシエチル）-アニリン（MEHA）を定量的に酸化縮合させ，青紫色の色素を生じさせる（図 5.12 反応③）．この反応液の 550 nm の吸光度を測定することにより，試料中の遊離脂肪酸濃度を求めることができる．

図 5.12　ACS・ACOD 法の反応

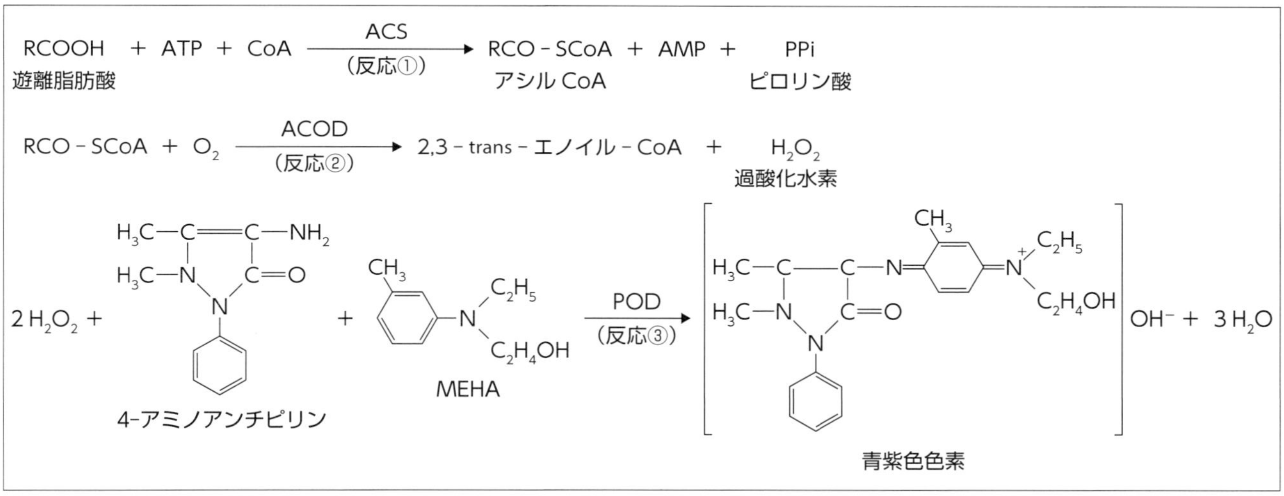

B. 器具

1. 小試験管
2. ピペット
3. マイクロピペッター（およびチップ）
4. 恒温槽（37 ℃）
5. 分光光度計（550 nm）

C. 試薬

非エステル型脂肪酸キット（NEFA C-テストワコー：和光純薬工業）を使用する．

❶発色試液 A：発色剤 A（10 mL 用）を発色剤 A 溶解用試液 10 mL で溶解させる．50 mM リン酸緩衝液（pH 7.0）中に，0.73 mM CoA，4.5 mM アデノシン-5'-三リン酸二ナトリウム三水和物（*Bacterium* 属由来），ACS（*Pseudomonas* 属由来）0.27 U/mL，1.5 mM 4-アミノアンチピリン，アスコルビン酸オキシダーゼ（カボチャ由来）2.7 U/mL を含有する．

❷発色試液 B：発色剤 B（20 mL 用）を発色剤 B 溶解用試液 20 mL で溶解する．1.2 mM MEHA 中に，ACOD（*Arthrobacter* 属由来）5.5 U/mL，POD（西洋ワサビ由来）6.8 U/mL を含有する．

❸脂肪酸標準溶液（1.0 mEq/L）：オレイン酸 1.0 mEq/L

D. 操作方法

❶表 5.10 にしたがって小試験管に試薬などを加える．なお，ブランク（蒸留水）は 1 本，標準溶液および試料（血清）はそれぞれ 2 本ずつ準備する．
❷よく混和し，37 ℃で 10 分間保持する．
❸発色試液 B を 2.0 mL ずつ加え，よく混和し，37 ℃でさらに 10 分間保持する．
❹550 nm で吸光度を測定する．

表 5.10 発色反応の操作

小試験管	ブランク（B）	標準溶液（Std）	試料（S）
蒸留水	50 μL	−	−
脂肪酸標準溶液（1 mEq/L）	−	50 μL	−
試料（血清）	−	−	50 μL
発色試液 A	1.0 mL	1.0 mL	1.0 mL

E. 結果

以下の計算により遊離脂肪酸濃度を求める．

$$\text{血中遊離脂肪酸濃度（mEq/L）} = \frac{(E_S - E_B)}{(E_{Std} - E_B)} \times 1.0$$

E_S：試料（血清，S）の吸光度，E_B：ブランク（B）の吸光度，E_{Std}：標準溶液（Std）の吸光度，1.0：標準溶液の遊離脂肪酸（オレイン酸）濃度（mEq/L）

5.10 血清酵素（アミノ基転移酵素）の測定

血清酵素は，健康な状態でも，臓器細胞から少量の酵素が血清中に遊出するが，臓器に病変があると，その遊出量が増加する．そのため血清中の酵素活性の測定が臨床検査に用いられている．臓器ごとに含まれる酵素に特異性がある．代表的なものに AST（GOT），ALT（GPT），γ-GT，乳酸脱水素酵素（LDH），アミラーゼ，リパーゼ，アルカリホスファターゼ（ALP），クレアチンキナーゼ（CK）などがある．本節では，アミノ基転移酵素（トランスアミナーゼ）の実験について説明する．アミノ基転移酵素は，アミノ酸と 2-オキソ酸（α-ケト酸）との間でアミノ基転移を触媒する酵素であり，細胞に広く分布している．

アミノ酸とα-ケト酸とのアミノ基転移反応を触媒するアミノ基転移酵素の中で，アスパラギン酸アミノトランスフェラーゼ（AST）とアラニンアミノトランスフェラ

ーゼ（ALT）は，臨床上，最も重要とされている．AST，ALT はともに心筋や肝細胞の損傷によって血清中に逸脱されるため，肝臓，心疾患の際に血清中の活性が上昇し，これらの診断の有力な指標となる．

5.10.1　アスパラギン酸アミノトランスフェラーゼの酵素活性の測定

（常用名：aspartate aminotransferase (AST)，系統名：L-aspartate : 2-oxoglutarate aminotransferase，別名：glutamic-oxaloacetic transaminase (GOT)，EC 2.6.1.1）

（実験時間：20 分，試料：血清）

反応　　L-アスパラギン酸＋2-オキソグルタル酸
　　　　⇄オキサロ酢酸＋L-グルタミン酸

A. 器具

❶ビーカー
❷ピペット
❸試験管
❹37 ℃の恒温槽
❺分光光度計

B. 試薬

❶178 mM Tris-HCl 緩衝液（pH 7.8）：pH は 30 ℃に温めた状態で合わせる．
❷88 mM Tris-HCl 緩衝液（pH 7.8）：pH は 30 ℃に温めた状態で合わせる．
❸グリセロール調製溶液：実験当日調製する．グリセロールと 178 mM Tris-HCl 緩衝液（pH7.8）の等量液にアルブミンが 3 ％（30 mg）になるように加えた溶液を 1 mL 調製する．
❹乳酸脱水素酵素（LD）溶液（625 U/mL）：実験当日調製する．LD（ニワトリ心臓由来：133 U/mg）1.064 mg をグリセロール調製溶液 200 μL で溶解する．
❺リンゴ酸脱水素酵素（MD）溶液（625 U/mL）：実験当日に調製する．MD 溶液（酵母由来：10,000 U/mL）12.5 μL にグリセロール調製溶液 187.5 μL を加え，希釈する．
❻100 mM L-アスパラギン酸溶液（pH 7.8）：実験当日に調製する．L-アスパラギン酸 0.6655 g を 178 mM Tris-HCl 緩衝液（pH 7.8）25 mL，30 ℃に温めた 5 M KOH で pH 7.8 に調整後，50 mL にする．
❼試液 A：実験当日に調製する．100 mM L-アスパラギン酸溶液（pH 7.8）10 mL に β-NADH・Na・nH$_2$O 14.548 mg（最終濃度 0.2 mM），625 U/mL LD 溶液 100 μL，625 U/mL MD 溶液 100 μL を加え，88 mM Tris-HCl 緩衝液（pH 7.8）で 100 mL にする．
❽試液 B（100 mM 2-オキソグルタル酸溶液）：2-オキソグルタル酸 0.73 g に 178 mM Tris-HCl 緩衝液（pH 7.8）を 25 mL 加え，30 ℃に温めた 5 M KOH で pH 7.8 に調整後，蒸留水で 50 mL にする．

C. 操作方法（図 5.13）

❶試験管に試液 A 2.4 mL と血清 0.3 mL（ブランクは生理食塩水 0.3 mL）を加え，37 ℃で 8 分間，予備加温する．
❷試液 B を 0.3 mL 加え，37 ℃で 1 分間加温後，340 nm における吸光度を測定する．0 分と 2 分後の吸光度を測定し，吸光度の差を求める．

図 5.13　AST の酵素活性の測定

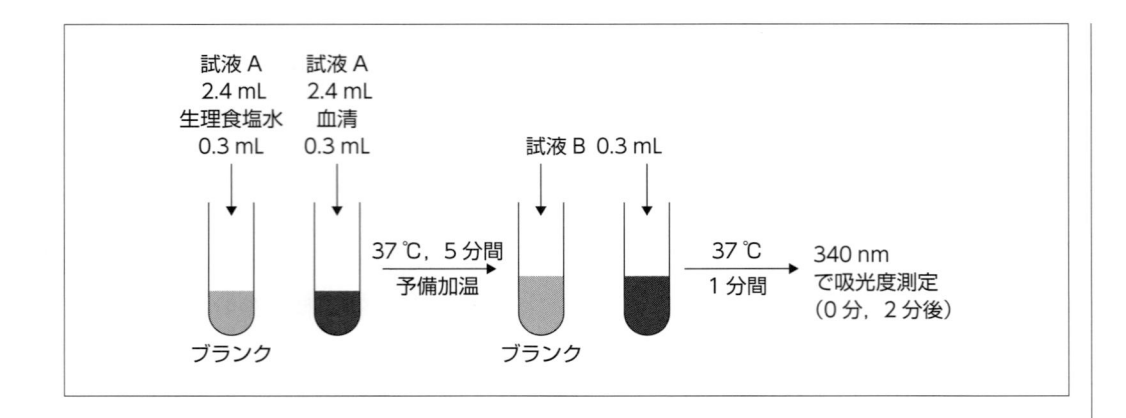

```
     試液 A      試液 A
     2.4 mL     2.4 mL
   生理食塩水    血清
    0.3 mL     0.3 mL
       ↓         ↓
                        37 ℃，5 分間   試液 B 0.3 mL       37 ℃      340 nm
                        予備加温            ↓              1 分間   で吸光度測定
                                                                  （0 分，2 分後）
     ブランク              →           ブランク      →
```

D. 結果：酵素活性の求め方

❶1 分間あたりの NADH の減少量を求める．

$$1\text{分間あたりの NADH の減少量} = \frac{（0\text{分の時の吸光度}-2\text{分後の吸光度}）}{2}$$

❷AST 活性（mU/mL = U/L，37 ℃）を求める．

$$\text{AST 活性（mU/mL）} = \frac{（1\text{分間あたりの NADH の減少量}-\text{ブランクの吸光度}）}{6.3 \times 10^3} \times \frac{3.00}{0.30} \times 10^6$$

6.3×10^3：340 nm における NADH のモル分子吸光係数（L·mol^{-1}·cm^{-1}）

5.10.2　アラニンアミノトランスフェラーゼの酵素活性の測定

（常用名：alanine aminotransferase（ALT），系統名：L-aranine：2-oxoglutarate aminotransferase，別名：glutamic-pyruvic transaminase（GPT），EC 2.6.1.2）

（実験時間：15 分，試料：血清）

反応　　L-アラニン＋2-オキソグルタル酸 ⇌ ピルビン酸＋L-グルタミン酸

　ALT と AST は，糖新生が促進されるような状態の時に誘導され，アラニン→ピルビン酸，アスパラギン酸→オキサロ酢酸の方向に向かい，グルコースが産生される．肝細胞傷害時には，肝の ALT は減少し，血中での活性が上昇する．血中への ALT の逸脱は，AST と異なり，肝，胆道系疾患に特異的と考えてよい．

A. 器具

❶ビーカー
❷ピペット
❸試験管
❹37 ℃の恒温槽
❺分光光度計

B. 試薬

❶222 mM Tris-HCl 緩衝液（pH 7.5）：pH は 30 ℃に温めた状態で合わせる．
❷111 mM Tris-HCl 緩衝液（pH 7.5）：222 mM Tris-HCl 緩衝液（pH 7.8）を 2 倍希釈して，200 mL 調製する．
❸グリセロール調製溶液：実験当日調製する．グリセロールと 222 mM Tris-HCl 緩

衝液（pH 7.5）の等量液にアルブミンが 3 %（30 mg）になるように加えた溶液を 2 mL 調製する.

❹乳酸脱水素酵素（LD）溶液（500 U/mL）：実験当日調製する. LD（ニワトリ心臓由来：133 U/mg）3.76 mg をグリセロール調製溶液 1 mL で溶解する.

❺1 M L-アラニン溶液（pH 7.5）：L-アラニン 8.909 g に 222 mM Tris-HCl 緩衝液（pH 7.5）50 mL と蒸留水 20 mL を加え溶解し，30 ℃に温めた 5 M KOH で pH 7.5 に調整後，蒸留水で 100 mL にする.

❻試液 A：実験当日に調製する. 1 M L-アラニン溶液（pH 7.5）62.5 mL に β-NADH・Na・nH_2O 14.4 mg（最終濃度 0.2 mM）と 500 U/mL LD 溶液 0.5 mL を加え，111 mM Tris-HCl 緩衝液（pH 7.5）で 100 mL にする.

❼試液 B（150 mM 2-オキソグルタル酸溶液）：2-オキソグルタル酸 1.10 g に 222 mM Tris-HCl 緩衝液（pH 7.5）を 25 mL 加え，30 ℃に温めた 5 M KOH で pH 7.5 に調整後，蒸留水で 50 mL にする.

C. 操作方法（図 5.14）

❶試験管に試液 A 2.4 mL と血清 0.3 mL（ブランクは生理食塩水 0.3 mL）を加え，37 ℃で 5 分間，予備加温する.

❷試液 B を 0.3 mL 加え，37 ℃で 1 分間加温後，340 nm における吸光度を測定する. 0 分と 2 分後の吸光度を測定し，吸光度の差を求める（0 分の時の吸光度－2 分後の吸光度）.

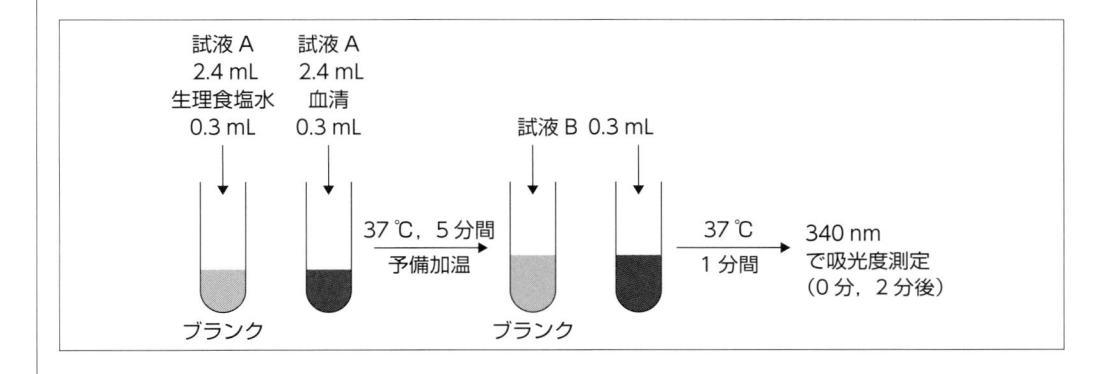

図 5.14 ALT の酵素活性の測定

D. 結果：酵素活性の求め方

❶1 分間あたりの NADH の減少量を求める.

$$1\text{分間あたりの NADH の減少量} = \frac{(0\text{分の時の吸光度} - 2\text{分後の吸光度})}{2}$$

❷ALT 活性（mU/mL = U/L, 37 ℃）を求める.

$$\text{ALT 活性(mU/mL)} = \frac{(1\text{分間あたりの NADH の減少量} - \text{ブランクの吸光度})}{6.3 \times 10^3} \times \frac{3.00}{0.30} \times 10^6$$

5.11 血中ビタミン（B_1, B_2, C）の定量

摂取したビタミンは肝臓に貯蔵され，血流を介して各組織に運ばれる. ビタミン栄

養状態が悪化すると，肝臓のビタミン含量は低下し，それにともなって血中ビタミン濃度も低下する．したがって，血中ビタミン濃度を定量することによって，ビタミン栄養状態を判定することができる．ここでは，代表的なビタミンとして，ビタミン B_1，B_2，Cの定量法について述べる．

5.11.1　血中ビタミン B_1 の定量 （実験時間：120分，試料：全血）

ビタミン B_1 は赤血球中では補酵素型のチアミン二リン酸（TDP）として，血漿中ではチアミンとして存在している．全血中のTDPとチアミンをアルカリ存在下でフェリシアン化カリウムと反応させ，蛍光物質であるチオクローム化合物に変換する．これを蛍光検出器で測定し，チアミンとTDP由来の合量を血中ビタミン B_1 量とする．

A. 器具

❶マイクロピペット
❷マイクロチューブ
❸マイクロチューブ用遠心分離機
❹0.45 μm ミクロフィルター
❺HPLCシステム（ポンプ3台，蛍光検出器，データプロセッサー）
❻HPLC用カラム（COSMOSIL 5 C_{18}-MS-II，4.6 mm I.D. × 250 mm，ナカライテスク社製）

B. 試薬

❶5％トリクロロ酢酸溶液
❷100 nM チアミン標準溶液：ビタミン B_1 塩酸塩を5％トリクロロ酢酸溶液に溶解し，約100 nMとなるように5％トリクロロ酢酸で希釈する．
❸100 nM TDP標準溶液：チアミン二リン酸塩酸塩を5％トリクロロ酢酸溶液に溶解し，約100 nMとなるように5％トリクロロ酢酸で希釈する．
❹移動相：0.2 M リン酸二水素ナトリウム水溶液に，0.3％となるようにアセトニトリルを加える．
❺反応液1：0.01％フェリシアン化カリウム水溶液
❻反応液2：15％水酸化ナトリウム溶液

C. 操作方法 （図5.15）

a. 試料溶液の調製

❶マイクロチューブに 300 μL の5％トリクロロ酢酸溶液を入れ，氷冷する．
❷❶のトリクロロ酢酸溶液に，採血した全血 150 μL を直ちに加え，はげしく混和する．
❸マイクロチューブ用遠心分離機を用いて 10,000～20,000×g で5分間，遠心す

図5.15　血中ビタミン B_1 定量のための試料調整

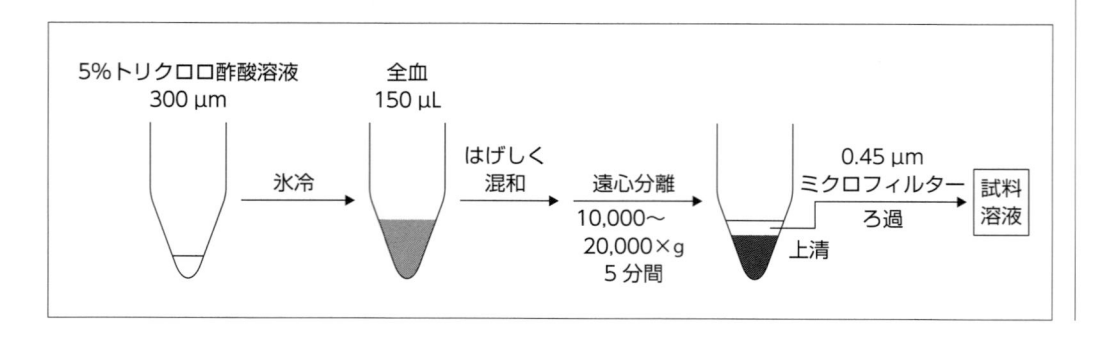

る.

❹上清を 0.45 μm マイクロフィルターでろ過し,試料溶液とする.

b. 血中ビタミン B_1 の定量

❶図 5.16 に示した HPLC システムを用意し,表 5.11 に示した条件にする.

❷HPLC システムに 100 nM チアミン標準溶液 100 μL を注入する.

❸得られたクロマトグラフにピークが認められることを確認し,そのピークの溶出時間,そのピークの面積を記録する.

❹チアミン標準溶液の分析が終わったら,同様に 100 nM TDP 標準溶液 100 μL を HPLC システムに注入し,得られたクロマトグラフからピークの有無,溶出時間,ピーク面積を記録する.

❺TDP 標準溶液の分析が終わったら,同様に試料溶液 100 μL を HPLC システムに注入する.

❻得られたクロマトグラフから,チアミン標準溶液および TDP 標準溶液と溶出時間が一致するピークを探し,それぞれのピークの溶出時間とピーク面積を記録する.

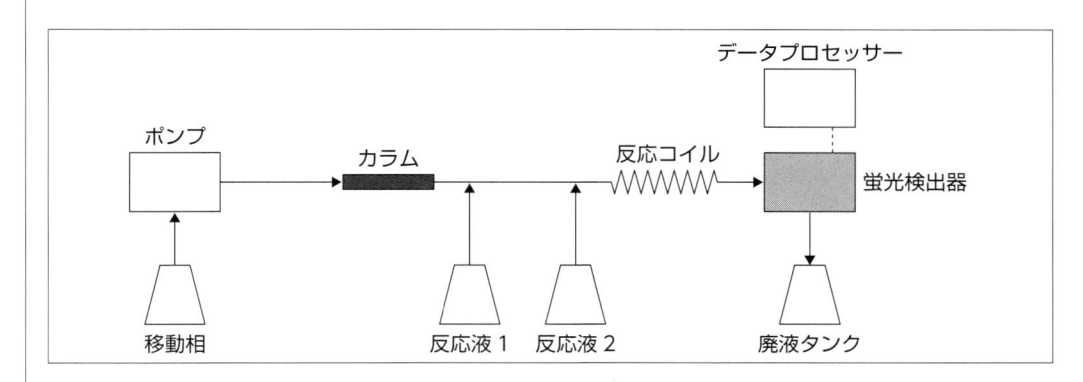

図 5.16 HPLC システム

ポンプ	3 台
蛍光検出器	1 台
データプロセッサー	1 台
カラム	COSMOSIL 5C18-MS-II, 4.6 mm I.D. × 250 mm
カラム温度	40 ℃
反応コイル	PEEK チューブ 内径 0.5 mm ×長さ 5 m
反応コイル温度	50 ℃
移動相の流速	1 mL/ 分
反応液 1 の流速	1 mL/ 分
反応液 2 の流速	1 mL/ 分
検出波長	励起波長 365 nm,蛍光波長 435 nm

表 5.11 ビタミン B_1 定量のための HPLC 条件

D. 結果

チアミン標準溶液の濃度(C_1)_____nM

チアミン標準溶液の溶出時間_____分

チアミン標準溶液のピーク面積(A_1)_____

TDP 標準溶液の濃度(C_2)_____nM

TDP 標準溶液の溶出時間_____分

TDP 標準溶液のピーク面積(A_2)_____

チアミン標準溶液と一致する試料溶液の溶出時間(P_1)_____分

ピーク P_1 の面積(A_3)_____

TDP 標準溶液と一致する試料溶液の溶出時間(P_2)_____分

ピーク P_2 の面積（A_4）＿＿＿＿＿＿

チアミン 1 pmol あたりの面積（A_5）＝$A_1/(C_1×100/1,000)$
TDP 1 pmol あたりの面積（A_6）＝$A_2/(C_2×100/1,000)$
血中ビタミン B_1 濃度（pmol/mL）＝$(A_3/A_5＋A_4/A_6)/100×450/150×1,000$

5.11.2　血中ビタミン B_2 の定量 （実験時間：180 分, 試料：全血）

　ビタミン B_2 は赤血球中では補酵素型のフラビンアデニンジヌクレオチド（FAD）として，血漿中ではリボフラビンとして存在しているので，全血中の FAD とリボフラビンをルミフラビンに変化させ，定量したルミフラビン量をその血中ビタミン B_2 量とする．

A. 器具

❶マイクロピペット　　❻マイクロチューブ用遠心分離機
❷マイクロチューブ　　❼0.45 μm ミクロフィルター
❸ガラス試験管　　　　❽HPLC システム（ポンプ，蛍光検出器，データプロセッサー）
❹恒温水槽　　　　　　❾HPLC 用カラム（Tosoh ODS-80 Ts，4.6 mm I.D. × 250 mm，東ソー社製）
❺蛍光灯

B. 試薬

❶0.5 M 硫酸
❷10％トリクロロ酢酸溶液
❸1 M 水酸化ナトリウム水溶液
❹99.5％酢酸
❺1 M リン酸ナトリウム緩衝液（pH 5.5）：リン酸二水素ナトリウム水溶液に 1 M 水酸化ナトリウム溶液を加えて pH 5.5 にし，蒸留水を加えてリン酸二水素ナトリウムの濃度を 1 M にする．
❻500 nM リボフラビン標準溶液：リボフラビンを蒸留水に溶解し，約 500 nM となるように水で希釈する．
❼100 nM ルミフラビン標準溶液：ルミフラビンを蒸留水に溶解し，約 100 nM となるように水で希釈する．
❽移動相：蒸留水 920 mL，1 M リン酸ナトリウム緩衝液（pH 5.5）7 mL，アセトニトリル 175 mL の割合で混和する．

C. 操作方法 （図 5.17）

a. 試料溶液の調製

❶マイクロチューブに 440 μL の蒸留水を入れ，氷冷する．
❷❶の蒸留水 440 μL に，採血した全血 100 μL を直ちに加え，よく混和する．
❸0.5 M 硫酸 260 μL を加え，よく混和したのち，80 ℃の恒温水槽中で 15 分間加熱する．
❹冷却後，10％トリクロロ酢酸溶液 200 μL を加えてよく混和する．
❺遠心分離機を用いて 10,000～20,000×g で 5 分間，遠心する．
❻上清 200 μL をガラス試験管に取り，1.0 M 水酸化ナトリウム水溶液 200 μL を加える．
❼液面から 20 cm 程度の高さから蛍光灯を 30 分間照射する．
❽99.5％酢酸 20 μL を加えて混和したのち，0.45 μm ミクロフィルターでろ過し，

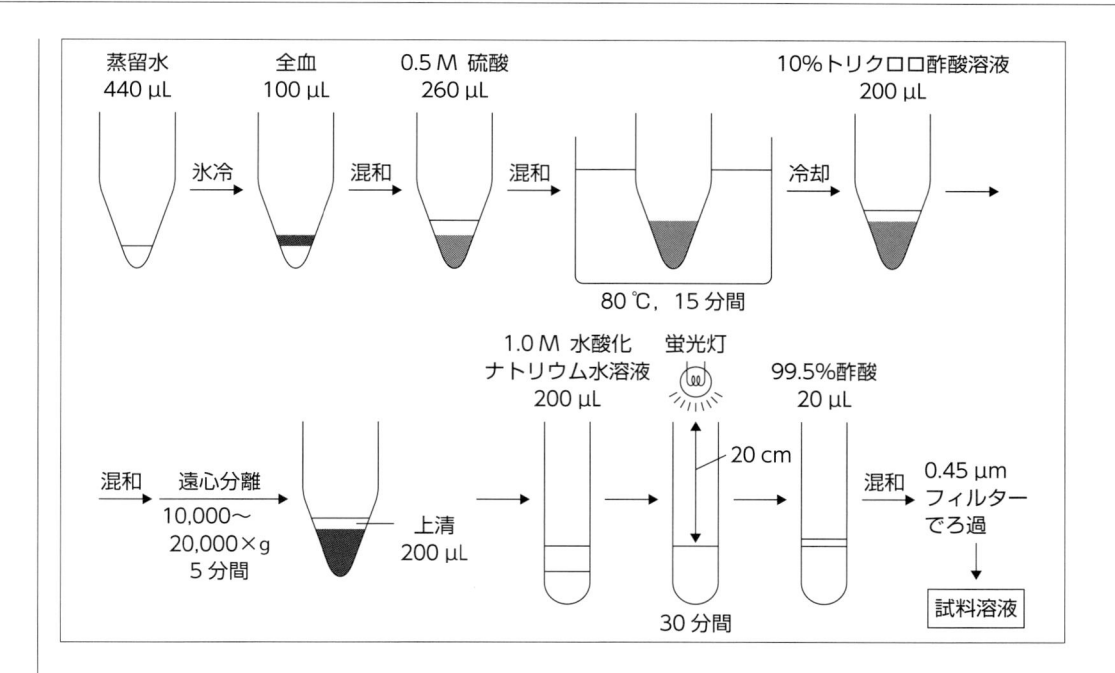

図5.17 血中ビタミンB₂定量のための試料調整

試料溶液とする．

b. リボフラビン転換溶液の調製
❶ 全血 100 μL の代わりにリボフラビン標準溶液 100 μL を用いて，試料溶液の調製と同じ操作を行う．得られた溶液をリボフラビン転換溶液とする．

c. 血中ビタミン B_2 の定量
❶ 図 5.18 に示した HPLC システムを用意し，表 5.12 に示した条件にする．
❷ HPLC システムに 100 nM ルミフラビン標準溶液 100 μL を注入する．
❸ 得られたクロマトグラフにピークが認められることを確認し，そのピークの溶出時間，そのピークの面積を記録する．
❹ ルミフラビン標準溶液の分析が終わったら，同様にリボフラビン転換溶液 100 μL を HPLC システムに注入し，得られたクロマトグラフからピークの有無，溶出時間，ピーク面積を記録する．

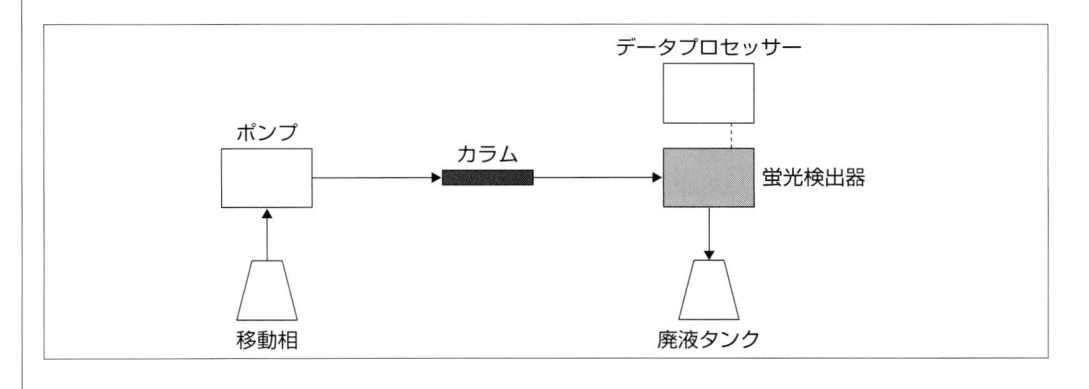

図 5.18 HPLC システム

ポンプ	1 台
蛍光検出器	1 台
データプロセッサー	1 台
カラム	Tosoh ODS-80Ts, 4.6 mm I.D. × 250 mm
カラム温度	40 ℃
移動相の流速	1 mL/分
検出波長	励起波長 445 nm，蛍光波長 530 nm

表 5.12 ビタミン B_{12} 定量のための HPLC 条件

❺リボフラビン転換溶液の分析が終わったら，同様に試料溶液 100 μL を HPLC システムに注入する．
❻得られたクロマトグラフから，ルミフラビン標準溶液と溶出時間が一致するピークを探し，それぞれのピークの溶出時間とピーク面積を記録する．

D. 結果

ルミフラビン標準溶液の濃度（C_1）＿＿＿＿＿＿nM
ルミフラビン標準溶液の溶出時間＿＿＿＿＿＿分
ルミフラビン標準溶液のピーク面積（A_1）＿＿＿＿＿
リボフラビン標準溶液の濃度（C_2）＿＿＿＿＿＿nM
リボフラビン転換溶液の溶出時間＿＿＿＿＿＿分
リボフラビン溶液のピーク面積（A_2）＿＿＿＿＿
ルミフラビン標準溶液と一致する試料溶液の溶出時間（P_1）＿＿＿＿＿分
ピーク P_1 の面積（A_3）＿＿＿＿＿

ルミフラビン 1 pmol あたりの面積（A_4）＝ $A1 / (C_1 \times 100/1{,}000)$
リボフラビン転換溶液中のルミフラビン量の理論値（V）
  ＝$C_2 \times (100/1{,}000) \times \{200/(440+100+260+200)\} \times \{100/(200+200+20)\}$
ルミフラビン転換率（R）＝$(A_2/A_4)/V$
血中ビタミン B_2 濃度（pmol/mL）＝$(A_3/A_4) \times (1{,}000/100) \times \{200/(440+100+260+200)\} \times \{100/(200+200+20)\}/R$

5.11.3 血中ビタミン C の定量 (実験時間：300 分，試料：血漿または血清)

ビタミン C は血漿中でアスコルビン酸および酸化型のデヒドロアスコルビン酸として存在している．ここで示すヒドラジン法では，2,6–ジクロロインドフェノールでアスコルビン酸をデヒドロアスコルビン酸に酸化し，デヒドロアスコルビン酸をジニトロフェニルヒドラジンと反応させて，生成したビス–2,4–ジニトロフェニルヒドラゾンを定量する．

A. 器具

❶マイクロピペット　❻試験管用遠心分離機
❷マイクロチューブ　❼0.45 μm ミクロフィルター
❸ねじ口ガラス試験管　❽HPLC システム (ポンプ, 可視分光検出器, データプロセッサー)
❹恒温水槽　❾HPLC 用カラム (μBondasphere 5μ C18–100 A，3.9 mm I.D. × 150 mm，ウォータース社)
❺マイクロチューブ用遠心分離機

B. 試薬

❶10 %メタリン酸水溶液
❷5 %メタリン酸水溶液
❸ジクロロインドフェノール溶液：2,6–ジクロロインドフェノールナトリウム水和物を 0.2 %となるように水に溶解する．
❹ジニトロヒドラジン溶液：2,4–ジニトロフェニルヒドラジンを 2 %となるように 4.5 M 硫酸に溶解する．
❺塩化スズ溶液：塩化スズを 1 %になるように 5 %メタリン酸水溶液に溶解する．

❻100 nM アスコルビン酸標準溶液：アスコルビン酸を 5 ％メタリン酸溶液に溶解し，約 100 nM となるように 5 ％メタリン酸で希釈する．
❼10 ％トリエチルアミン溶液：トリエチルアミンを水に溶解したのち，リン酸を加えて pH 3.0 に調整する．トリエチルアミンが 10 ％となるように水を加える．
❽移動相：10 ％トリエチルアミン溶液 5 mL，蒸留水 495 mL，アセトニトリルを 500 mL の割合で混和する．

C. 操作方法

a. 試料溶液の調製

❶マイクロチューブに 150 μL の 10 ％メタリン酸水溶液を入れ，血漿（または血清）150 μL を直ちに加え，よく混和する．
❷マイクロチューブ用遠心分離機を用いて 10,000〜20,000×g で 5 分間，遠心する．
❸上清 100 μL をねじ口ガラス試験管に取り，0.2 ％ジクロロインドフェノール水溶液 100 μL，ジニトロフェニルヒドラジン溶液 120 μL，塩化スズ溶液 50 μL を加えてよく混和してから，50 ℃の恒温水槽中に 1 時間 30 分置く．
❹水 1 mL，酢酸エチル 1 mL を加え，激しく混和する．
❺試験管用遠心分離機を用いて 800×g で 1 分間，遠心する．
❻酢酸エチル層 600 μL をマイクロチューブに移す．
❼遠心エバポレーターを用いて 35 ℃で 30 分間，遠心し，蒸発乾固させる．
❽アセトニトリル 200 μL を加えてよく混ぜ，乾固物を溶解する．
❾0.45 μm ミクロフィルターでろ過し，試料溶液とする．

b. HPLC 用標準溶液の調製

❶血漿 150 μL の代わりにアスコルビン酸標準溶液 150 μL を用いて，試料溶液の調製と同じ操作を行う．得られた溶液を HPLC 用標準溶液とする．

c. 血中ビタミン C の定量

❶図 5.19 に示した HPLC システムを用意し，表 5.13 に示した条件にする．
❷HPLC システムに HPLC 用標準溶液 20 μL を注入する．
❸得られたクロマトグラフにピークが認められることを確認し，そのピークの溶出時間，そのピークの面積を記録する．

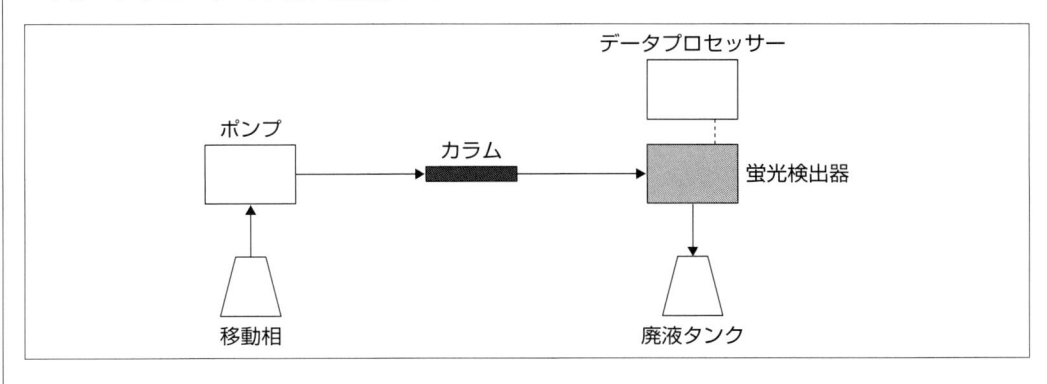

図 5.19　HPLC システム

ポンプ	1 台
可視分光検出器	1 台
データプロセッサー	1 台
カラム	μBondasphere 5 μ C18-100A, 3.9 mm I.D. × 150 mm
カラム温度	40 ℃
移動相の流速	1 mL/ 分
検出波長	505 nm

表 5.13　ビタミン C 定量のための HPLC 条件

❹HPLC用標準溶液の分析が終わったら、同様に試料溶液 20 μL を HPLC システムに注入し、得られたクロマトグラフからピークの有無、溶出時間、ピーク面積を記録する。

❺得られたクロマトグラフから、HPLC用標準溶液と溶出時間が一致するピークを探し、それぞれのピークの溶出時間とピーク面積を記録する。

D. 結果

アスコルビン酸標準溶液の濃度（C_1）_____nM
HPLC用標準溶液の溶出時間_____分
HPLC用溶液のピーク面積（A_1）_____
HPLC用標準溶液と一致する試料溶液の溶出時間（P_1）_____分
ピーク P_1 の面積（A_2）_____

アスコルビン酸 1pmol あたりの面積（A_3）
　　= $A_1/[C_1×(150/1,000)×\{100/(150+150)\}×(600/1,000)×(20/200)]$
血中ビタミンC濃度（pmol/mL）
　　= $(A_2/A_3)×(200/20)×(1,000/600)×(150/100)×(1,000/150)$

5.12 血中ミネラル（Fe, Ca, Mg, P）の定量

　ミネラルは、生体の主要成分である酸素、炭素、水素、窒素を除いた元素の総称である。おもな生理作用としては、骨・歯の硬組織の構成成分（Ca, P, Mg）、タンパク質やリン脂質の構成成分（P, Fe）、pHや浸透圧の調節作用（Ca, Na, K, Mg）、酵素・ホルモンの構成成分（Mg, Fe, Zn, Cu など）、神経・筋肉の興奮性の調節（Ca, Mg）などさまざまな機能を有する。本実験では、主要ミネラルである Ca, P, Mg のほか、Fe の測定を行う。

5.12.1　鉄の定量（バソフェナントロリン比色法）

（実験時間：60分、試料：血清）

　鉄（Fe）は Fe^{2+} の形で胃・十二指腸から吸収される。鉄は体内に 3～4 g 存在しており、このうちの約 70％は赤血球のヘモグロビンや筋肉中のミオグロビンの構成成分（機能鉄）であり、酸素を全身に供給するのに重要である。残りの約 30％の鉄（貯蔵鉄）は、肝臓、脾臓、骨髄などに貯蔵され、機能鉄が不足したときに利用される。

　血清にトリクロロ酢酸（TCA）を加えて除タンパク質を行うと同時に、チオグリコール酸によって、Fe^{3+} から Fe^{2+} へ還元を行う。還元された Fe^{2+} は、バソフェナントロリンスルホン酸ナトリウムと反応することにより、キレート化合物を作り赤色を呈する。

A. 器具

❶試験管
❷ボルテックス
❸遠心分離機
❹分光光度計（535 nm）

B. 試薬

❶除タンパク質試液：トリクロロ酢酸（TCA）75 g を 600 mL の水に溶解し，塩酸 42 mL，チオグリコール酸（メルカプト酢酸）15 mL を加えて全量を 1 L とし，褐色びんに保存する．
❷2 M 酢酸ナトリウム溶液：酢酸ナトリウム（無水）164 g を水に溶解し，全量を 1 L とする．
❸発色試薬：バソフェナントロリンスルホン酸ナトリウム 250 mg を 2 M 酢酸ナトリウム溶液 1 L に溶解する．
❹鉄標準溶液（200 μg/dL）：市販の鉄標準溶液（1 mg/mL）を 500 倍希釈して使用する．

C. 操作方法 （図 5.20）

❶表 5.14 にしたがって試験管に試薬などを加える．なお，ブランク（蒸留水）は 1 本，標準溶液および試料（血清）はそれぞれ 2 本ずつ準備する．
❷除タンパク質試薬を 2 mL 加えて激しく混和し，5 分間以上放置する．
❸1,400×g で 10 分間遠心し，上清 2 mL を新しい試験管に移す．
❹発色試薬 2 mL を加え，よく混和し 10 分間放置する．
❺535 nm で吸光度を測定する．

表 5.14 鉄定量のための試料調整

	ブランク（B）	標準溶液（Std）	試料（S）
蒸留水	1 mL	—	—
鉄標準溶液（200 mg/dL）	—	1 mL	—
試料（血清）	—	—	1 mL
除タンパク質試薬	2 mL	2 mL	2 mL

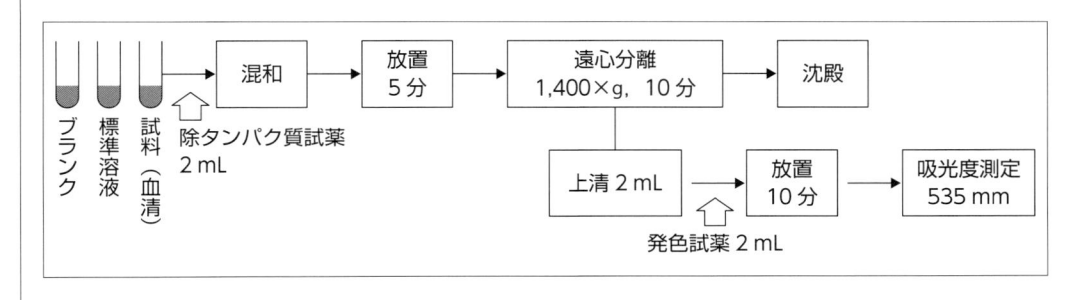

図 5.20 鉄定量法の流れ

D. 結果

$$鉄 (\mu g/dL) = \frac{(E_S - E_B)}{(E_{Std} - E_B)} \times 200$$

E_S：試料（血清，S）の吸光度，E_B：ブランク（B）の吸光度，E_{Std}：標準溶液（Std）の吸光度，200：標準溶液の鉄濃度（μg/dL）

5.12.2 カルシウムの定量（o-CPC 直接法） （実験時間：30 分，試料：血清）

カルシウム（Ca）は生体の中で体重の約 2 % を占め，もっとも量の多い主要なミネラルである．カルシウムの約 99 % はヒドロキシアパタイト [$Ca_{10}(PO_4)_6(OH)_2$] として骨や歯などの硬組織に存在する．残りの 1 % は，血液や筋肉，すべての細胞に分布し，血液凝固や筋肉収縮，神経の伝達物質，細胞内シグナル伝達物質などとして重要な役割を担っている．食事中のカルシウムは，腸管から吸収されて血中に移行

し，骨に貯蔵されるとともに，腎臓での再吸収によって血中カルシウム濃度を一定に維持している．これらの維持には副甲状腺ホルモン（parathyroid hormone：PTH），活性型ビタミンD，カルシトニンなどのホルモンが重要な働きをしている．

アルカリ土類金属の指示薬である o-CPC（クレゾールフタレインコンプレクソン）は，中性または酸性下では無色であるが，アルカリ性下でカルシウムを含むアルカリ土類金属と結合すると深紅色を呈する．マグネシウムの影響を除くために，8-ヒドロキシキノリンを用いる．

A. 器具

❶試験管
❷ピペットマン
❸分光光度計（575 nm）

B. 試薬

❶CAPS緩衝液：CAPS（3-シクロヘキシルアミノプロパン-1-スルホン酸）22.1 gを蒸留水に溶解し，1 M NaOHでpH 11.0としたのち，蒸留水で1 Lにする．
❷発色試液：o-CPC 20 mgを1 M KOH 0.1 mLに溶解し，完全に溶けてから酢酸0.1 mLと5％ 8-ヒドロキシキノリン／エタノール溶液5 mLを加えて，蒸留水で100 mLにする．
❸標準溶液（10 mg/dL）：市販のカルシウム標準溶液（100 mg/L）を使用する．

C. 操作方法

❶表5.15にしたがって試験管に試薬などを加える．なお，ブランク（蒸留水）は1本，標準溶液および試料（血清）はそれぞれ2本ずつ準備する．
❷よく混和し，さらにCAPS緩衝液4.0 mLを加えて混和したのち，5分間放置する．
❸575 nmで吸光度を測定する．

表5.15 カルシウム定量のための試料調整

	ブランク（B）	標準溶液（Std）	試料（S）
蒸留水	50 μL	–	–
標準溶液（10 mg/dL）	–	50 μL	–
試料（血清）	–	–	50 μL
発色試液	1 mL	1 mL	1 mL

D. 結果

$$\text{カルシウム (mg/dL)} = \frac{(E_S - E_B)}{(E_{Std} - E_B)} \times 10$$

E_S：試料（血清，S）の吸光度，E_B：ブランク（B）の吸光度，E_{Std}：標準溶液（Std）の吸光度，10：標準溶液のカルシウム濃度（mg/dL）

5.12.3 マグネシウムの定量（マグノレッド法）

（実験時間：30分，試料：血清）

マグネシウム（Mg）は生体内において，20～30 g含まれ，その60％は骨に存在してカルシウムやリンと骨の構成成分となっている．残りは肝臓，筋肉，血液などにおいてタンパク質と結合している．また細胞内や脳・神経において情報伝達物質として機能するとともに，300種類以上の酵素を活性化する．

マグノレッド（キシリジルブルー I）は，pH 9～10で青紫色を呈しており610 nm

に吸収極大をもつが，一定条件下でマグネシウムをキレートすると，吸収極大が510 nmにずれる．この赤色化合物を比色定量する．

A. 器具

1. 試験管
2. 遠心分離機
3. 分光光度計（480〜510 nm）

B. 試薬

1. 過塩素酸（0.33 M）：28.5 mL の 70 % 過塩素酸を蒸留水で 1 L にする．
2. ホウ酸ナトリウム溶液：$Na_2B_4O_7 \cdot 10 H_2O$ 20 g を沸騰水 500 mL に溶かし，1 L にする．
3. 発色試液（マグノレッド試薬）：キシリジルブルーⅠ　80 mg をエタノール 1 L に溶かす．
4. マグネシウム標準溶液（2 mg/dL）：市販のマグネシウム標準溶液（1,000 mg/L）を 50 倍希釈して使用する．

C. 操作方法

1. 表 5.16 にしたがって試験管に試薬などを加える．なお，ブランク（蒸留水）は 1 本，標準溶液および試料（血清）はそれぞれ 2 本ずつ準備する．
2. よく混和して 10 分間放置する．
3. 1,400×g で 10 分間遠心分離し，上清 0.1 mL を新しい試験管に移す．
4. ホウ酸ナトリウム溶液 1 mL を加えて混和したのち，さらに発色試薬 2.0 mL を加え混和し，10 分間放置する．
5. 510 nm で吸光度を測定する．

表 5.16　マグネシウム定量のための試料調整

	ブランク（B）	標準溶液（Std）	試料（S）
蒸留水	50 μL	—	—
標準溶液（2 mg/dL）	—	50 μL	—
試料（血清）	—	—	50 μL
過塩素酸	0.2 mL	0.2 mL	0.2 mL

D. 結果

$$\text{マグネシウム (mg/dL)} = \frac{(E_S - E_B)}{(E_{Std} - E_B)} \times 2$$

E_S：試料（血清，S）の吸光度，E_B：ブランク（B）の吸光度，E_{Std}：標準溶液（Std）の吸光度，2：標準溶液のマグネシウム濃度（mg/dL）

5.12.4　リンの定量（モリブデンブルー比色法）

（実験時間：50 分，試料：血清）

リン（P）は生体内においてカルシウムに次いで多く，体重の約 1 %を占める．このうちの 85 %は骨に存在し，骨の主要な構成成分であるヒドロキシアパタイトを形成している．残りの 15 %は，タンパク質や脂質，糖質などと結合し，酵素や細胞膜，DNA，RNA などの核酸の構成成分としてあらゆる細胞に存在している．また，エネルギー体である ATP（アデノシン三リン酸）の構成成分としても重要な働きをしている．食事中のリンは，小腸から吸収され血中に移行したのち，骨への動員と腎臓で

の再吸収によって，血中濃度は一定に保持されている．副甲状腺ホルモン（PTH），ビタミンDなどのホルモンによって調節を受ける．血中のリンは，無機リン（Pi）として遊離して存在している．

血清にトリクロロ酢酸を加えて除タンパク質を行ったのち，モリブデン酸塩と反応させると，リンはリンモリブデン酸を形成する．これを還元することにより生じたモリブデンブルー（青色）を660 nmにより比色定量する．モリブデンブルー法は，リン特有で鋭敏であり簡便な方法であるが，時間や温度によって影響を受けやすい．

A. 器具

❶試験管
❷遠心分離機
❸分光光度計（660 nm）

B. 試薬

❶除タンパク質試液：トリクロロ酢酸（TCA）100 gを蒸留水に溶解して1 Lにする．
❷モリブデン酸試液：蒸留水40 mLに硫酸8.3 mLを徐々に加え，これにモリブデン酸アンモニウム（$(NH_4)_6Mo_7O_{24}\cdot 4H_2O$）2.5 gを溶解して100 mLにする．
❸還元剤：亜硫酸水素ナトリウム（$NaHSO_3$）58.5 g，無水亜硫酸ナトリウム（Na_2SO_3）1.0 g，1,2,4-アミノナフトールスルホン酸1.0 gを乳鉢の中でよく磨砕混和し，7.5 gを蒸留水50 mLに溶解する．必要に応じてろ過する．遮光びんにて保存し，10日以内に使用する．
❹リン標準溶液（5 mg/dL）：リン酸2水素1カリウム（KH_2PO_4）4.381 gをメスフラスコで水に溶解し，1 Lとする．これを20倍希釈して使用する．

C. 操作

❶表5.17にしたがって試験管に試薬などを加える．なお，ブランク（蒸留水）は1本，標準溶液および試料（血清）はそれぞれ2本ずつ準備する．
❷よく混和して，5分間放置する．
❸1,400×gで10分間遠心分離し，上清2.0 mLを新しい試験管に移す．
❹モリブデン酸試薬0.4 mL，還元剤0.2 mLおよび蒸留水1.4 mLを添加しよく混和して10分間放置する．
❺660 nmで吸光度を測定する．

表5.17 リン定量のための試料調整

	ブランク（B）	標準溶液（Std）	試料（S）
蒸留水	0.2 mL	−	−
リン標準溶液（5 mg/dL）	−	0.2 mL	−
試料（血清）	−	−	0.2 mL
TCA	3 mL	3 mL	3 mL

D. 結果

$$無機リン (mg/dL) = \frac{(E_S - E_B)}{(E_{Std} - E_B)} \times 5$$

E_S：試料（血清，S）の吸光度，E_B：ブランク（B）の吸光度，E_{Std}：標準溶液（Std）の吸光度，5：標準溶液のリン濃度（mg/dL）

6. 尿成分の分析方法

分析手法編

腎臓で血液成分をろ過（糸球体）・再吸収（尿細管）してつくられるために，その成分は血液成分に由来しているだけでなく，個々の組織や器官の細胞における代謝産物も含まれている．したがって，尿成分は体の状態を反映しており，尿成分を分析することによって，栄養状態をはじめとする体の状態を知ることができる．

尿の成分濃度は必ずしも一定ではなく，常に体の状態を反映して変動する．これは，過剰の成分は排泄し，不足の成分は再吸収することによって，恒常性（ホメオスタシス）を保持しようとする体の働きの現れである．

尿は特に水分と電解質の調節に深くかかわっている．

分析に用いる随時尿とは任意の時間に採取した尿であり，早朝尿に比べて希釈されている場合が多いが，新鮮尿として用いることができる．24 時間（蓄）尿とは，排尿し（これは捨てる）そのあと 24 時間内に排尿したすべての尿を蓄尿容器に貯めたものをいう．ヒトでも実験動物でも同様に行う．

6.1 総窒素量の定量 （実験時間：180分，試料：尿）

尿中窒素排泄量は，体内で異化されたアミノ酸量を示す指標とされる．また，尿中窒素排泄量と糞中排泄量，経皮的損失量をあわせた総窒素排泄量が，食物として摂取した窒素量と等しい場合に窒素出納が保たれているという．一般に，窒素出納はタンパク質摂取量が適正かどうかを評価するために用いられる．成長期の子どもや妊婦，重症患者の回復期などは正，傷病によるタンパク質の損耗，タンパク質やエネルギーの摂取不足などでは負の窒素出納を示す．尿中窒素化合物の大部分は尿素，アンモニア，クレアチニン，尿酸で占められている．

A. 測定の原理（ミクロ・ケルダール法）

試料（尿）に分解促進剤（硫酸銅・硫酸カリウム混合物）と濃硫酸を加えて加熱すると，有機物中の窒素（N）からアンモニア（NH_3）が生じる．生じた NH_3 は硫酸アンモニウム〔$(NH_4)_2SO_4$〕として溶液中に捕捉される．次いで，この溶液に過剰のアルカリ溶液を加えて水蒸気蒸留を行うと，再び $(NH_4)_2SO_4$ から NH_3 が遊離する．遊離した NH_3 を一定量の硫酸（H_2SO_4）に吸収させたのち，NH_3 で中和されずに残った H_2SO_4 を水酸化ナトリウム（NaOH）溶液で滴定することにより，吸収された NH_3 量を間接的に求める（逆滴定）．この NH_3 量をもとに，試料中の窒素量を算出することができる．

B. 試料

❶被験者の随時 1 回尿または 24 時間尿を用いる．24 時間尿を採取するときには，

蓄尿容器（1Lのポリ容器など）の中に，腐敗防止のためトルエンを1～2滴入れておく．

C. 器具

❶ケルダール分解フラスコ
❷ケルダール分解装置
❸ミクロ・ケルダール蒸留装置
❹ピペット
❺100 mL容メスフラスコ
❻三角フラスコ
❼オートビュレット

（さらに24時間尿の場合は❽蓄尿びんおよび❾尿量測定用メスシリンダー）

D. 試薬

❶濃硫酸
❷分解促進剤：硫酸銅（$CuSO_4 \cdot 5H_2O$）と硫酸カリウム（K_2SO_4）を1：9の割合で混ぜ，乳鉢でよくすり潰しながら混和する．
❸40% NaOH溶液（W/V%）
❹0.01 N H_2SO_4溶液：力価（ファクター，F）を決定した0.01 N NaOH溶液を用いて，正確に力価を求める．
❺0.01 N NaOH溶液：濃度既知のシュウ酸溶液を用いて正確に力価を求めておく．
❻指示薬：メチルレッド0.2 gとメチレンブルー0.1 gをエタノール100 mLに溶解する．酸性では赤紫色，アルカリ性では緑色を呈する．

E. 操作方法

a. 試料（尿）の分解

❶ケルダール分解フラスコに尿0.5 mLを入れ，さらに分解促進剤1.0 g，濃硫酸5 mLを加えてゆっくり混和したのち，ケルダール分解装置に装着する（図6.1）．同時に，ブランクとして，分解促進剤1.0 gと濃硫酸5 mLのみを入れた分解フラスコを分解装置に装着し，以降，同様に操作する．

図6.1 ケルダール分解装置

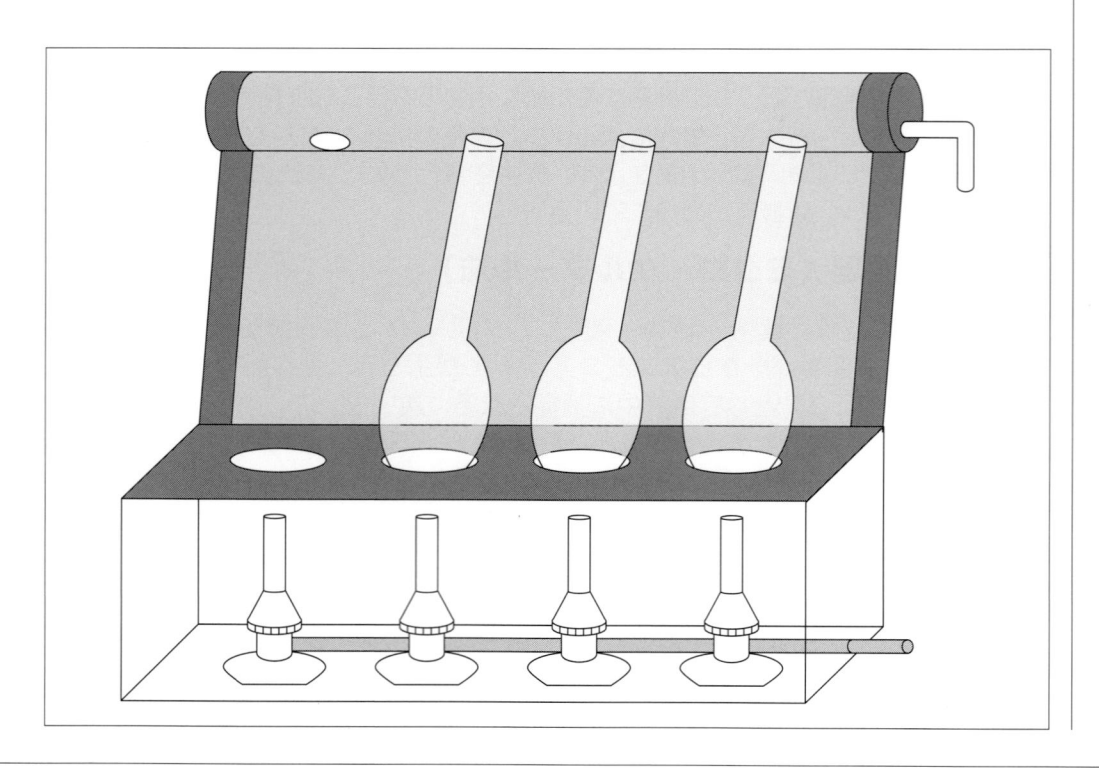

❷初めは弱火にして吹きこぼれを防ぎ，次第に強火にしていく．加熱はドラフト内で行うか，アスピレータで強制排気しながら加熱する．加熱初期，分解フラスコ内の溶液は有機物が炭化して黒色となるが，やがて透明な青～青緑色に変化する．完全に透明な青～青緑色になったのち，さらに30分程度加熱を続ける．

❸加熱終了後，分解フラスコを放冷する．

❹蒸留水約30 mLを少しずつ静かに加え，100 mL容メスフラスコに移す．このとき，濃硫酸の発熱に注意する．さらに，蒸留水で分解フラスコ内を数回洗い，その溶液もすべてメスフラスコに移す．最終的に蒸留水で全量を100 mLとし，以降の水蒸気蒸留に試料溶液として使用する．

b. 水蒸気蒸留

❶ミクロ・ケルダール蒸留装置を図6.2のように設置する．あらかじめ，フラスコAには沸騰石と約2/3容の蒸留水を入れておく．

❷コックⅡ，Ⅲ，Ⅳ，Ⅴを閉じ，コックⅠを開いてから，フラスコAを加熱沸騰させる．

❸ホールピペットを使用して0.01 N H_2SO_4溶液10 mLを100 mL容三角フラスコに入れ，指示薬数滴を加える（酸性溶液のため赤色となる）．図6.2のD三角フラスコを参考に，冷却管のガラス管の先端が0.01 N H_2SO_4溶液に十分浸るように設置する．

❹コックⅣを開き，ホールピペットを使用して試料溶液（aの❹）10 mLを漏斗からCに入れる．さらに，少量の蒸留水を漏斗から入れて，試料溶液をCに洗いこむ．

❺40％水酸化ナトリウム溶液10 mLを漏斗からCに入れる．コックⅣを閉じたのち，すばやくコックⅡ，Ⅲを開いてからコックⅠを閉じ，蒸留を開始する（水蒸気がCに達するとNH_3が発生する）．

❻蒸留は10～15分程度行う．この時間でDの溶液量が2～3倍に増えるように加熱の程度を調節する．そののち，ガラス管の先端を0.01 N H_2SO_4溶液から引き上げ（1 cm以上液面から離す），さらに2分蒸留する．

❼ガラス管の先端を蒸留水で洗い，その溶液も三角フラスコに受ける．

❽三角フラスコを取り外し，以降の滴定操作に使用する．

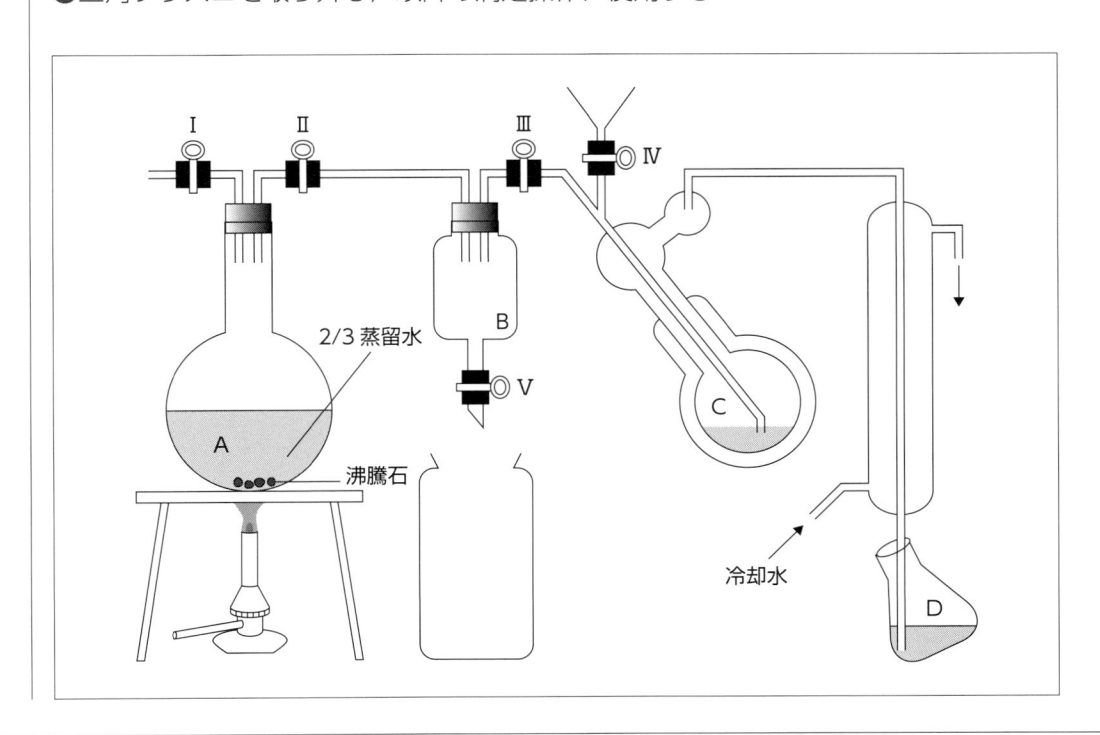

図6.2 ミクロ・ケルダール蒸留装置

❾三角フラスコを取り外したのち，蒸留水を入れた別の容器に置き換え，冷却管のガラス管を蒸留水中に差し込む．コックⅠを開き，コックⅡを閉じるとCに残った溶液はすべてBに移動し，さらに蒸留水が冷却管からCを通ってBに移動する．この操作によりCが洗浄される．コックⅣ，Ⅴを開いて，Bの溶液を排出する．
❿ブランクについても同様に蒸留する．

c. 滴定
❶蒸留の済んだ三角フラスコ内の溶液を 0.01 N NaOH 溶液で滴定する．赤色からかすかに灰緑色に変わった点を終点とする．ブランクも同様に滴定する．

F. 結果

❶試料の総窒素濃度を求める．

$$尿中総窒素濃度 (mg/mL) = (T_0 - T) \times F \times 0.14 \times \frac{1}{0.50} \times \frac{100}{10}$$

T_0：ブランクの滴定値（mL），T：試料の滴定値（mL），F：0.01 N NaOH 溶液の力価（ファクター），0.14：0.01 N NaOH 溶液（F=1.000）1 mL に相当する窒素量（mg），0.50：測定に用いた尿量（mL），100：メスフラスコに作成した希釈試料（mL），10：水蒸気蒸留に使用した希釈試料（mL）

❷総窒素排泄量（24 時間尿の場合）を求める

$$総窒素排泄量 (g/日) = 尿中総窒素濃度 \times 尿量 \times \frac{1}{1000}$$

尿中総窒素濃度：上記結果❶（mg/mL），尿量：24 時間尿量（mL）

6.2 尿中尿素窒素の定量 （実験時間：90分，試料：尿）

肝臓の尿素回路で生じた尿素は血中に放出される．血中尿素は腎臓の糸球体でろ過され，一部が尿細管から再吸収されたのち，その残りが尿中に排泄される．尿中尿素量は，尿中尿素窒素量を 2.14 倍して得られる．

A. 測定の原理（ウレアーゼ・インドフェノール法）

ウレアーゼ・インドフェノール法の原理については，5.4 血中尿素窒素の定量を参照のこと．ただし，本法では尿素窒素をアンモニアとして検出しているが，腎臓ではグルタミナーゼによってグルタミンからアンモニアが生じており，その一部が尿中に排泄されているため，正確に尿素窒素量を求めるためには，ウレアーゼを作用させない尿試料を同時に測定し，内因性アンモニアの影響を差し引く必要がある．

B. 試料

❶被験者の尿（随時 1 回尿または 24 時間尿）：メスフラスコを用い，蒸留水で正確に 20 倍希釈し，試料溶液とする．

C. 器具

❶試験管
❷ピペット
❸100 または 200 mL メスフラスコ
❹恒温槽（37℃）

❺分光光度計（570 nm）
（さらに24時間尿の場合は❻蓄尿びんおよび❼尿量測定用メスシリンダー）

D. 試薬

❶血液検査用尿素窒素キット（尿素窒素 B-テストワコー：和光純薬工業）を使用する．試薬の調製については，5.4 血中尿素窒素の定量を参照のこと．ただし，緩衝液は発色試薬 A 調製のためにすべて使い切らずに，内因性アンモニア測定分を残す．

E. 操作方法

❶表 6.1 にしたがって小試験管に試薬などを加える．なおブランク（蒸留水）は 1 本，標準溶液，試料溶液 1（尿．S）および試料溶液 2（尿．S_0：内因性アンモニア測定用）はそれぞれ 2 本ずつ準備する．

❷以降の操作は 5.4 血中尿素窒素の定量 E. 操作方法❷〜❺に準ずる．

表 6.1 発色反応の前までの操作

小試験管	ブランク（B）	標準溶液（Std）	試料溶液 1（S）	試料溶液 2（S_0）
蒸留水	20 μL	−	−	−
尿素窒素標準溶液（50 mg/dL）	−	20 μL	−	−
試料溶液（20 倍希釈尿）	−	−	20 μL	20 μL
発色試薬 A	2.0 mL	2.0 mL	2.0 mL	−
緩衝液	−	−	−	2.0 mL

F. 結果

❶以下の計算により尿素窒素濃度を求める．

$$\text{尿中尿素窒素濃度 (mg/dL)} = \frac{(E_S - E_{S_0})}{(E_{Std} - E_B)} \times 50 \times \text{希釈倍率}$$

E_S：試料溶液（S）の吸光度，E_{S_0}：試料溶液（S_0）の吸光度，E_B：ブランク（B）の吸光度，E_{Std}：標準溶液（Std）の吸光度，50：標準溶液の尿素窒素濃度（mg/dL），希釈倍率：尿の希釈に変更がなければ 20

❷尿素窒素排泄量（24 時間尿の場合）

$$\text{尿素窒素排泄量 (g/日)} = \text{尿中尿素窒素濃度} \times \frac{1}{100} \times \text{尿量} \times \frac{1}{1000}$$

尿中総窒素濃度：上記結果❶（mg/dL），尿量：24 時間尿量（mL）

6.3 尿中尿酸の定量 (実験時間：30 分，試料：尿)

尿酸は，プリン塩基の最終代謝産物として尿中に排泄される．腎臓の糸球体でろ過された尿酸のほとんどは近位尿細管で再吸収されるが，その後さらに尿細管から分泌・再吸収される過程を経て，1 日に 0.5〜0.7 g が尿中に排泄されている．

A. 測定の原理（ウリカーゼ・TOOS 法）

ウリカーゼ・TOOS 法の原理については，5.5 尿酸の定量を参照のこと．

B. 試料

❶被験者の尿（随時 1 回尿または 24 時間尿）：メスフラスコを用い，蒸留水で正確に 10 倍希釈し試料溶液とする．

C. 器具

❶ 小試験管
❷ ピペット
❸ マイクロピペッター（およびチップ）
❹ 100 または 200 mL メスフラスコ
❺ 恒温槽（37℃）
❻ 分光光度計（555 nm）
　（さらに 24 時間尿の場合は❼蓄尿びんおよび❽尿量測定用メスシリンダー）

D. 試薬

❶ 血液検査用尿酸キット（尿酸 C-テストワコー：和光純薬工業）を使用する．試薬の調製については，5.5 尿酸の定量を参照のこと．

E. 操作方法

❶ 表 6.2 にしたがって小試験管に試薬などを加える．なお，ブランク（蒸留水）は 1 本，標準溶液および試料溶液はそれぞれ 2 本ずつ準備する．
❷ 以降の操作は 5.5 尿酸の定量　D. 操作方法❷❸に準ずる．

表 6.2　発色反応の操作

小試験管	ブランク（B）	標準溶液（Std）	試料溶液（S）
蒸留水	50 μL	—	—
尿酸標準溶液（10 mg/dL）	—	50 μL	—
試料溶液（10 倍希釈尿）	—	—	50 μL
発色試液	3.0 mL	3.0 mL	3.0 mL

F. 結果

❶ 以下の計算により尿酸濃度を求める．

$$尿中尿酸濃度（mg/dL）= \frac{(E_S - E_B)}{(E_{Std} - E_B)} \times 10 \times 希釈倍率$$

E_S：試料溶液（S）の吸光度，E_B：ブランク（B）の吸光度，E_{Std}：標準溶液（Std）の吸光度，10：標準溶液の尿酸濃度（mg/dL），希釈倍率：尿の希釈に変更がなければ 10

❷ 尿酸排泄量（24 時間尿の場合）

$$尿酸排泄量（g/日）= 尿中尿酸濃度 \times \frac{1}{100} \times 尿量 \times \frac{1}{1000}$$

尿中尿酸濃度：上記結果❶（mg/dL），尿量：24 時間尿量（mL）

6.4　尿中クレアチニンの定量（実験時間：150 分，試料：尿）

　クレアチニン尿中排泄量は筋肉量に相関するが，食事内容には影響されない．また，24 時間クレアチニン排泄量（mg）を体重（kg）で除したクレアチニン係数は，個体ごとにほぼ一定の値を示す（男性 20〜26，女性 14〜22）．腎臓の糸球体でろ過されたクレアチニンは，尿細管での再吸収や分泌の影響をほとんど受けない．そのため，クレアチニン・クリアランスを測定することによって糸球体ろ過量（GFR）を示すことができる（19 章参照）．

A. 測定の原理（ヤッフェ法）

ヤッフェ法の原理については，5.6 クレアチニンの定量を参照のこと．

B. 試料

❶被験者の尿（随時1回尿または24時間尿）：メスフラスコを用い，蒸留水で正確に10倍希釈し試料溶液とする．

C. 器具

❶試験管
❷ピペット
❸マイクロピペッター（およびチップ）
❹100 または 200 mL メスフラスコ
❺遠心分離機（1,000×g 以上）
❻分光光度計（570 nm）
❼場合によって恒温槽（25℃）

（さらに24時間尿の場合は❽蓄尿びんおよび❾尿量測定用メスシリンダー）

D. 試薬

❷試薬の調製については，5.6 クレアチニンの定量を参照のこと．

E. 操作方法

❶5.6 クレアチンの定量　D. 操作方法に準じて操作する．なお，血清（試料）のかわりに10倍希釈尿を試料溶液として用いる．

F. 結果

❶図5.9のような検量線を作成し，試料溶液の吸光度に相当するクレアチニン濃度を求める．

❷クレアチニン排泄量（24時間尿の場合）

$$\text{クレアチニン排泄量（mg/日）} = \text{尿中クレアチニン濃度} \times \frac{1}{100} \times \text{尿量}$$

尿中濃度：上記結果❶（mg/dL），尿量：24時間尿量（mL）

❸クレアチニン係数（24時間尿の場合）

$$\text{クレアチニン係数（mg/kg 体重）} = \frac{\text{クレアチニン排泄量}}{\text{体重}}$$

クレアチニン排泄量：上記結果❷（mg/日），体重：被験者の体重（kg）

6.5 尿中ビタミン（B_1，B_2，C）の定量

血中の水溶性ビタミン濃度が一定値に維持されているとき，摂取した水溶性ビタミンは余剰分として尿中に排泄される．したがって，尿中水溶性ビタミン排泄量を測定することによって，水溶性ビタミン摂取量をある程度推定することができる．また，血中水溶性ビタミン濃度が低下すると，尿中に水溶性ビタミンが排泄されなくなるため，ビタミン栄養状態を知るための一次スクリーニングとしても利用できる．ここでは，代表的な水溶性ビタミンとして，ビタミン B_1，B_2，C の定量法について述べる．

6.5.1 尿中ビタミン B_1 の定量 (実験時間:90分,試料:尿)

ビタミン B_1 はおもにチアミンとして尿中に排泄されるので,尿中のチアミンを蛍光化合物に誘導し,その化合物量を定量する.

A. 器具

❶ 0.45 μm ミクロフィルター
❷ HPLC システム(ポンプ 3 台,蛍光検出器,データプロセッサー)
❸ HPLC 用カラム(COSMOSIL 5C_{18}-MS-II,4.6 mm I.D. × 250 mm,ナカライテスク社製)

B. 試薬

❶ 0.1 M 塩酸
❷ 2 μM チアミン標準溶液:ビタミン B_1 塩酸塩を 0.1 M 塩酸に溶解し,約 2 μM となるように 0.1 M 塩酸で希釈する.
❸ 移動相:0.2 M リン酸二水素ナトリウム水溶液に,0.3 % となるようにアセトニトリルを加える.
❹ 反応液 1:0.01 % フェリシアン化カリウム水溶液
❺ 反応液 2:15 % 水酸化ナトリウム溶液

C. 操作方法

a. 試料溶液の調製
❶ 尿を 0.45 μm ミクロフィルターでろ過し,試料溶液とする.

b. 尿中ビタミン B_1 の定量
❶ 5.11.1 血中ビタミン B_1 の定量,図 5.16 と同様の HPLC システムを用意し,同じく表 5.11 に示した条件にセットする.
❷ HPLC システムに 2 μM チアミン標準溶液 20 μL を注入する.
❸ 得られたクロマトグラフにピークが認められることを確認し,そのピークの溶出時間,そのピークの面積を記録する.
❹ チアミン標準溶液の分析が終わったら,同様に試料溶液 20 μL を HPLC システムに注入する.
❺ 得られたクロマトグラフから,チアミン標準溶液と溶出時間が一致するピークを探し,それぞれのピークの溶出時間とピーク面積を記録する.

D. 結果

チアミン標準溶液の濃度(C_1)＿＿＿＿ μM
チアミン標準溶液の溶出時間＿＿＿＿ 分
チアミン標準溶液のピーク面積(A_1)＿＿＿＿
チアミン標準溶液と一致する試料溶液の溶出時間(P_1)＿＿＿＿ 分
ピーク P_1 の面積(A_2)＿＿＿＿
1 日の尿量(V_1)＿＿＿＿ mL

チアミン 1 nmol あたりの面積(A_3)$= A_1 / (C_1 \times 20 / 1{,}000)$
尿中ビタミン B_1 濃度(C_2)(nmol/mL)$= (A_2 / A_3) \times (1{,}000 / 20)$
尿中ビタミン B_1 排泄量(nmol/ 日)$= C_2 \times V_1$

6.5.2　尿中ビタミン B_2 の測定（蛍光法）（実験時間：90分，試料：尿）

ビタミン B_2 はおもにリボフラビンとして尿中に排泄される．尿を 0.45 μm ミクロフィルターでろ過し，5.11.2 に示した HPLC システムに注入すれば，尿中ビタミン B_2 量を測定することが可能である．ここでは，HPLC システムを用いない蛍光法を示す．

A. 器具

❶マイクロピペット
❷共栓遠心管
❸試験管用遠心分離機
❹蛍光光度計

B. 試薬

❶1％酢酸
❷99.5％酢酸
❸クロロホルム
❹1 M 水酸化ナトリウム水溶液
❺リボフラビン標準溶液：リボフラビンを水に溶解し，さらに水で希釈して約 2 μM にする．

C. 操作方法

❶共栓遠心管 A に尿 5 mL，1％酢酸 5 mL，クロロホルム 5 mL を加えて，激しく混和する．
❷共栓遠心管 B に尿 5 mL，リボフラビン標準溶液 5 mL，クロロホルム 5 mL を加えて，激しく混和する．
❸AB 共に試験管用遠心分離機を用いて 2,000×g で 10 分間，遠心する．
❹AB の上層の水層 2 mL を新たな共栓遠心管 C と D に移し，1 M 水酸化ナトリウム溶液 2 mL を加える．
❺液面から 20 cm 程度の高さから蛍光灯を 30 分間照射する．
❻99.5％酢酸 0.2 mL を加えて，よく混和する．
❼クロロホルム 5 mL を加えて，激しく混和したのち，試験管用遠心分離機を用いて 2,000×g で 10 分間，遠心する．
❽クロロホルム層を取り出し，蛍光光度計を用いて励起波長 445 nm，蛍光波長 530 nm の条件で蛍光波長を測定する．

D. 結果

リボフラビン標準溶液の濃度（C_1）＿＿＿＿＿＿ μM（正確に）
共栓遠心管 A の蛍光強度（F_A）＿＿＿＿＿＿
共栓遠心管 B の蛍光強度（F_B）＿＿＿＿＿＿
1 日の尿量（V_1）＿＿＿＿＿＿ mL

尿中ビタミン B_2 濃度（C_2）(nmol/mL) ＝ $F_A / \{(F_B － F_A)/C_1\}$
尿中ビタミン B_2 排泄量（nmol/日）＝ $C_2 \times V_1$

6.5.3 尿中ビタミン C の定量（ジピリジル法）

（実験時間：60分，試料：尿）

ビタミン C はアスコルビン酸として尿中に排泄される．血漿の代わりに尿を用いて 5.11.3 に示した方法を行えば，HPLC システム用いた尿中ビタミン C 量の測定が可能である．ここでは，比色法の1つであるジピリジル法を示す．

A. 器具

❶マイクロピペット
❷試験管
❸恒温水槽
❹分光光度計

B. 試薬

❶0.1 M 塩酸
❷0.1 % α,α'-ジピリジル水溶液：水浴中で加温しながら，α,α' ジピリジルを蒸留水に溶解する．実験当日調製する．
❸3 % 塩化鉄（Ⅲ）水溶液
❹リン酸
❺アスコルビン酸標準溶液：アスコルビン酸を 0.1 M 塩酸に溶かし，0〜500 µM の濃度を用意する．

C. 操作方法

❶尿 1.8 mL またはアスコルビン酸標準溶液 1.8 mL を試験管に取り，リン酸 0.12 mL，0.1 % α,α'-ジピリジル水溶液 0.96 mL，3 % 塩化鉄（Ⅲ）水溶液 0.12 mL を順次加える．各試薬を加えるごとに十分に混和する．
❷30 ℃の恒温水槽で 15 分間，加温する．
❸分光光度計を用いて 525 nm における吸光度を測定する．

D. 結果

❶グラフ用紙の縦軸に吸光度，横軸にアスコルビン酸標準溶液の濃度を取り，標準溶液の結果をプロットする．
❷最小二乗法を用いて回帰直線式と相関係数 r を求める．
❸試料の測定結果を回帰直線式に代入し，尿中ビタミン C 濃度（nmol/mL）を算出する．
❹尿中ビタミン C 濃度に 1 日尿量を掛け，尿中ビタミン C 排泄量（µmol/日）を求める．

6.6 尿中ミネラル（Na, P, Ca）の定量

（実験時間：90分，試料：尿）

尿中のミネラルの測定は，経口摂取量の過不足や，腎機能，ホルモン異常の判定，血中濃度と同時に調べることによって疾患の判定に利用される．

6.6.1 尿中ナトリウムの測定

ナトリウム（Na）の多くは細胞外液に含まれており，浸透圧維持や，酸塩基平衡の調節，神経伝達，筋肉収縮などさまざまな機能を調節している．ナトリウムはおもに食塩（塩化ナトリウム）として食事から摂取される．尿中ナトリウム排泄量の測定は，電解質バランスの評価に重要である．1日の食塩摂取量を正確に把握したいときは，24時間尿を用いる．

ナトリウムの正確な測定は，カリウムと同じく電極法を用いた生化学自動分析装置や原子吸光光度計など特殊な装置を必要とする．本実験では，食塩の摂取量を簡便に知る方法として，尿検査試験紙を用いた方法を行う．

尿中のナトリウムはおもに塩化ナトリウムとして存在するため，本法は塩化銀粒子表面への吸着指示薬の着脱に基づく色変化を利用したものである．硝酸銀と塩素イオンは塩化銀の沈殿を生成するが，塩素イオンが銀イオンより少ないとき，銀イオンは2,7-ジクロルフルオレセインと対になり，沈殿に結合してオレンジ色を呈する．塩素イオンが銀イオンより多い場合にはこの結合はおこらず，2,7-ジクロルフルオレセイン単独の色（黄色）を呈する．

A. 試料

❶24時間尿または，早朝尿（起床時尿）を使用する．

B. 器具

❶尿検査試験紙（ウロペーパー：栄研ソルト）

C. 操作方法

❶尿に約1秒間，試験紙をつけてすぐに引き上げ，2秒間放置する．
❷試験紙面をティッシュペーパーなどに軽く押し当て，余分な尿を除く．
❸60秒後に標準色調と比較して判定を行う．呈色が不明瞭な場合は，さらに1〜2分後に判定する．

6.6.2 尿中リンの測定

食事で摂取したリン（P）は，腸管から吸収されて血中に移行し，骨への貯蔵・遊離を絶えず行いながら，腎近位尿細管での再吸収を調節することで血中リン濃度を一定に維持している．副甲状腺ホルモン（PTH）などの各種ホルモンにより調節され，不要なリンは，尿から排泄される．尿中無機リンの測定は，血清リン値と関連し，血清PTHの作用や，腎尿細管再吸収能をみるために測定される．

A. 操作方法

尿中リンの排泄量は，食事中のリン摂取量を反映するとともに各種ホルモンの影響，日内変動もあるので，24時間尿を用いて測定する．

尿中リンの測定は，血清リンと同様に，モリブデンブルー比色法にて測定可能である．5.12.4 リンの項を参照のこと．

6.6.3 尿中カルシウムの定量

食事で摂取したカルシウム（Ca）は，腸管から吸収されて血中に移行し，骨への貯蔵・骨からの遊離を絶えず行いながら，腎近位尿細管での再吸収を調節することで血中カルシウム濃度を一定に維持している．尿中排泄量は，副甲状腺ホルモン（PTH），ビタミンD，カルシトニンによって調節される．尿中カルシウムは，血中カルシウム濃度と同時に測定し，副甲状腺機能亢進症，甲状腺機能亢進症などの診断に用いる．また，尿路結石の約80％をカルシウム塩結石（シュウ酸カルシウム，リン酸カルシウムなど）が占めており，高カルシウム尿が結石形成の大きな要因となるため，尿中カルシウムの測定は重要である．

A. 操作方法

尿中カルシウムの排泄量は，食事と尿量による影響が大きいため，日内変動があることから，24時間尿を用いて測定する．

尿中カルシウムの測定は，血清カルシウムと同様に，o-CPC直接法にて測定可能である．5.12.2 カルシウムの定量の項を参照のこと．

（参考）**尿中カリウムの測定**

カリウム（K）の多くは細胞内液に含まれており，ナトリウムとともにおもに細胞内の浸透圧維持や酵素反応を補助する機能を果たしている．カリウムは，ナトリウムが腎臓で再吸収することを抑制するために，高血圧予防に有効と考えられている．カリウムの正確な測定は，原子吸光光度計や，電極法を用いた生化学自動分析装置など特殊な装置を必要とする．ここでは電極法の原理と方法を紹介する．

原理：電極法は，溶液中の特定イオンにのみ感応する電極を用いて，イオン濃度を測定する手法である．薄い膜をはさんで相接する二つの溶液中の化学ポテンシャルを決定する量が異なると，その差に応じて膜の両側に電位差（膜電位）が現れることを利用して測定する．最近では，溶液を用いないドライケミストリー法もよく用いられている．

測定装置の例：一般医療機器である富士ドライケム800，富士ドライケム4000（以上，富士フイルム），スポットケム EL SE-1520（アークレイ），コバス b121，コバス b221（日本光電）など

7. 酵素反応に関する実験

　酵素は反応の性質により6つに分類される．①酸化還元酵素（オキシドレダクターゼ），②転移酵素（トランスフェラーゼ），③加水分解酵素（ヒドロラーゼ），④脱離酵素（リアーゼ），⑤異性化酵素（イソメラーゼ），⑥合成酵素（リガーゼ）である．

　トリプシンは，加水分解酵素に分類され，タンパク質を分解する酵素（プロテアーゼ）の一つである．トリプシンは哺乳類においては膵臓でトリプシノーゲンとして生合成される．十二指腸に分泌されたのち，エンテロキナーゼによって活性化され，トリプシンとなる．生成されたトリプシンはトリプシノーゲンを活性化（自己触媒作用）するのに加えて，他のタンパク質分解酵素前駆体も活性化する．さらに，本酵素は活性中心基としてアミノ酸残基セリンが重要であることからセリンプロテアーゼに分類されている．そして，ポリペプチド鎖中のアルギニンあるいはリジン残基のカルボキシル基側でペプチド結合を加水分解するエンドペプチダーゼである．トリプシンと同分類されるものは，ペプシン，キモトリプシンなどである．

　酵素反応には，基質特異性と反応特異性がある．基質特異性とは，酵素が作用する化合物が，特定の化合物に限られていることである．一方，反応特異性とは，酵素の触媒する化学反応のタイプがそれぞれに決まっており，副反応は生じないことを示している．このようにして酵素の特異性は副反応を起こすことなく，特定の基質を特定の生成物に変化させて，体内の物質代謝の方向性（流れ）を定めている．

(1) 基質特異性：酵素は作用する物質（基質）に対して，極めて高い特異性がある．その特異性には，酵素と基質の構造が深くかかわっている．図7.1の場合，「基質S」と結合できる酵素は，結合部位が一致する「酵素E1」だけある．

(2) 反応特異性：酵素には反応特異性があり，酵素の種類により，化学反応の種類が異なる．「基質S」に作用する酵素Eが酸化還元酵素の場合は，酸素の添加や水素原子の添加・除去が行われる．酵素Eが加水分解酵素の場合は，エステル，ペプチド，グルコシド結合の加水分解が行われる．

目的

　酵素反応は反応時間，pH，温度などの影響を強く受けている．本実験では，トリプシンの反応をモデルとし，反応条件を変えたいくつかの実験から，酵素反応を理解

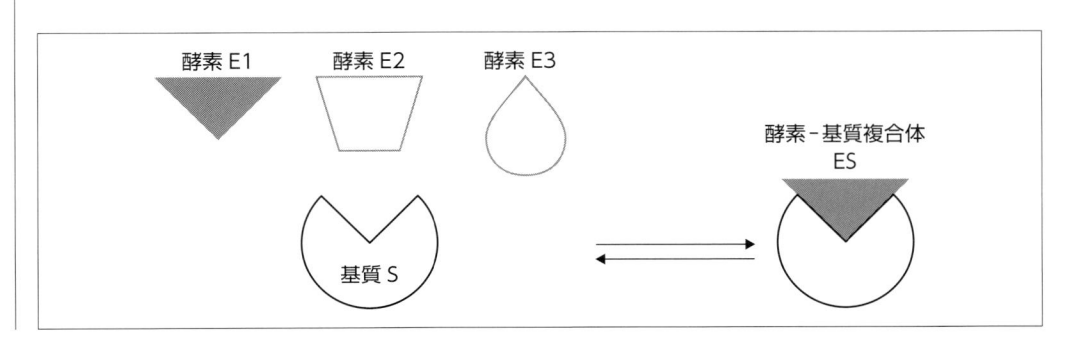

図7.1　酵素の反応

することを目的としている．さらに，反応速度の意義についても理解を深めることを目的としている．

7.1 酵素反応と反応至適条件

A. 器具

❶試験管
❷試験管立て
❸ホールピペット
❹ピペット
❺分光光度計
❻恒温槽
❼氷
❽ストップウォッチ

B. 試薬

❶酵素溶液：トリプシン溶液（0.1〜0.3 mg/mL）．トリプシン（ブタ膵臓由来）10〜30 mg を 2 mM 塩酸 1 mL に溶解する．この溶液 0.1 mL を 2 mM 塩酸でさらに希釈し，10 mL とする．
❷基質溶液（23 mM）：基質には合成基質である N–α–ベンゾイル–L–アルギニン–p–ニトロアニリド塩酸塩（分子量 435）を，ジメチルスルホキシドに溶かし 10 mg/mL とする．
❸30 % 酢酸溶液（酵素反応停止液）
❹標準溶液（0.5 mM）：p–ニトロアニリン（分子量 138）を 6.9 mg/dL となるように溶解する．
❺リン酸緩衝液（0.1 M）：pH が 6，7，8，9，10 の 5 種類となるように作成する．

7.2 検量線の作成（実験時間：30 分）

A. 操作方法（図 7.2）

❶試験管に p–ニトロアニリン標準溶液を 0，0.05，0.1，0.15，0.2，0.25，0.3 mL ずつ分注し，総量が 2.3 mL となるようにリン酸緩衝液（pH 8）を加える．
❷酢酸溶液 1.0 mL を加えてよく混和したのち，410 nm で吸光度を測定する．
❸グラフの横軸に p–ニトロアニリン量（μmol），縦軸に吸光度をプロットし，測定結果を図示する（図 7.3）．

図 7.2 操作方法（検量線の作成）

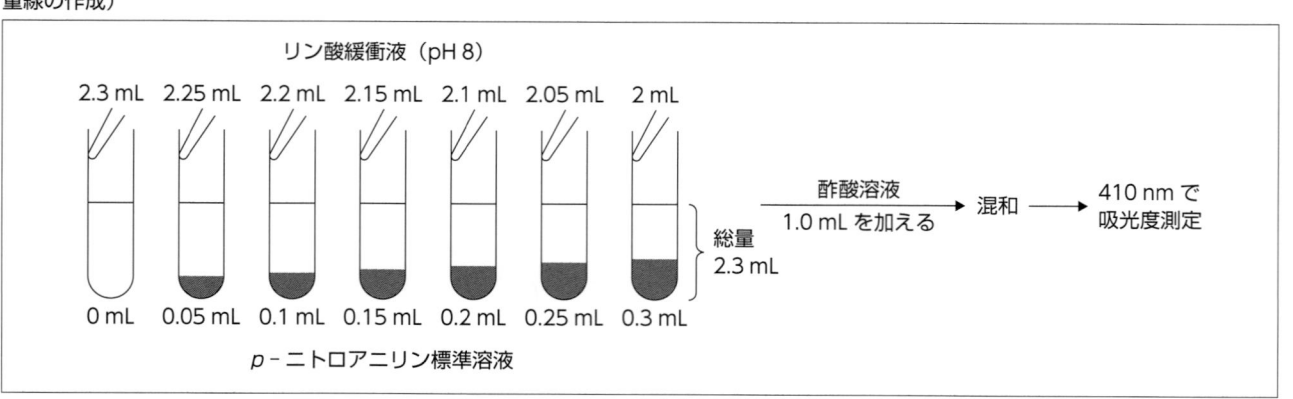

図7.3 検量線の例

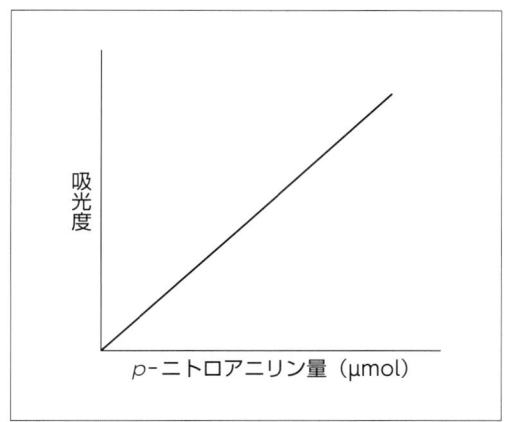

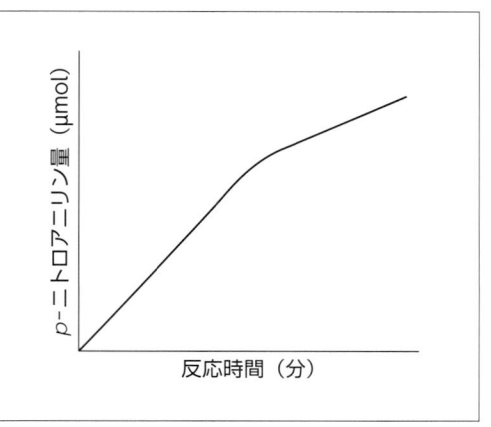

図7.5 反応時間と反応生成物の一例

7.3 反応時間の検討 (実験時間：50分)

A. 操作方法 (図7.4)

❶ 6本の試験管に酵素溶液 0.1 mL とリン酸緩衝液 (pH 8) 2.0 mL を加えてよく混和する．
❷ 37 ℃で5分以上保温する．
❸ 基質溶液 0.2 mL を加えて 37 ℃に保温する．反応時間は正確に 0，3，6，9，12，15 分間とする．
❹ 酢酸溶液 1.0 mL を加えてよく混和させ，反応を停止させる．
❺ 410 nm で吸光度を測定する．

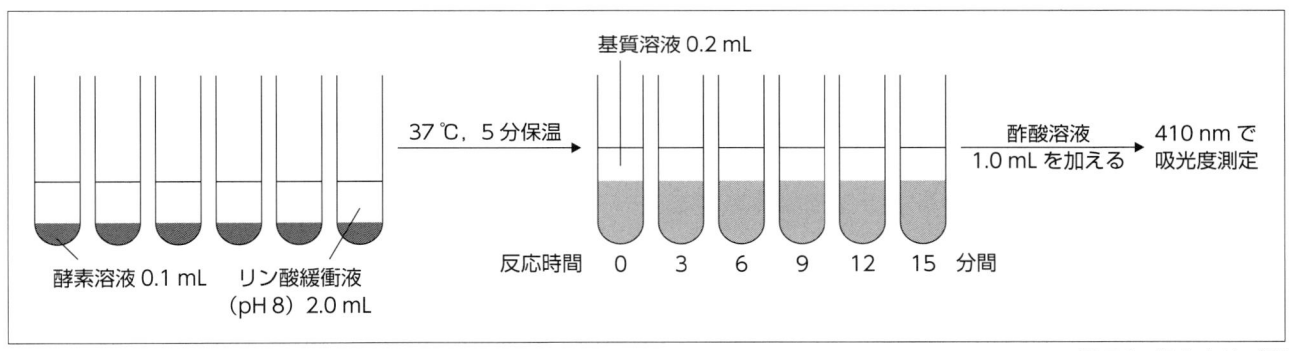

図7.4 操作方法（反応時間の検討）

B. 結果：反応時間と反応生成物量のグラフ化

グラフの横軸に時間（分），縦軸に反応生成物量を示す反応時間内に生成した p-ニトロアニリン量（μmol）をプロットし，測定結果を図示する（図7.5）．

7.4 至適 pH の検討 (実験時間：50分)

A. 操作方法

❶ 試験管に pH 6, 7, 8, 9, 10 のリン酸緩衝液 2.0 mL を分注し，酵素溶液 0.1 mL を加えて 37 ℃で 5 分以上保温する．
❷ 基質溶液 0.2 mL を加えて 37 ℃に保温する．反応時間は正確に 5 分間とする．
❸ 酢酸溶液 1.0 mL を加えてよく混和させ，反応を停止させる．
❹ 410 nm で吸光度を測定する．

B. 結果：反応 pH と反応速度のグラフ化

グラフの横軸に pH，縦軸に反応速度を示す反応時間内に生成した p-ニトロアニリン量（μmol）をプロットし，測定結果を図示する（図 7.6）．

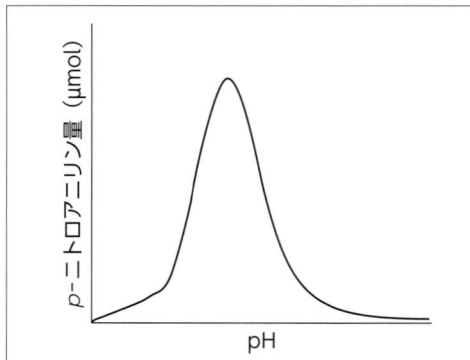

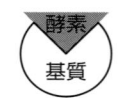

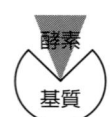

酵素のほとんどがタンパク質である．環境の pH の変化によりタンパク質の立体構造や分子表面の荷電の状態が変化する．この変化に伴い，基質と結合できなくなったり，触媒機能に影響を及ぼす．酵素活性が最大となる pH を至適 pH という．至適 pH は酵素により異なる．

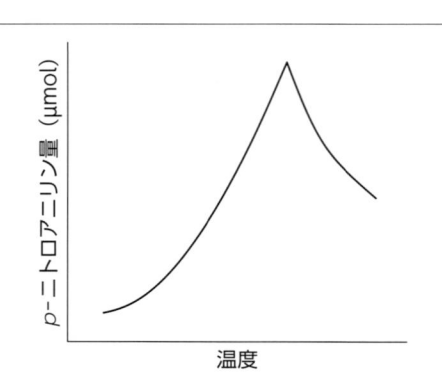

冬眠とは，低温時に動物が代謝活動を著しく低下させた状態で，冬を過ごすことである．冬眠する動物としない動物の違いは，変温動物か，恒温動物か，である．変温動物は，外気温とともに体温を低下させるため，体内の酵素反応速度が著しく低下している．

図 7.7　至適温度と反応生成物の一例

図 7.6　至適 pH と反応生成物の一例

7.5 至適温度の検討 (実験時間：50分)

A. 操作方法

❶ 試験管に pH 8 のリン酸緩衝液 2.0 mL を分注し，酵素溶液 0.1 mL を加えて 5 分以上，氷水および 37 ℃，60 ℃，80 ℃の恒温槽で保温する．
❷ 基質溶液 0.2 mL を加えて正確に 5 分間反応させる．

❸酢酸溶液 1.0 mL を加えてよく混和させ，反応を停止させる．
❹410 nm で吸光度を測定する．

B. 結果：反応温度と反応速度のグラフ化

グラフの横軸に温度，縦軸に反応速度を示す反応時間内に生成した p-ニトロアニリン量（μmol）をプロットし，測定結果を図示する（図 7.7）．

7.6 酵素の反応速度論を理解する（実験時間：50 分）

A. 操作方法

❶試験管に基質溶液（23 mM）をそれぞれ 0，0.025，0.05，0.1，0.2，0.3 mL 分注し，総量が 2.2 mL になるようにリン酸緩衝液（pH 8）を加える．
❷37 ℃で 5 分以上保温する．
❸酵素溶液 0.1 mL を加えて 37 ℃で保温し，正確に 5 分間反応させる．
❹酢酸溶液 1.0 mL を加えてよく混和させ，酵素反応を停止させる．
❺410 nm で吸光度を測定する．

B. 考察：酵素反応速度論

試験管内の基質初濃度はそれぞれ 0，0.25，0.5，1，2，3 mM となっている．

グラフの横軸に基質初濃度，縦軸に反応初速度を示す反応時間 1 分間あたりに遊離した p-ニトロアニリン量（μmol/分）をプロットし，測定結果を図示する．

下図のように酵素の K_m（ミカエリス定数）と V_{max}（最大速度）が求められる．

酵素反応は次式のような化学反応式で起こる．

$$S + E \rightleftharpoons ES \longrightarrow E + P$$

S：基質，E：酵素，ES：酵素-基質複合体，P：生成物

この時の酵素反応速度はミカエリス–メンテンの式で表される（図 7.8）．

$$V_0 = (V_{max}[S])/(K_m + [S])$$

V_0：反応初速度，[S]：基質濃度，V_{max}：最大速度，
K_m：ミカエリス定数（$V_{max}/2$ の時の [S] の値）

K_m を求めるには，ミカエリス–メンテンの式だけではなく，図 7.9 のようにラインウィーバー・バークの二重逆数プロットまたはイーディー・ホフスティープロットによっても求めることができる．後者の方が精密な値が得られる．両法で求めそれぞれの利点と欠点について比較する．

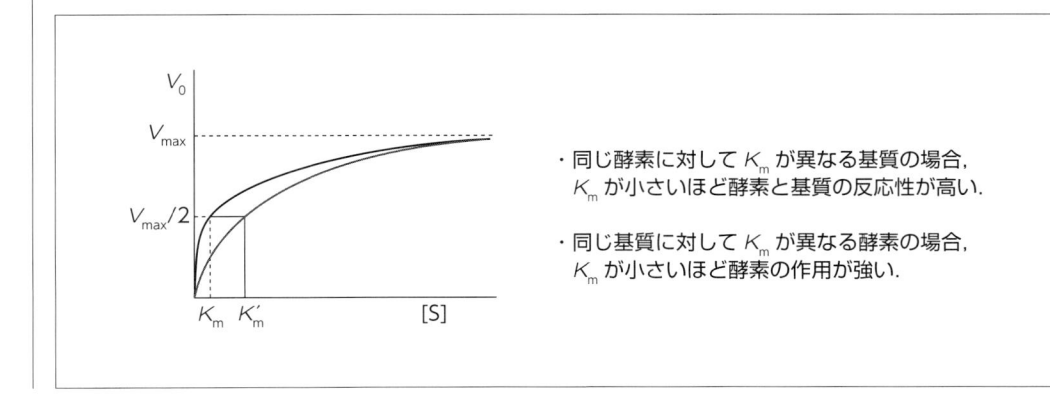

図 7.8 ミカエリス–メンテンの式による酵素反応速度

・同じ酵素に対して K_m が異なる基質の場合，K_m が小さいほど酵素と基質の反応性が高い．

・同じ基質に対して K_m が異なる酵素の場合，K_m が小さいほど酵素の作用が強い．

図7.9 ラインウィーバー・バークとイーディー・ホフスティープロットによる酵素反応速度

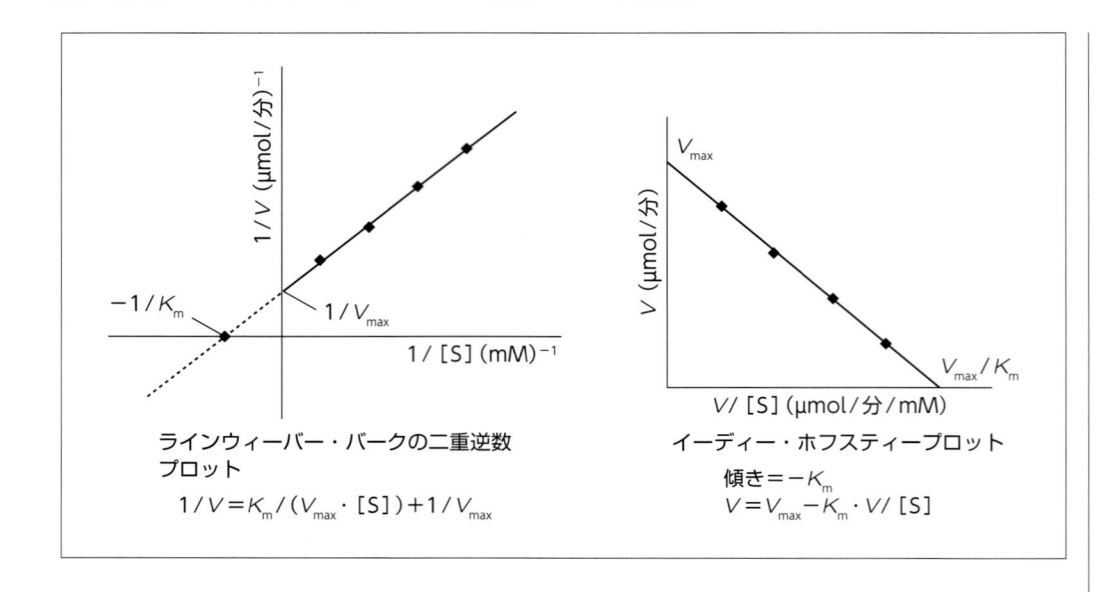

ラインウィーバー・バークの二重逆数プロット
$$1/V = K_m/(V_{max} \cdot [S]) + 1/V_{max}$$

イーディー・ホフスティープロット
傾き $= -K_m$
$$V = V_{max} - K_m \cdot V/[S]$$

8. 免疫に関する実験

生体反応編

　免疫とは「疫（病気）を免れる」という意味で，大きく分けて自然免疫と獲得免疫の2つに分類することができる．自然免疫とは，皮膚や粘膜などの，生体が先天的にもっている免疫システムをいい，異物の侵入により後天的に得る免疫を獲得免疫と呼ぶ．一般に免疫と呼ばれているのは獲得免疫のことである．たとえば，はしかなどに一度かかると，その後再びかかることがないのは，血液中に，はしかウイルス（抗原）に対する免疫グロブリン（抗体）ができ，免疫を獲得するためである．

　抗体は科学研究の全般において必須の道具の一つで，免疫学的測定・解析をはじめとして，細胞やタンパク質の機能解析，遺伝子の発現スクリーニングなどの基礎研究においても利用されている．多くの抗体が，生命現象における個々のタンパク質レベルでの研究に有用であるばかりでなく，抗体医療の直接的な手段としても用いられている．

目的

　抗血清の作製，抗体（免疫グロブリン）の精製，抗体を用いたタンパク質の免疫学的検出（ウエスタンブロット）の実験を通して，免疫のしくみ，抗体の成り立ち，および抗体の有用性について理解する．

8.1　抗血清の作製（実験時間：180分）

A. 器具

❶ガラス製注射器およびジョイント
❷テルモ翼状針（22 G）
❸20 mL 注射器
❹試験管またはポリプロピレン遠心チューブ
❺ピペットまたはマイクロピペット

B. 実験動物

❶ウサギ：New Zealand White，雌，体重2 kg 前後

C. 試薬

❶合成ペプチド：10 mg 程度
❷リン酸緩衝液（PBS）2 mL
❸Freund's complete Adjuvant
❹Freund's incomplete Adjuvant

D. 操作方法

a. 抗原の調製
❶抗原となる合成ペプチドを用意する（業者に依頼可能）．
❷1 mg の合成ペプチドを 2 mL のリン酸緩衝液（PBS）に溶解する．
❸抗原溶液 2 mL を Freund's Adjuvant（初回は Complete，2 回目からは incomplete）と 1：1 で混和する．
❹連結したガラス製注射器 2 本で抗原溶液の入ったほうのピストンを押し込み，エマルジョンにする．10～30 分間繰り返す（図 8.1）．
❺注射器の往復が困難になるほど固くなったら，注射器を外して水面にエマルジョンを 1 滴落としてみる．エマルジョン化がうまくいっていれば散らずに固まったままとなる．

図 8.1　連絡したガラス製注射器

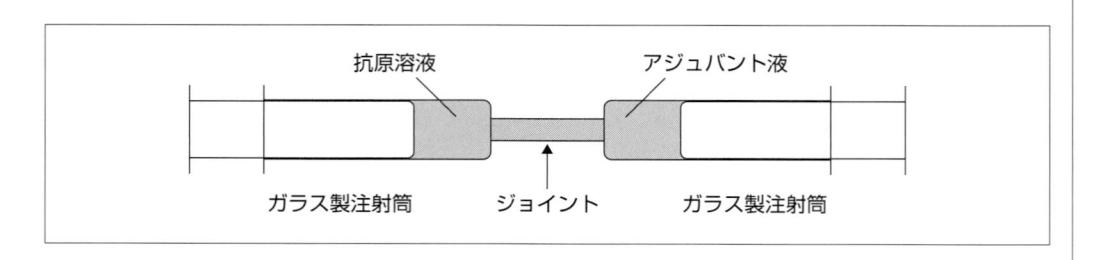

b. ウサギへの免疫
❶ケージよりウサギをつれてきてカゴに入れたまま少し落ち着かせる．
❷左手で両耳をそろえてやや前下方に頸を伸展させ，頸部から背部をアルコール綿で消毒する．
❸右手に注射器を持ち，すみやかに頸から背中にかけて皮下または内皮に約 0.1 mL 程度注入する．1 mL 程度の液を 7, 8 か所に分けて注射し，ケージに返す．
❹2～4 週間ごとに追加免疫を行う（図 8.2）．

図 8.2　タイムスケジュール

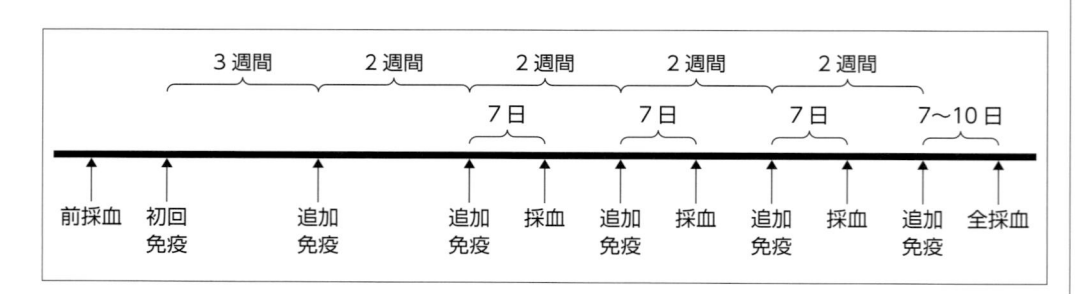

c. 血清のサンプリング
❶ウサギを金属製の採血台に入れて頸より上だけを外に出す．
❷耳の中央部に動脈，周辺部に静脈が走っている．動脈より採血する．
❸アルコール綿で動脈周囲をこする．22 G の翼状針に 20 mL 注射器をつなぎ，針を少し皮下にはわせたあと，動脈を刺す．
❹20 mL の注射器でゆっくり吸引する．
❺目標量（2～5 mL）とれたらティッシュペーパーで針先を押さえながら針を抜く．数分止血させる．
❼採血した血液は 2 時間程度静置したのち，4 ℃で一晩静置する．
❽翌日，1,000×g，4 ℃，10 分間遠心し血清を得る．

❾抗体価チェックは，ウエスタンブロッティングにより確認する（8.3 章参照）．

8.2 免疫グロブリン（抗体）の精製

（実験時間：カラム作製 180 分，抗体反応に一晩，抗体の精製 60 分）

血清中には，抗体のほかに，アルブミンやトランスフェリン，リポタンパク質などさまざまな血清タンパク質が存在する．抗体精製の流れは，一般的なタンパク質と同様，清澄化，回収，中間精製，最終精製という 4 つのステップに分けて考えることができる．抗体の種類ごとに各ステップで異なるクロマトグラフィー手法を用いるが，段階的に純度を高め，目的の抗体の選択性を高めていく点ではいずれも共通している．本実験では，抗原ペプチドをリガンドとして，アフィニティー・クロマトグラフィーにより精製する．

A. 器具

❶ペリスタポンプ　　　　　❹0.45 マイクロフィルター
❷pH メーター
❸電子天秤

B. 試薬

❶1 mM HCl
❷抗原ペプチド（5~20 mg 程度）
❸Hi-Trap NHS-activated column（1 mL）
❹免疫した動物の血清
❺0.02 % ウシ血清アルブミン（Bovine Serum Albumin：BSA）含有 0.5 M NaCl 溶液
❻1 % および 10 % BSA 含有 DPBS 溶液
❼カップリングバッファー：0.2 M 炭酸水素ナトリウム，0.5 M NaCl，pH 8.3
❽ブロッキングバッファー：0.5 M モノエタノールアミン，0.5 M NaCl，pH 8.3
❾洗浄バッファー：0.1 M 酢酸ナトリウム，0.5 M NaCl，pH 4.0
❿結合バッファー：20 mM リン酸ナトリウム，pH 7.0
⓫溶出バッファー：0.1 M Glycine-HCl, pH 2.0
⓬5 M NaCl
⓭1 M Tris [hydroxymethyl] aminomethane（$C_4H_{11}NO_3$ FW = 121.1：TRIZMA BASE：Sigma 社）
⓮ビオチン化 抗ウサギ IgG（Bio-Rad 社）
⓯アルカリフォスファターゼ（AP）標識アビジン（Bio-Rad 社）
⓰Tween 20（Bio-Rad 社）
⓱10 % SDS（Bio-Rad 社）
⓲TBS [10 mM Tris-HCl pH 8, 0.5 M NaCl]
⓳TTBS [0.1 % Tween 20 TBS 溶液]

C. 操作方法

a. 抗原カラムの作製

❶1 mM HCl 5 mL を注射筒により Hi-Trap NHS-activated column（1 mL）に流し込み，保存液を洗い流し活性基を活性化する．
❷カップリングバッファーに溶かした 5~20 mg の抗原ペプチドを，注射筒でカラム

に送液する.
❸抗原がカラムに入ったところで送液を中止し,室温で1時間反応させ抗原を吸着させる.
❹ブロッキングバッファーと洗浄バッファーを,交互に5 mL ずつ注射筒を使って送液し,カラムに残った活性基をブロックするため,ブロッキングバッファーの入った状態で室温1時間放置する.
❺カップリングバッファー5 mL で一度洗浄する.
❻洗浄バッファーとブロッキングバッファーを,交互に5 mL ずつ注射筒を使って送液する.
❼PBS 溶液に置換する.

b. 抗体の精製

❶抗血清に等量の結合バッファーを加えて,0.45 μm のフィルターを通して不要物を除く.
❷抗原カラムをペリスタポンプにつなぎ,血清を0.2~0.5 mL/分で一晩4℃で循環させる.
❸20~50 カラム容量の結合バッファーで,カラムを洗浄する.
❹6本のマイクロチューブに1 M Tris 溶液を50 μL ずつ加えておき,1 mL ずつ溶出バッファーで抗体を溶出し,チューブに回収する.

8.3 タンパク質の免疫学的検出（ウエスタンブロット）

(実験時間：抗体反応まで240分,抗体反応に一晩,検出120分)

　ウエスタンブロッティングは,タンパク質試料を陰イオン系界面活性剤であるドデシル硫酸ナトリウム（SDS）で変性させたのち,SDS-ポリアクリルアミドゲル電気泳動（SDS-PAGE）によって展開分離する.その後,ゲルをニトロセルロース,ポリフッ化ビニリデン（PVDF）などの転写膜（メンブレン）と重ね合せて転写装置で,ゲル内のタンパク質を水平方向の電気泳動により転写膜上に転写する.転写膜への非特異的な吸着を防ぐためのブロッキングを行い,任意のタンパク質の特異的な抗体と反応させる（一次抗体の反応）.そして,一次抗体を認識する抗体（二次抗体）と反応させ（二次抗体の反応）,二次抗体に結合されている酵素を用いた発色反応により目的のタンパク質の存在を検出する手法である（図8.3）.

図8.3　ウエスタンブロットの概略

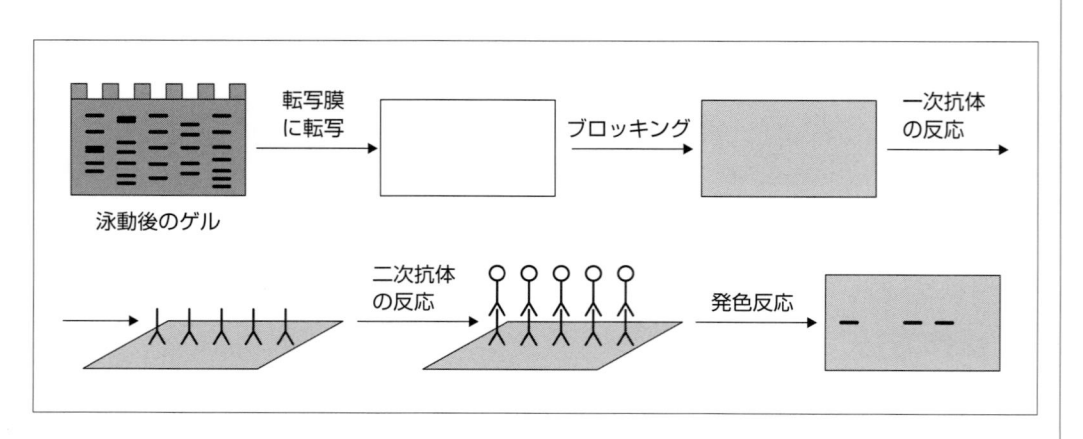

8.3.1 SDS-ポリアクリルアミドゲル電気泳動（SDS-PAGE）

　一般に生化学の分野でタンパク質を分析する方法として頻用されている．分子量の違いによりタンパク質を分離する方法である．

　タンパク質は通常ポリペプチド鎖が折り畳まれていて立体的な高次構造を取っているため，タンパク質の荷電は種類によって大きく異なる．そのため，このまま泳動したのでは分子量による分離ができない．しかし，陰イオン系界面活性剤であるSDS存在下ではSDS分子がタンパク質分子を変性させミセルを作るため，タンパク質分子は全体として陰性に荷電し陽極方向に移動する．この方法がSDS-ポリアクリルアミドゲル電気泳動（SDS-PAGE）である．通常は，タンパク質試料に還元剤である2-メルカプトエタノールを加えて煮沸し，S-S結合（ジスルフィド結合）を切断してから電気泳動することで分子量を反映した泳動結果が得られる．

A. 器具

❶マイクロピペッター
❷チップ
❸メスシリンダー
❹5 mL 注射器，19～24 G の注射針
❺ゲル作製用ガラス板セット
❻シリコンゴム製シール
❼クリップ
❽電気泳動槽
❾電源装置（パワーサプライ）
❿カセットスポンジ
⓫PVDF 転写膜
⓬ろ紙
⓭プラスチック容器

B. 試薬

❶30 %アクリルアミド・ビス溶液（アクリルアミド73 g，N-N'-メチレンビスアクリルアミド 2 g を蒸留水で 250 mL とする）
❷0.75 M Tris-HCl（pH 8.8）
❸0.25 M Tris-HCl（pH 6.8）
❹10 %ドデシル硫酸ナトリウム（SDS）
❺N,N,N',N'-Tetramethylethylenediamine（TEMED）
❻25 % Ammonium Persulfate（APS）
❼分子量マーカー
❽2×サンプルバッファー：0.25 M Tris-HCl（pH 6.8）2.5 mL，2-メルカプトエタノール 0.5 mL，SDS 0.2 g，ショ糖 0.5 g，ブロモフェノールブルー 0.2 µg を蒸留水で 5 mL とする
❾泳動バッファー：25 mM Tris-HCl pH 7.5，190 mM グリシン，0.1 % SDS（1 M Tris-HCl 25 mL，glycin 14.4 g，SDS 1 g を蒸留水で 1,000 mL とする）
❿転写バッファー：25 mM Tris-HCl pH 7.5，190 mM グリシン，20 %メタノール（1 M Tris-HCl 25 mL，グリシン 14.4 g，メタノール 200 mL を蒸留水で 1,000 mL とする）
⓫ブロッキングバッファー：10 mM Tris-HCl pH 7.5，10 mM 塩化ナトリウム 0.1 % Tween 20（1 M Tris-HCl 10 mL，5 M 塩化ナトリウム 20 mL，Tween 20 1 mL を蒸留水で 1,000 mL とする）
⓬CBB 染色液：Coomassie brilliant R-250 0.5 g，メタノール 10 mL，酢酸 15 mL，蒸留水を加えて 200 mL とする．
⓭脱色液：メタノール 500 mL，酢酸 150 mL，蒸留水を加えて 1,000 mL とする．
⓮一次抗体
⓯二次抗体

図 8.4 ゲル板の組み立て

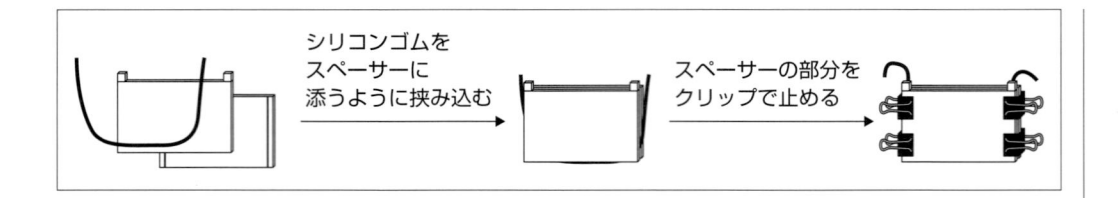

C. 操作方法

a. ゲルの作製
❶ゲル版を図 8.4 のように組み立てる.

b. 分離ゲル用溶液の調製（図 8.5）
❶SDS-PGE 用のゲル：10%ゲル溶液（Running Gel）1 枚分，30% Acryl Amid bis 2.5 mL, 0.75 M Tris-HCl (pH 8.8) 3.8 mL, 滅菌蒸留水 1.095 mL, 10% SDS 75 μL, 25% APS 30 μL, TEMED 7.5 μL より調製する.
❷濃縮ゲル溶液（Stacking Gel）1 枚分：30% Acryl Amid bis 0.5 mL, 0.25 M Tris-Hcl (pH 6.8) 1.4 mL, 滅菌蒸留水 1.0564L, 10% SDS 30 μL, 25% APS 14 μL, TEMED 3 μL より調製する.
❸10％ゲル溶液を上から 3 cm の位置まで流し込む. ゲル板に油性ペンで印を付けておく.
❹ゲルが固まらないうちに蒸留水をシリンジで静かに 5 mm 重層する. ゲルと蒸留水の境界がはっきり見えるまで 20 分ほど固める.
❺その後，ゲル板を傾けて重層した蒸留水を除く.
❻濃縮ゲル溶液をゲル板に流し込み，すぐにコームを差し込む. 20〜60 分くらいでゲルが固まる.

図 8.5 分離ゲル用溶液の調製

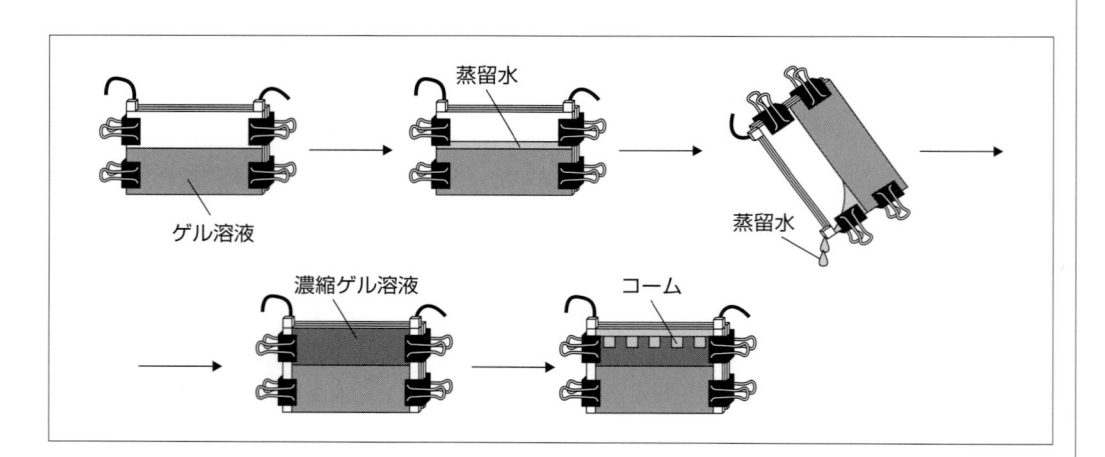

c. 試料の調製
❶試料 10〜20 μL（タンパク質量として 20 μg 程度）を 1.5 mL のマイクロチューブ 2 本に取り（CBB 染色用とブロッティング用），等量の 2×サンプルバッファーを加えて 95 ℃で 3 分間保持する. この際，チューブふたが開かないよう工夫する. SDS-PAGE 用の分子量マーカーを，試料と同様に処理する.
❷軽く遠心して水滴を落とし，タッピングで撹拌する.

d. SDS-PAGE（図 8.6）
❶クリップを外し，シリコンゴムを取り除く.
❷電気泳動層に泳動バッファーを入れ，ゲル板を傾けながら，ゲル下部の気泡を一方に逃すようにして泳動層にセットする.

図 8.6 SDS-PAGE

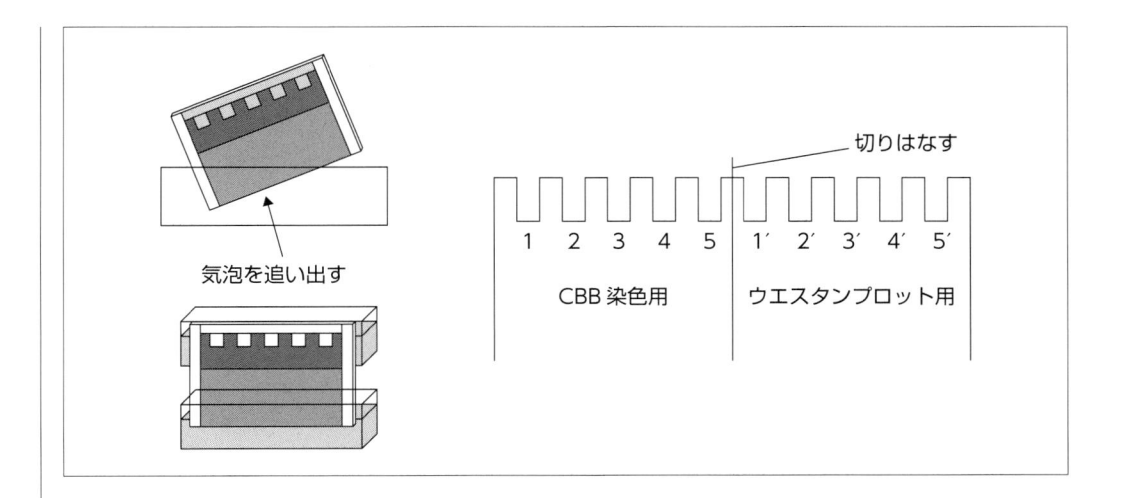

❸マイクロピペッターで 10~20 μL ずつウエルに静かに試料を注入する．分子量が既知のタンパク質を数種類混合した分子量マーカーを同時に泳動する．ウエスタンブロッティングにはあらかじめタンパク質に色素を結合させたプレステインドマーカーを使用する．
❹ゲル1枚あたり 27 mA にセットして電気泳動を開始する．上層が陰極，下層が陽極である（通常 15~20 mA）．
❺BPB（青い色素）が先端に来たら泳動を終了する．
❻泳動層からゲル板をはずし，ガラス板の間にへらを入れてゲルとガラス板を分離する．
❼ゲルの不要な部分をナイフで切り捨てたのち，左右に切り目を入れて静かにガラスからはずし，半分は CBB 染色のため染色液に，もう半分はウエスタンブロッティング用に，転写バッファーに入れる．

e. CBB（coomasie brilliant blue）染色

濃い青色の色素で，タンパク質と特異的に結合する．まず，ゲルを染色することによってゲル内に色素を浸透させる（ゲル全体が青く染まる）．その後，脱色することにより，ゲル内に固定されたタンパク質のバンドだけが残る．

❶ゲルを染色液で軽く振とうしながら，約 30 分間染色する．
❷染色液を除き，少量の脱色液でゲルや容器についた染色液を落とす．脱色液をそそぎ，軽く振とうしながら脱色する．
❸脱色後，ゲルを蒸留水に入れ振とうする．ゲルをラップフィルムで包み，写真を撮るか，ゲルドライヤーで乾燥させる．

f. ブロッティング（図 8.7）

❶PVDF 転写膜をゲルより少し大きめにきる．PVDF 転写膜をプラスチック容器にいれた 100 % メタノールに 30 秒ぐらい浸す．そののち，PVDF 転写膜をプラスチック容器に入れた転写バッファーに浸す．
❷ブロッティング装置の陽極側（下側）に転写バッファーを塗布し，その上に転写液

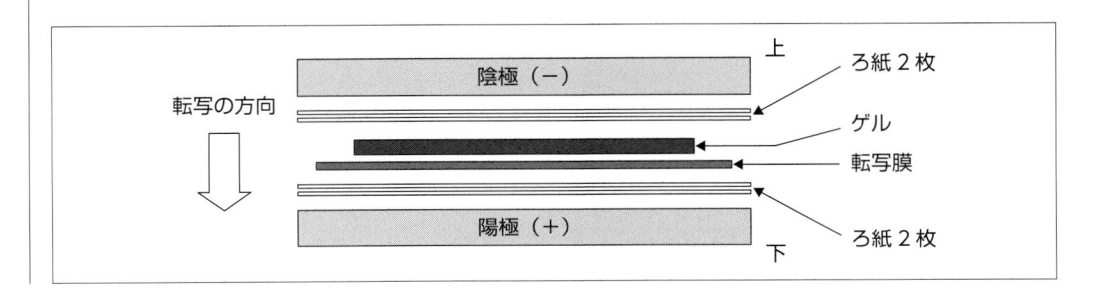

図 8.7 ブロッティング

8.3 タンパク質の免疫学的検出

に浸したろ紙2枚を空気が入らないように重ね，さらに転写膜を重ねる．
❸転写膜の上に，転写バッファーに浸しておいたゲルを上下，裏表に注意して重ねる．空気が入らないように注意する．
❹ゲルの上に，転写バッファーに浸しておいたろ紙2枚を重ねる．
❺ブロッティング装置の陰極プレートをのせて，ろ紙と転写膜を密着させふたをしめる．
❻ゲル面積1 cm^{2}あたり2.4 mAの低電流で30分間ブロッティングを行う．
❼ブロッティング後，転写膜をブロッキングバッファーですすぐ．

g. ブロッキング
❶転写膜をブロッキングバッファー20 mLに1 gのスキムミルクを混和し，5%とした溶液の入ったプラスチックケースに移し，30分間振とうする．

h. 一次抗体反応
❶抗体（例：抗ラットアルブミン抗体（ウサギIgG））をブロッキングバッファーで500〜1,000倍に希釈し，一次抗体とする．
❷パラフィルムを2枚用意し，1枚目の上に転写膜を置き，その上に一次抗体を希釈したものをのせ，さらにその上に転写膜より少し大きめ程度のパラフィルムをのせる．乾燥しないように，プラスチック容器などを上にかぶせ，4℃で一晩静置する．
❸余分な一次抗体をブロッキングバッファーで洗浄する．5分×3〜4回

i. 二次抗体反応
❶一次抗体の反応と同様の操作を適当な二次抗体を用いて行う．反応は室温で1時間とする．
❷洗浄の操作を同様に行う．

j. 発色反応
❶洗浄液を捨てブロッキングバッファーに変える．使用直前に発色液を調整し，メンブレンを発色液中に浸す．発色の様子を観察し，適当な発色が得られた時点で，蒸留水に移す．よく洗浄したのち，ろ紙上で乾燥させる．発色液の取り扱いには注意する．使用後は，DAB用の廃液びんに捨てる（通常はECLなどを用いた化学発光が一般的）．

Enhanced ChemiLuminescence（ECL）を利用した発色反応

　ECLを利用したウエスタンブロットの発色反応とは，Horseradish peroxidase（HRP）で標識した二次抗体を使用し，HRPと基質が反応することで生じる光をX線フィルムなどに露光させ，目的タンパク質を検出するシステムである．DAB（diaminobenzidine tetrahydrochloride）のような発色検出系と比べ，10倍以上高感度であり，かつ安全な試薬を利用したシステムといえる．現在では一般的な検出方法として広くウエスタンブロットに利用されており，多くの試薬メーカーがキット製品を販売している．

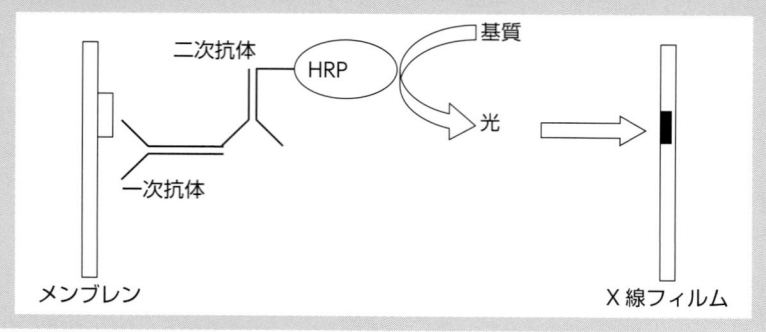

9. 核酸に関する実験

生体反応編

核酸には，タンパク質合成に関する情報をもち，その情報を次世代に伝える働きをするデオキシリボ核酸（DNA）と，生体内でタンパク質合成にたずさわるリボ核酸（RNA）の2種類が存在する．核酸は，塩基，五炭糖，リン酸からなるヌクレオチドが重合した高分子化合物で，構成糖はDNAがデオキシリボース，RNAがリボースである．

細胞核内に存在する核DNAは，ゲノムDNAともいわれ，真核生物では線状の二本鎖構造をとり，ヒストンなどのタンパク質と結合してヌクレオソームをつくっている．これがさらに多重構造をとり，クロマチン（染色質）と呼ばれる複合体を形成している．細胞分裂時には，高度に凝縮したクロモソーム（染色体）を形成する（図9.1）．ヒトでは，1細胞あたり46本，23対の染色体がある．ヒトの染色体DNAの合計は，約6×10^9塩基対（分子量約4×10^{12}）であり，長さは約1.8 mに達する．RNAはリボゾームRNA（rRNA），メッセンジャーRNA（mRNA），トランスファーRNA（tRNA）などの異なった機能をもつ多くの分子種からなり，主として細胞質に存在する．

目的

核の中でクロマチンとして存在しているゲノムDNAを抽出するためには，ヒストンなどのタンパク質を分解し，変性タンパク質として取り除く必要がある．9.1 ゲノムDNAの抽出では，生体試料からゲノムDNAを抽出する方法を学習するとともに，ゲノムDNAの構造を理解する．また，抽出したDNAの紫外線部吸収を測定することによってDNAの濃度および純度を検討する．9.2 制限酵素によるDNAの切断と電気泳動では，制限酵素を用いてDNAを断片化し，アガロースゲル電気泳動法による，DNA断片の分子量（長さ）の測定法を学習する．

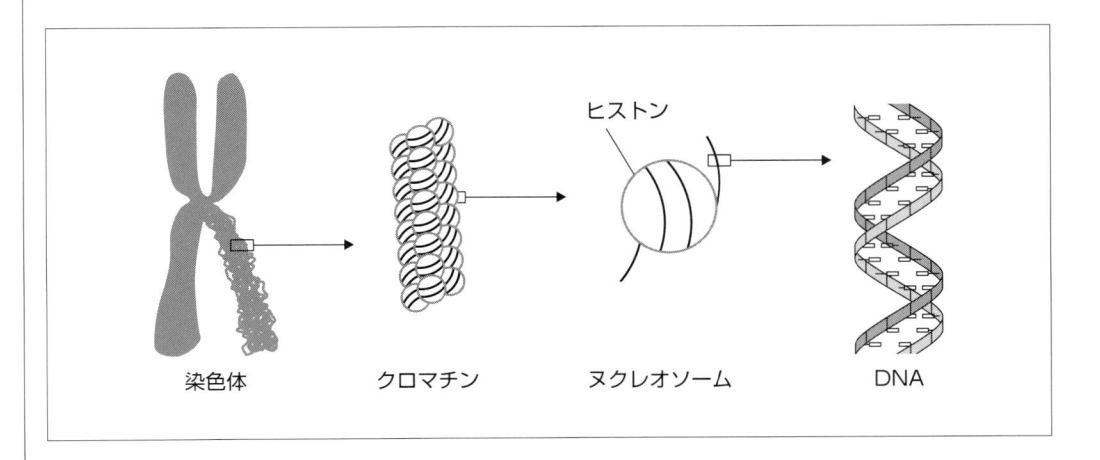

図9.1 染色体とDNAの構造

9.1 ゲノム DNA の抽出 (実験時間：100 分，試料：肝臓)

A. 器具

❶乳鉢，乳棒
❷冷却遠心分離機
❸恒温槽
❹ポリプロピレンふた付き遠心管（50 mL）
❺スポイト
❻メスシリンダー
❼メスピペット
❽ガラス棒
❾ろ紙
❿試験管（小）
⓫分光光度計
⓬石英セル

B. 試薬

❶DNA 抽出バッファー：10 mM Tris-HCl (pH 8.0), 150 mM NaCl, 10 mM EDTA, 0.1% SDS
❷プロテイナーゼ K（20 mg/mL）：滅菌した蒸留水で 20 mg/mL に調製する．
❸平衡化中性フェノール（pH 8.0）：手袋を着用して調製する．
  ❸-1　フェノール 40 g をガラスのメディウムびんに移し，びんのふたをゆるめ，60～70℃で湯煎する．
  ❸-2　溶解したフェノールに 8-キノリノール 0.04 g を加える．
  ❸-3　等容の 0.5 M トリス塩酸バッファー（pH 8.0）を加え，ふたをしっかり閉め 10 分間激しく混和する．容器を静置し，水層（上層）とフェノール層（下層）に分離したら，水層をアスピレーターで除く．これをもう一度繰り返す．
  ❸-4　等容の 0.1 M トリス塩酸バッファー（pH 8.0）を加えて混和し，水層を除く．
  ❸-5　フェノール層の pH を pH 試験紙で確認し，pH が 7.8 以上になるまで❸-4 を繰り返す．
  ❸-6　フェノール層の酸化を防ぐため，適量の 0.1 M トリス塩酸バッファー（pH 8.0）を加え，メルカプトエタノール 90 μL，0.5 M EDTA（pH 8.0）90 μL を加える．
  ❸-7　遮光して冷蔵庫で保存する．
❹PCI：平衡化中性フェノール，クロロホルム，イソアミルアルコールを 25：24：1 の比で混和する．
❺TE：1 M トリス塩酸バッファー 5 mL，0.5 M EDTA 1 mL，蒸留水 494 mL

C. 試料

❶新鮮なニワトリ（またはラット，マウス）の肝臓（市販のものでよい）

D. 操作方法 (図 9.2)

❶肝臓をドライアイスで凍結させ，ラップフィルムで包み，木槌で粗く砕く．約 1 g の肝臓片を冷凍庫で冷やした乳鉢と乳棒で，速やかに粉末状にする．
❷50 mL ポリプロピレン遠心管に DNA 抽出バッファー 10 mL を入れ，粉末状の肝臓を加え，緩やかに混ぜる．
❸20 mg/mL のプロテイナーゼ K を 50 μL 加え（最終濃度 100 μg/mL），55℃で 1 時間放置する．
❹等量の平衡化中性フェノールを加え，しっかりとふたをして，20 分間ゆっくりと

```
① 粉末状にした肝臓 1 g
② DNA 抽出バッファー 10 mL

③          ← 50 μL のプロテイナーゼ K
加熱（55℃，1 時間）

④          ← 等容の平衡化中性フェノール
転倒混和（20 分間）

⑤ 遠心分離（1,800×g，10 分間）
    ─ 水層
    ─ 中間層
    ─ 下層

⑥ 水層（上層）を新しい遠心管に移す

⑦          ← 等容の PCI
転倒混和（20 分間）

⑧ 遠心分離（1,800×g，10 分間）

⑨ 水層（上層）を新しい遠心管に移す

⑩          ← 2 倍容の冷却した純エタノール
    ─ DNA が析出

⑪ DNA をガラス棒に巻き付ける

⑫ 70%エタノールに 10 秒浸す（2 回）

⑬ 15 分程風乾する

⑭ TE 3 mL に DNA を溶解する
```

図 9.2　ゲノム DNA の抽出

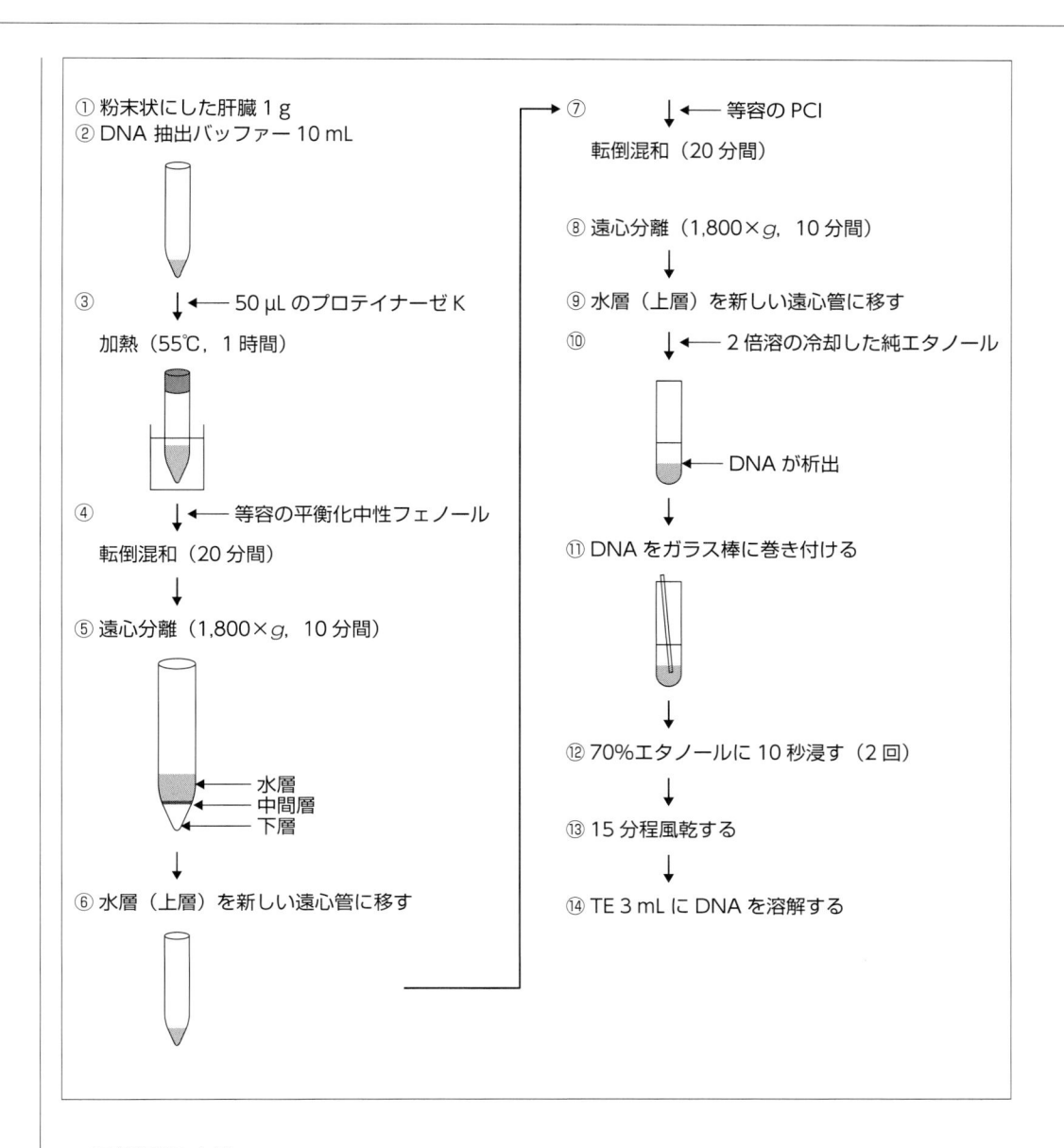

転倒混和する．

❺ 室温で 1,800×g，10 分間遠心分離する．

❻ 水層（上層）を口の太いスポイトで採取して新しい遠心管に移す．中間層の変性したタンパク質を取らないよう注意する．

❼ 等量の PCI を加え，しっかりとふたをして，20 分間ゆっくりと転倒混和する．

❽ 室温で 1,800×g，10 分間遠心分離する．

❾ 水層（上層）を口の太いスポイトで採取して新しい遠心管に移す．

❿ 2 倍容の冷却した純エタノールを遠心管の壁面を伝わらせてゆっくりと加える（遠心管内の液が 2 層に分かれる）．

⓫ 2 層の境界面付近に細い糸状の DNA が析出する．析出した DNA をゆっくりとガラス棒に巻き付ける．

⓬ DNA をガラス棒ごと取り出し，5 mL の 70%エタノールに 10 秒ほど浸す．これを 2 回繰り返す．

⓭ ガラス棒を逆さに立て，巻き付けた DNA を 15 分程風乾する．

⓮ ガラス棒に巻き付けた DNA を TE 3 mL につけ，パラフィルムで封をして冷蔵庫に一晩置き，DNA を溶かす．これを DNA 原液とする．

a. 濃度の算出

❶DNA は 260 nm に極大吸収をもつため，分光光度計を用いてこの領域の吸光度を測定することで定量できる．標準的二本鎖 DNA では 50 μg/mL のとき，A_{260}＝1.0 となり，DNA 原液の濃度は以下のようになる．

$$\text{DNA 濃度}(\mu g/mL) = A_{260} \times 50 \times 希釈倍率$$

b. 純度の検討

❶DNA 原液の一部をとり，260 nm の吸収がおよそ 0.6 となるように TE で希釈する．

❷分光光度計を用いて希釈 DNA の吸収度（230 nm, 260 nm, 280 nm）を測定する．吸光度測定のブランクには TE を用いる．

❸吸光度比 A_{230}/A_{260}，A_{260}/A_{280} を計算し，DNA の純度を検討する．
一般に A_{230}/A_{260} は 0.50〜0.33，A_{260}/A_{280} は 1.65〜1.85 であればよいといわれている．

9.2 制限酵素による DNA の切断と電気泳動

（実験時間：150 分，試料：λ DNA）

A. 器具

❶サブマリン型電気泳動槽（図 9.3）
❷UV トランスイルミネーター
❸三角フラスコ
❹メスシリンダー
❺マイクロピペット（20 μL，10 μL）
❻マイクロピペット用チップ
❼マイクロチューブ（1.5 mL）
❽卓上遠心機（マイクロチューブ 1.5 mL 用）
❾恒温槽（37 ℃）

図 9.3 サブマリン型電気泳動槽

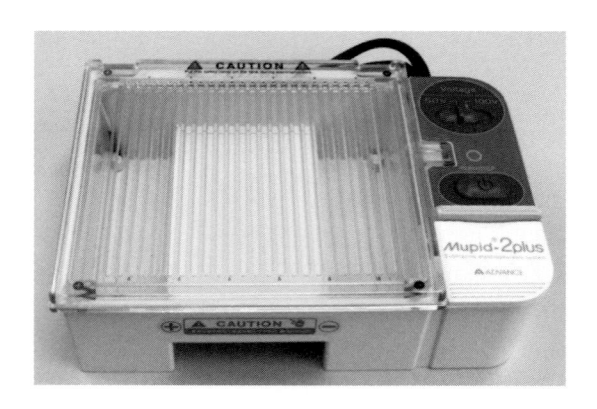

B. 試薬

❶5 M 水酸化ナトリウム溶液（pH 調整用）：水酸化ナトリウム（NaOH）40.00 g を手早く量り，160 mL の蒸留水に撹拌しながら加える．溶解後 200 mL にする．

❷0.5 M EDTA 溶液（pH 8.0）：蒸留水 200 mL にエチレンジアミン四酢酸二ナトリウム二水和物（EDTA）46.53 g を懸濁する．粒状の水酸化ナトリウム約 5 g を加え，EDTA を溶解する．5 M 水酸化ナトリウム溶液を少量ずつ加えて pH 8.0 に調整後，250 mL にする．オートクレーブにかけて保存する．

❸TAE バッファー：トリス［Tris (hydroxymethl) aminomethane］4.84 g，氷酢

酸 1,142 µL, 0.5 M EDTA 溶液（pH 8.0）2 mL を蒸留水 900 mL に溶解後, 1,000 mL にする.
❹10 mg/mL エチジウムブロマイド溶液：褐色びんなどの遮光性容器にエチジウムブロマイド（EtBr）1 g を入れ, 滅菌水 100 mL を加える. 溶けにくいのでスターラーで 1 時間ほど撹拌する. 室温, あるいは冷蔵庫で保存する. EtBr は発がん性があるので, 必ず手袋を着用して取り扱う.
❺DNA 染色液（0.1 mg/mL EtBr 溶液）：10 mg/mL EtBr 溶液 200 µL と TAE バッファー 200 mL を混和する. プラスチック容器に入れ, 冷暗所で保存する.
❻ゲルローディングバッファー：ブロモフェノールブルー（BPB）5 mg, キシレンシアノール（XC）5 mg, グリセロール 3 mL, 0.5 M EDTA 溶液（pH 8.0）0.1 mL, 滅菌水 6.9 mL を混和, 溶解する. 室温または冷蔵庫で保存する.
❼制限酵素 *Hin*d Ⅲ
❽制限酵素 *Eco*R Ⅰ
❾制限酵素 *Bam*H Ⅰ
❿10×M バッファー（制限酵素に添付）
⓫10×H バッファー（制限酵素に添付）
⓬DNA サイズマーカー：DNA サイズマーカー（1 kb DNA Ladder）1 µL, ゲルローディングバッファー 1 µL, 滅菌水 3 µL を混合する.

C. 試料

λ DNA（48,502 bp）：250〜500 µg/mL

D. 操作方法 (図 9.4)

a. 0.7 % アガロースゲルの作成 (50 mm × 66 mm ゲル 1 枚分)

❶三角フラスコにアガロース 0.21 g, 1 × TAE バッファー 30 mL を入れて懸濁する. 三角フラスコの口をラップフィルムで閉じ, 先の尖ったもので小さな穴を 2, 3 か所あける.
❷電子レンジでアガロースを溶かす. 様子をみながら加熱のしすぎに注意する. 少し冷めたら三角フラスコを持って撹拌する.
❸三角フラスコの底を手で触れる程度（約 50 ℃）に冷ましてから, ゲル作成トレイに流し込む. 気泡があれば取り除く.
❹コームをさして, 室温で 30 分程度放置し, ゲルを固める.

b. 制限酵素反応

❶1.5 mL マイクロチューブを 4 本用意し, 表 9.1 のように試薬, 試料をそれぞれ入れる.
❷マイクロチューブを片手の親指と人差し指で持ち, もう一方の手で弾くようにして混和する（タッピング）.
❸卓上遠心分離機で軽く遠心分離し, 試薬などをマイクロチューブの底部に落とす.
❹マイクロチューブを 37 ℃の恒温槽に浸け, 約 30 分間酵素反応を行う.
❺マイクロチューブを恒温槽から取り出し, 5 µL ゲルローディングバッファーを加え, タッピングで混和する.
❻卓上遠心機で軽く遠心分離する.

図9.4 実験操作の流れ

a. アガロースゲルの作成
① アガロース 0.21 g
　TAE バッファー 30 mL
　　ラップフィルム
② 電子レンジで加温溶解
　50～60 ℃まで冷ます
③ ゲルトレイに流し込む
④ 室温で冷やし固める

b. 制限酵素反応
①② λDNA，バッファー，滅菌水，制限酵素
③ 混和，卓上遠心機で軽く遠心分離
④ 加温
　37 ℃，約 30 分
　室温まで冷ます

⑤ ゲルローディングバッファー 5 μL
⑥ 混和，卓上遠心機で軽く遠心分離

c. 電気泳動
① アガロースゲルをサブマリン型電気泳動槽にセットし，TAE バッファーを注ぐ
② ウエル内を洗浄する
③ 試料を重層
　TAE バッファー
　ウエル
④⑤ 電気泳動（100 V，約 30 分）
　－極
　＋極
　DNA
　電流
⑥ 染色（15 分）
　← 紫外線
⑦ DNA バンドの検出

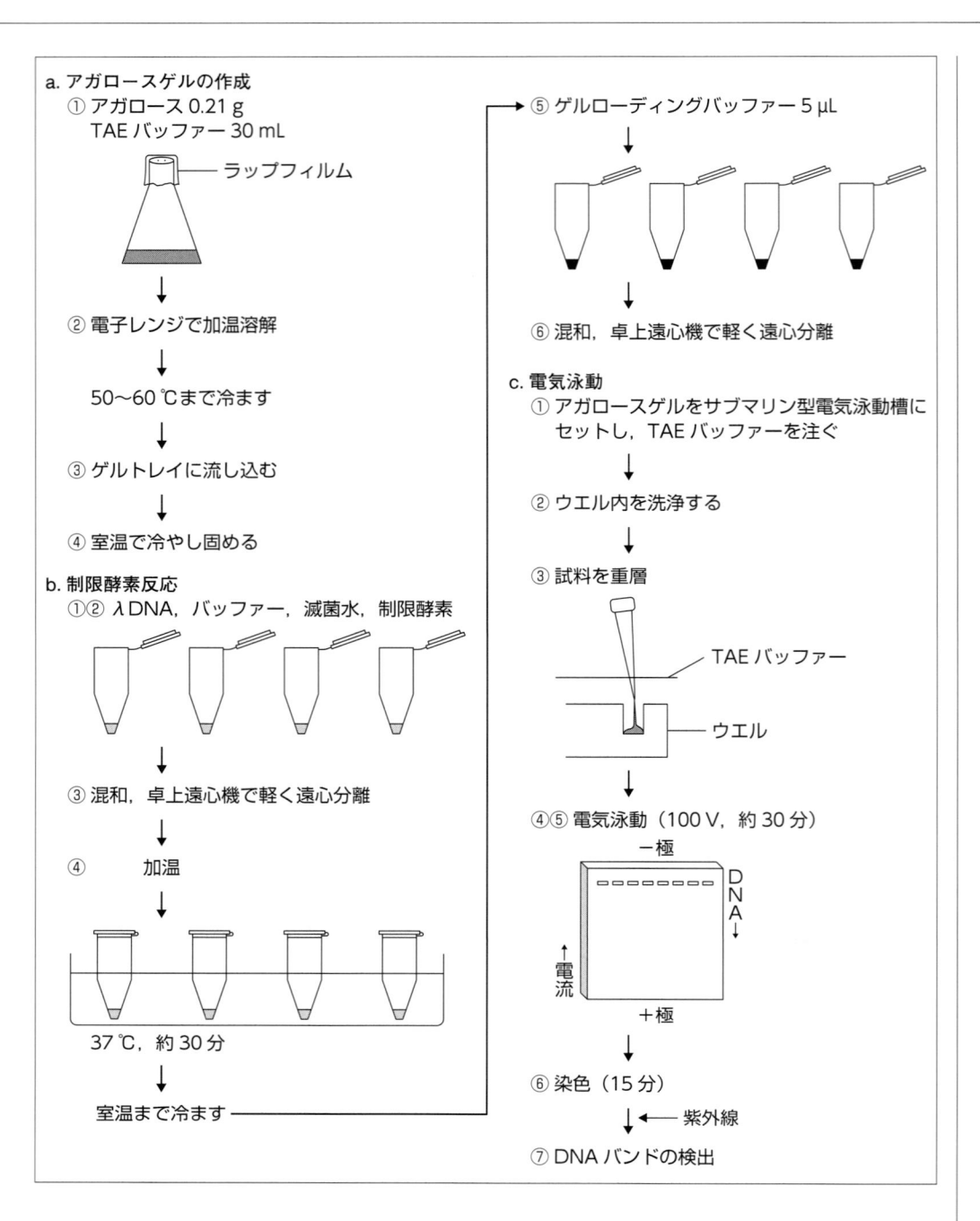

表9.1 制限酵素反応液の調整（μL）

マイクロチューブ No.	1	2	3	4
λ DNA	2	2	2	2
10×H バッファー	−	−	2	2
10×M バッファー	−	2	−	−
滅菌水	18	15	15	15
制限酵素 Hind III	−	1	−	−
制限酵素 EcoR I	−	−	1	−
制限酵素 BamH I	−	−	−	1

c. 電気泳動
❶泳動槽にゲルをセットし，TAE バッファーをゲルの上面 3 mm くらいまで注ぐ．
❷マイクロピペットを用い，ウエルの真上で TAE バッファーを数回出し入れし，ウエル内を洗う．
❸DNA サイズマーカー 5 μL，各試料 5 μL をウエルへ静かに重層（アプライ）する．

❹電気泳動（100 V）を行う．ウエル側がマイナス極になるように電流を流す．
❺BPB がゲルの 2/3 程度の位置まで流れたところで，電気泳動を止める．
❻ゲルを DNA 染色液に 15 分程度浸す．
❼紫外線を照射し，DNA バンドを確認する．必要に応じて写真に記録する．
❽EtBr を含む DNA 染色液は，活性炭や市販の EtBr 吸着フィルターで処理したのち，施設の規則に従って廃棄する．

E. 結果

図 9.5 参照.

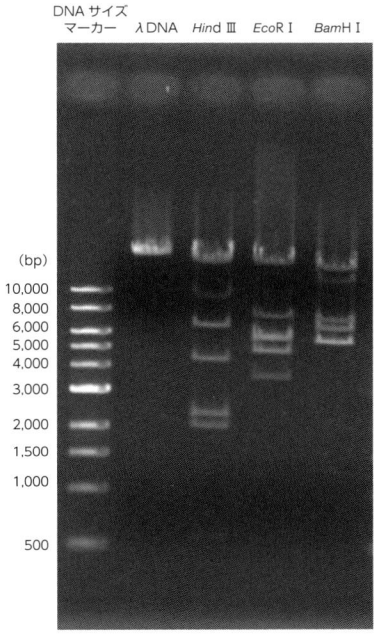

図 9.5　電気泳動結果例

アガロース電気泳動法とは

アガロースは寒天の主要成分で，2 種類の多糖が結合して網目構造をとることから，アガロースゲルは核酸などの生体物質の分離に用いられる．核酸はマイナスの荷電をもっているため，電場に置かれると，アガロースゲルの網目構造内を＋極側に移動する．長い DNA 断片は網目構造にひっかかりながらゆっくり移動し，短い DNA 断片は早く移動することから，アガロースゲル電気泳動法では，DNA を長さ（塩基対，base pair：bp）によって分離することができる．

制限酵素について

制限酵素は特定の塩基配列をもつ二本鎖 DNA を切断する．切断の結果，5'-突出末端を生じるもの，3'-突出末端を生じるもの，平滑末端を生じるものがある．遺伝子組換えでは，制限酵素を「はさみ」として DNA を切断し，DNA リガーゼと呼ばれる酵素を「のり」として用い，異種生物由来の遺伝子（DNA）どうしを接続し，融合した遺伝子を作成する．

実験に用いた制限酵素の認識部位と切断様式は次のとおりである．

EcoR I	BamH I	Hind III
5'- G A A T T C -3'	5'- G G A T C C -3'	5'- A A G C T T -3'
3'- C T T A A G -5'	3'- C C T A G G -5'	3'- T T C G A A -5'

遺伝子発現量（mRNA 発現量）の検討

遺伝子（DNA）は基本的に生涯変化することはない（がん化を除く）．一方，遺伝子から mRNA を合成する反応（発現）は，栄養状態の変化に応じて調節を受け，身体の機能に大きな影響を及ぼしている．組織をフェノールおよびチオシアン酸グアニジンの均一溶液中でホモジナイズし，クロロホルム添加後，遠心分離することで RNA は水層に移行する．この水層をイソプロパノール処理することで総 RNA（rRNA, mRNA および tRNA）が精製できる．そして，RNA に逆転写酵素を作用させると相補的 DNA（complementary DNA：cDNA）が合成できる．この cDNA を鋳型としたリアルタイム PCR を行うことで，標的遺伝子の発現量を定量することができる．近年では，このような技法が分子栄養学領域の多くの研究で用いられている．

PCR 法について

ポリメラーゼ連鎖反応（polymerase chain reaction：PCR）は，特定の DNA 領域を増幅する方法である．鋳型となる DNA を加熱して 1 本鎖にし（①），増幅したい DNA 領域の両端部分と相補的な配列の DNA 鎖（プライマー）を過剰に存在させた状態で温度を下げると，プライマーが鋳型 DNA と 2 本鎖を形成する（②）．この状態で DNA 合成基質のデオキシ三リン酸と DNA ポリメラーゼを作用させると，プライマー部位から DNA 相補鎖が合成される（③）．この反応を繰り返すことによって，特定の DNA 領域が増幅される．

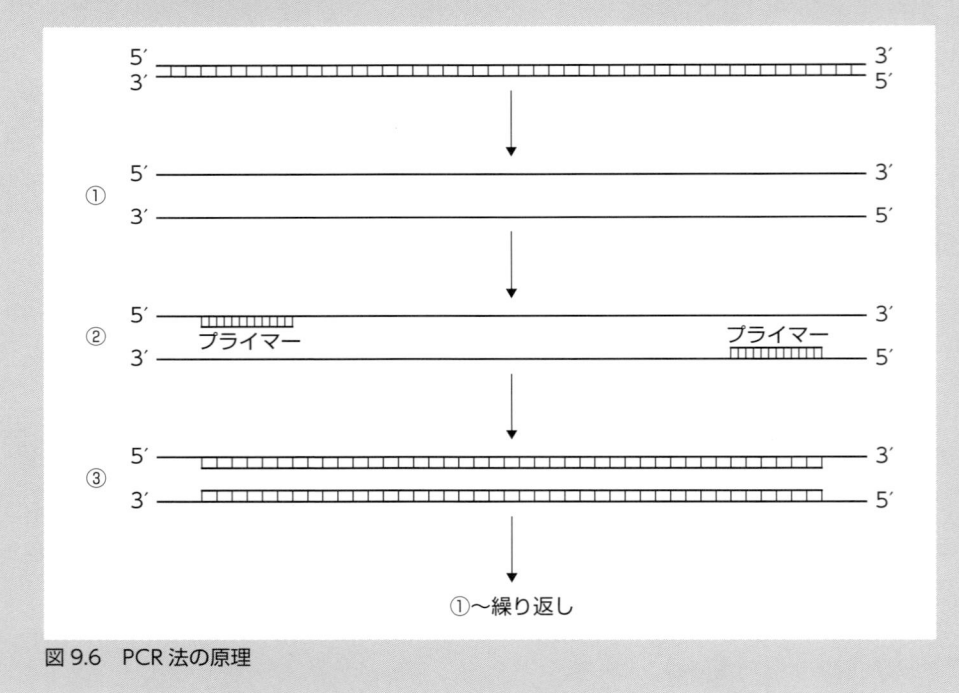

図 9.6　PCR 法の原理

10. 窒素出納に関する実験

(実験時間：実験飼料飼育8日＋分析)

窒素出納は，Rose の先駆的研究以降，タンパク質必要量やアミノ酸必要量を求めるために用いられてきた古典的方法である．その基本的な考え方は，タンパク質を構成するアミノ酸が窒素を含有している物質なので，身体の窒素の増減はタンパク質の増減と同義であると考えることができる，というものである．

ラットでの窒素出納実験では，糞の性状から，ヒトを対象とした実験（15章）で用いるカルミン（赤色）や木炭（黒色）などの色素標識による実験飼料に対応する糞を正確に採取することは困難である．そこで，ラットでは，実験期間（長ければ長いほどよい）の糞をすべて集める．こうすれば，1日ぐらいずれても問題にならない．

A. 実験の手順

動物実験であるので，所属機関の実験動物委員会などの承認を受けて実施する．

表 10.1 ラットの窒素出納実験の手順

実験日	1	2	3	4	5	6	7	8
曜日	月	火	水	木	金	土	日	月
世話	○	○	○	○	○	○	○	○
実験飼料	○	○	○	○	○	○	○	○
摂餌量	○	○	○	○	○	○	○	○
体重	○	○	○	○	○	○	○	○
尿	○	○	○	○	○	○	○	
糞	○	○	○	○	○	○	○	

- 実験開始日は，各施設の事情により調整する．ただし，実験を開始すると，毎日定刻に実験動物（ラット）の世話をしなければならない（グループ内で分担する）．
- 毎日の世話は，ラットのハンドリング，体重測定，給餌量・残餌量測定，給水，尿処理，糞処理，掃除などである．
- 実験飼料は，毎日定刻に給餌し，残餌量を計量して，摂餌量を算出する．
- 体重は，毎日定刻に測定し，記録する．
- 尿は，毎日定刻に採取し処理する．
- 糞は，毎日定刻に採取し処理する．

B. 実験飼料の調製

タンパク質含量の異なる飼料を調製する．たとえば，表 10.2 にカゼインと小麦グルテンを用いた場合を示した．カゼインと小麦グルテンに含まれるタンパク質は，ケルダール法（6.1 参照）にてあらかじめ分析する．

表10.2 ラットの実験飼料の例

	カゼイン食 (g/kg食)				小麦グルテン食 (g/kg食)			
	5.0%	10.0%	15.0%	20.0%	5.0%	10.0%	15.0%	20.0%
カゼイン[*1]	58.0	116.0	174.0	232.0	–	–	–	–
小麦グルテン[*2]	–	–	–	–	69.4	138.9	208.3	277.8
コーンスターチ	551.3	512.7	474	435.3	543.7	497.4	451.1	404.8
スクロース	275.7	256.3	237	217.7	271.9	248.7	225.6	202.4
菜種油	35.0							
大豆油	15.0							
ビタミン混合[*3]	10.0							
ミネラル混合[*4]	35.0							
セルロース	20.0							

*1 タンパク質 86.2％（N×6.38）
*2 タンパク質 76.0％（N×5.70）
*3 AIN-76 ビタミン混合（100g中：ビタミンA・アセテート；40,000 IU，ビタミン D_3；10,000 IU，ビタミンE・アセテート；500 mg，ビタミン K_3；0.5 mg，ビタミン B_1・硝酸塩；60 mg，ビタミン B_2；60 mg，ビタミン B_6・硝酸塩；70 mg，ビタミン B_{12}；0.1 mg，D-ビオチン；2 mg，葉酸；20 mg，パントテン酸カルシウム；160 mg，ニコチン酸；300 mg，重酒石酸コリン 20 g）
*4 AIN-76 ミネラル混合（100 g中：リン酸水素カルシウム；50 g，塩化ナトリウム；7.4 g，クエン酸カリウム・1水和物；22 g，硫酸カリウム；5.2 g，酸化マグネシウム；2.4 g，重炭酸マグネシウム；0.35 g，クエン酸鉄；0.6 g，重炭酸亜鉛；0.16 g，水酸化炭酸銅・1水和物；0.03 g，亜セレン酸；0.00066 g，ヨウ素酸カリウム；0.001 g，硫酸クロムカリウム；0.055 g）

C. 実験食の給餌と給水

給餌器は，固形飼料と粉末飼料を与える場合により，使用する給餌器を選択する（図3.8参照）．また，実験動物の大きさ（マウスかラットか，幼若か成熟か）によっても給餌器の大きさを変える必要がある．摂餌量は，毎日あらかじめ決めた時刻に給餌前の重量（給餌量）と給餌後の重量（残餌量）の差から求める．

給水器としては，飲み口が金属製，器が合成樹脂でできているもが一般に使用されている．摂水量は，毎日あらかじめ決めた時刻に給水前の重量と給水後の重量の差から求める．

D. 糞尿の分離採取と窒素分析

糞尿の分離採取方法は，毎日一定の時刻に体重と残餌量を測定し，糞受け金網の糞を集め，噴霧器で蒸留水を噴霧して金網に付着している尿を尿受けに洗い込む．尿受けの尿をメスシリンダーに入れ，適当な量（たとえば，100 mL）に蒸留水で調整する．調整した尿をよく混和し，ろ紙でろ過する．ろ液を約20 mL 保存用の容器に入れ，トルエン（防腐のため）を2滴入れて，冷凍保存する．尿中の窒素分析は，6.1のケルダール法を用いる．

糞受けに受けた糞と代謝ケージに付着している糞をすべて集める．実験期間中，毎日糞を集め，乾燥機ですべての糞を乾燥し，糞の重量を測定し，粉砕器（コーヒーミルなど）で均一になるまで粉砕する．粉砕した糞の一部を保存容器にいれ，保存する．糞中の窒素分析は，6.1のケルダール法を応用して行う．

E. 考察

出納試験は，栄養素の摂取量と排泄量を測定し，その栄養素の摂取量が不足しているかどうか，また，平衡を維持するためには，どれだけの栄養素を摂取すれば良いかを調べる方法である．

食品中の栄養素は，100％利用されるわけではない．食品の種類や栄養素の種類によっても異なる．食品中の栄養素の利用率を求めるためには，摂取した栄養素がどれだけ消化吸収されたか，どれだけ体内に保留されたかを知る必要がある．

消化吸収量は，摂取した栄養素量から糞中に排泄された栄養素を差し引き，残りが吸収された量として求める．この吸収量が何%にあたるかを計算したものが消化吸収率である．

　　吸収量＝摂取量－糞中排泄量
　　消化吸収率＝吸収量÷摂取量×100

糞には，消化されなかった栄養素以外に，消化液，消化管粘膜細胞，腸内微生物などの内因性の成分も含んでいる．たとえば，タンパク質を含んでいない飼料（無窒素食）を摂取している時にも，糞中に窒素を検出することができ，脂肪を含んでいない飼料（無脂肪食）を摂取している時にも，糞中に脂肪を検出することができる．このような食物に由来しない窒素や脂肪を内因性窒素や内因性脂肪という．したがって，真の消化吸収率は，この糞中内因性損失量を考慮して求める．

　　真の消化吸収率＝[摂取量―（糞中排泄量－糞中内因性損失量）]÷摂取量×100

糞中内因性損失量を正確に測定することは，非常に困難である．一般的には，食物を摂取しない時の糞中の栄養素損失量を測定する．また，デンプンや寒天だけの飼料（無タンパク質食や無脂肪食）を摂取した時の糞中の窒素や脂肪の損失量を測定する．多くのミネラルやビタミンについても同様である．

**動物を対象と
した実験編**

11. 糖代謝に関する実験：絶食および糖尿病

　動物は，栄養素を摂取しなければ生きていくことができない．また同時に，さまざまな環境下で生き抜いていく強さをもっている．
　絶食状況下でどのように生理状態を変化させて生命を維持させているのか．また，日本人で発症率が高いといわれている糖尿病時にみられる代謝の変化について，糖尿病モデルラットを作成して実験する．

目的
　実験動物を飼育し，これを病態モデル動物としてどのように取り扱うかについて学ぶ．また，実験を通して生体の代謝を理解することを目的とする．

11.1 糖尿病モデルラットの作成と飼育

（実験時間：作成 60 分．ラットの飼育に約 1 週間（餌やり 30 分×7 日）必要）

A. 実験動物の取り扱い方

　動物を用いた研究は，「実験動物の飼養及び保管並びに苦痛の軽減に関する基準」（2006 年 4 月 28 日環境省告示第 88 号）などを遵守して行われた研究でなければならないとされている．

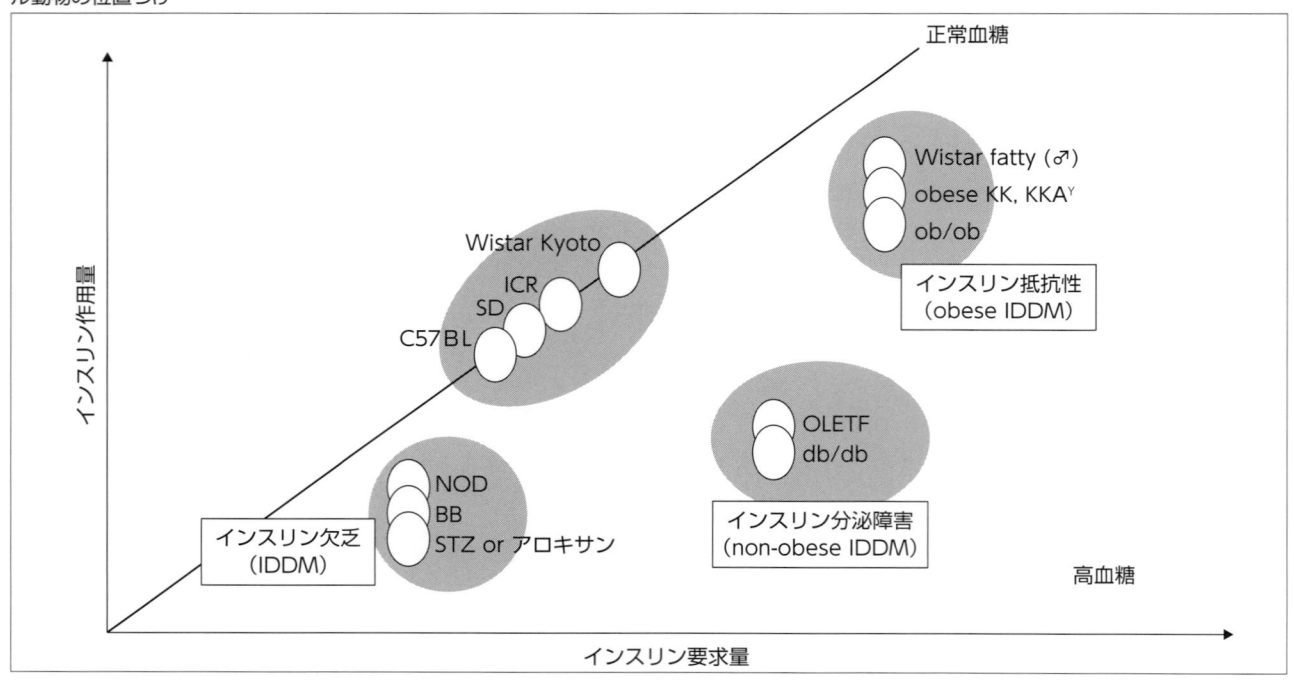

図 11.1　インスリン要求量とインスリン作用量の相関におけるモデル動物の位置づけ

B. 糖尿病モデルラット（ストレプトゾトシン（STZ）誘発糖尿病モデルラット）

　糖尿病はインスリン作用不足により発症する．「インスリン作用の不足した状態」は生体のインスリン要求量がインスリンの作用量を上回ったときと定義でき，これに基づき多くの糖尿病モデル動物が開発されてきた（図 11.1）．

　糖尿病モデル動物は，ヒトで実証することが極めて困難な問題の解決のために利用されてきた．また，糖尿病の病態生理の解明，発症の予防ならびに治療法の確立あるいは抗糖尿病薬の評価・開発などに貢献している．

a. 糖尿病の種類
　インスリン欠乏型糖尿病

b. 特徴
　ストレプトゾトシン（N-nitroso derivative of glucosamine）はカビの 1 種である *streptomyces achromogenus* に由来する抗生物質の 1 つである．催糖尿病作用の機序は，おもに迅速かつ不可逆性の壊死を伴う膵島 B 細胞に対する細胞毒性によることが報告されている．

c. 作成方法
❶ SD 系雄性ラット（体重 150〜200 g）を前日から絶食（18〜20 時間）させる．
❷ ペントバルビタール麻酔下で，0.05 M クエン酸緩衝液（pH 4.5）に溶解したストレプトゾトシン（45 mg/mL/kg 体重）をラットの頸静脈内に注射する（表 11.1）．

動物	週齢	投与量	性質
非肥満型ラット	6〜8	45 mg/kg, i.v.	軽症型
	6〜8	65 mg/kg, i.v.	重症型
肥満型ラット	7〜8	40〜45 mg/kg, i.v.	重症型

表 11.1　ストレプトゾトシンによる軽症あるいは重症型糖尿病の作製法
i.v：静脈内投与

d. 実験群
❶ 本実験では，通常飼育でなにもしない正常群（対照ラット），ストレプトゾトシンを投与した糖尿群（糖尿病ラット），および解剖前 48 時間絶食させた絶食群（絶食ラット）の 3 群設ける．

e. 飼育方法
❶ 動物は，温度 23 ± 2 ℃，湿度 50〜60 %，12 時間明暗サイクルの安定した条件で維持し，固型飼料 MF（オリエンタル酵母）と水を常時給与する（7 日間）．
❷ 正常群のラットには，実験期間を通じ，固型飼料と水は自由に与える．
❸ 糖尿病群のラットには，実験期間を通じ，固型飼料と水は自由に与える．特に，糖尿病ラットは，多飲・多尿のため，飲料水の不足に注意する．また，毎日あるいは，1 日 2 回の床敷交換が必要である．
❹ 絶食群のラットは，解剖予定時間の 48 時間前に固型飼料を取り出し，飲料水だけ与える．
❺ 体重と摂食量および飲水量は，毎日同じ時刻に測定し，記録する．
❻ 毎日同じ時刻に，尿の定性試験（11.3）を行う．

> **ストレプトゾトシン糖尿病モデルとアロキサン糖尿病モデル**
>
> ストレプトゾトシンの場合には，0.05 M クエン酸緩衝液（pH 4.5）に溶解する．このときのクエン酸緩衝液の pH が糖尿病発症に重要である．一方，アロキサンの場合には，0.15 M NaCl を含む 10 mM リン酸緩衝液（pH 7.4）に溶解する．
> また，投与方法としては，静脈内投与や腹腔内投与がある．一般的に，同じ投与量であれば静脈内投与のほうが腹腔内投与よりも重症となる．

11.2 ラットの解剖と試料の処理 （実験時間 11.2～11.4：270 分）

A. 準備

❶解剖前にラットの体重を測定する．
❷取り出した各臓器の重さを記入する．

解剖前体重	g
臓器名	(g)

B. 器具

❶動物固定板
❷解剖用はさみ
❸ピンセット
❹鉗子
❺たこ糸
❻ビーカー
❼シャーレ
❽ガーゼ
❾脱脂綿
❿薬包紙
⓫生理食塩水
⓬注射器
⓭液体窒素
⓮保存用ビニール袋

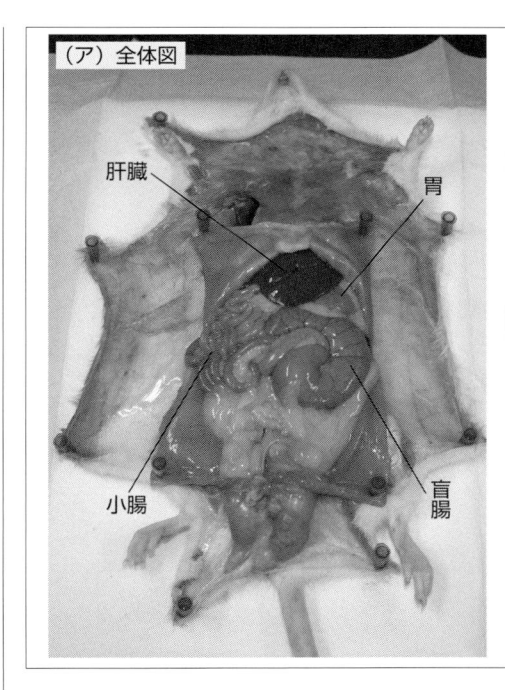

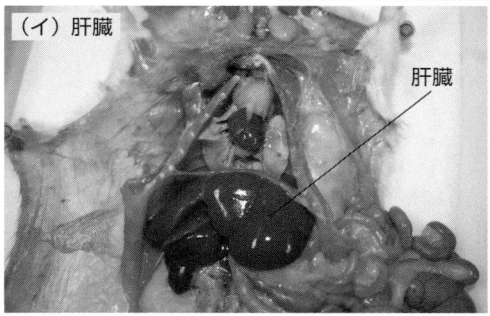

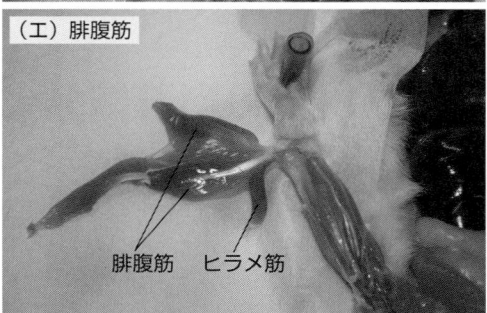

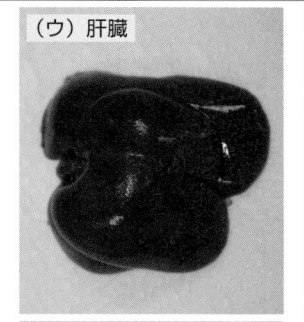

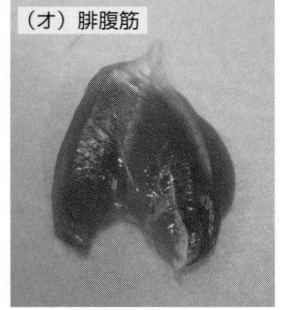

（ア）全体図　　（イ）肝臓　　（ウ）肝臓
（エ）腓腹筋　　（オ）腓腹筋

図 11.2　ラットの解剖

C. 麻酔

❶ペントバルビタールを用いてラットを麻酔する．

D. 動物の固定

❶ラットは背を下にして固定する．

E. 解剖（図 11.2）

❶腹部の皮をつまみあげて，はさみで切り込みを入れ頭のほうに向って切る．
❷次に腹部をピンセットでつまみ，内臓を切らないように注意しながら頭側へ切りすすむ．剣状突起が見えたところで停止する．
❸腹部大静脈から，ヘパリン処理した注射器を用いて採血する．
❹採取した血液は，4 ℃，2,200×g，10 分間遠心し，上清（血漿）を保存用チューブに入れて，分析まで−20 ℃で保存する．
❺肝臓（図 11.2（イ），（ウ））を取り出して，血液を拭ったあと秤量する．
❻肝臓は，液体窒素で処理し，分析まで−80 ℃で保存する．→ 11.5A で使用
❼消化管も腸間膜が残らないようていねいに取り出す．内容物は針をつけない注射器を使い生理食塩水で洗い流す．小腸を 4 等分し，各部位は水気を切ったのち，秤量する．
❽十二指腸から 2 つ目の分節（第 2 分節）を反転させ，氷上に置いたシャーレの上で，腸粘膜を剥離させる．
❾剥離させた腸粘膜は，分析まで−20 ℃で保存する．→ 11.7 で使用
❿残りの腸重量を測定し，剥離前の重量差から腸粘膜量を計算する．
⓫左右の腓腹筋（図 11.2（エ），（オ））を取り出して秤量する．
⓬腓腹筋は，液体窒素で処理して，分析まで−80 ℃で保存する．→ 11.5B で使用
⓭すべての臓器を取り出して秤量し，観察記録したあと臓器を身体に戻し適切な処理方法で廃棄する．
⓮器具，ガーゼなどはきれいに洗う．

11.3 ラットの尿の定性試験

❶ 7日間の飼育期間に，新鮮尿を採取する．
❷ 採取した尿は，直ちに尿試験チェックシートでチェックする．
❸ チェックシートの色の変化で，尿中のウロビリノーゲン，潜血，ビリルビン，ケトン体，グルコース，タンパク質，pH，亜硝酸塩，比重，アスコルビン酸などを判定する．

11.4 ラットの血液成分の分析

A. 試料

11.1.B.d に示した対照ラット，糖尿病ラット，絶食ラット（1グループ3匹または3グループ3匹必要）の腹部大静脈から得た血液．

B. 分析項目

グルコース（ムタロターゼ・GOD法）(p.52参照)，アルブミン（BCG法）(p.54参照)，総タンパク質（ビウレット法）(p.33参照)，総コレステロール（コレステロールオキシダーゼ・DAOS法）(p.63参照)，中性脂肪（GPO・DAOS法）(p.61参照)，遊離脂肪酸（ACS・ACOD法）(p.65参照)

11.5 糖尿病モデルラットの肝臓と筋肉のグリコーゲン測定

11.5.1 肝臓グリコーゲン量の測定

A. 試料　11.1.B.d に示したラットを解剖し保存した肝臓．

B. 分析方法　4.1.1 を参照．

C. 考察のポイント

肝臓のグリコーゲン量が，対照ラットの値を基準として，糖尿病ラットや絶食ラットで変化する理由を考える．

11.5.2 筋肉グリコーゲン量の測定

A. 試料　11.1.B.d に示したラットを解剖し保存した腓腹筋．

B. 分析方法　4.1.2 を参照．

C. 考察のポイント

筋肉のグリコーゲン量が，対照ラットの値を基準として，糖尿病ラットや絶食ラットで変化する理由を考える．

11.6 グルコース-6-ホスファターゼおよびグルコキナーゼの活性測定

A. 試料　11.1.B.d に示したラットを解剖し保存した肝臓．

B. 分析方法　4.8.1 および 4.8.2 を参照．

C. 考察のポイント

グルコース-6-ホスファターゼ活性とグルコキナーゼ活性が，対照ラットの値を基準として，糖尿病ラットや絶食ラットで変化する理由を考える．

11.7 小腸粘膜スクラーゼとマルターゼの測定

11.7.1 スクラーゼ活性測定

A. 試料　11.1.B.d に示したラットを解剖し保存した小腸粘膜．

B. 分析方法　4.8.3 を参照．

11.7.2 マルターゼ活性測定

A. 試料　11.1.B.d に示したラットを解剖し保存した小腸粘膜．

B. 分析方法　4.8.4 を参照．

C. 考察のポイント

小腸粘膜酵素活性が，対照ラットの値を基準として，糖尿病ラットや絶食ラットで変化する理由を考える．

【考察のポイント】

血漿グルコース濃度が，対照ラットの値を基準として，糖尿病ラットや絶食ラットで変化する理由を考える．これらの結果に基づき，糖尿病ラットと絶食ラットの糖代謝について考察する．

動物を対象とした実験編

12. 肝機能に関する実験：脂肪肝

　肝臓に脂肪が異常蓄積した病態を脂肪肝と呼ぶ．脂肪肝は低タンパク質栄養状態やアルコール過剰摂取に伴って発症することが知られているほか，近年では，非アルコール性脂肪性肝障害（non-alcoholic fatty liver disease：NAFLD）や非アルコール性脂肪肝炎（non-alcoholic steatohepatitis：NASH）など肝硬変や肝不全に進展する可能性を有する病態が報告されている．

　実験的にはタンパク質欠乏食，メチオニン・コリン欠乏食，アルコール添加食（飲水）で維持する，あるいは四塩化炭素やエチオニンを投与することで脂肪肝モデル動物を作成することができる．

　エチオニンはメチオニンのエチル同族体である．エチオニンを雌ラットに投与するとタンパク質合成が阻害されることによって脂肪肝を発症する．エチオニンは肝臓内でATPと反応しS-アデノシルエチオニンを生じるが，これはS-アデノシルメチオニンと異なり，容易にはアデノシン部分を再生できず，肝臓内ATP濃度が低下することが，タンパク質合成阻害機構の一因と考えられている．

図 12.1　エチオニンの代謝

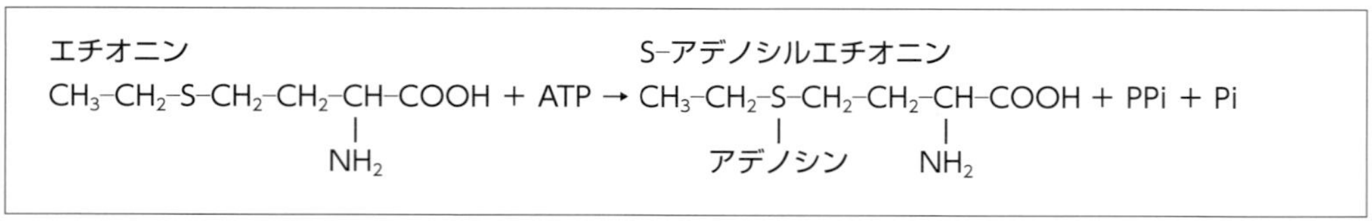

$$\underset{\text{エチオニン}}{CH_3-CH_2-S-CH_2-CH_2-\underset{NH_2}{\overset{|}{CH}}-COOH} + ATP \rightarrow \underset{\text{S-アデノシルエチオニン}}{CH_3-CH_2-S-CH_2-CH_2-\underset{\underset{NH_2}{\text{アデノシン}}}{\overset{|}{CH}}-COOH} + PPi + Pi$$

目的
　エチオニン投与による脂肪肝モデルラットを作成し，その病態について検討する．

12.1 脂肪肝モデルラットの作成と飼育

（実験時間：エチオニン投与 30 分．試料採取 1 時間）

A. 試薬
❶ DL-エチオニン水溶液（25 mg/mL）：煮沸しながら溶解し，体温程度まで冷ましてから投与する．
❷ 生理食塩水

B. 作成方法（図 12.2）
❶ Wistar系雌性ラット（体重 150～200 g）を前日から絶食させる．
❷ 腹腔内にエチオニン（100 mg DL-エチオニン/100 g 体重）を投与する．対照ラットには生理食塩水を投与する．

図 12.2　脂肪肝モデルラットの作成

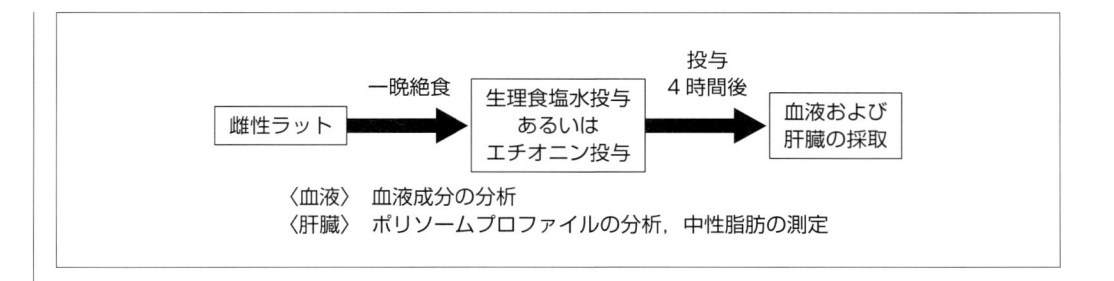

12.2 ラットの解剖と試料の処理

A. 器具

❶解剖用はさみ
❷ピンセット
❸注射器・注射針
❹生理食塩水（肝臓洗浄用）
❺ガーゼ
❻液体窒素（肝臓を凍結保存する場合）
❼小試験管（遠心用）

B. 操作方法

❶エチオニン投与 4 時間後にラットを屠殺し，血液および肝臓を採取する．
❷肝臓重量を測定するとともに，その色調を比較する．
❸血液を遠心分離し，血漿（血清）を採取する．

12.3 ポリソームプロファイルの分析

（実験時間：1 日目 1 時間，2 日目 3 時間，試料：肝臓）

　タンパク質の合成過程では，遺伝子（DNA）の塩基配列情報がメッセンジャー RNA（mRNA）に転写され，この mRNA にリボソームが結合し，さらにアミノアシル tRNA が順次結合してペプチドが伸長されていく．この一連の反応は，栄養状態によりさまざまな調節を受けることが知られている．
　mRNA に多数のリボソームが結合した状態をポリソームと呼び，タンパク質合成の活性が高いほど，その形成割合が大きい．ポリソームの形成はスクロース密度勾配遠心分離により分析できる（2.4 細胞分画の方法参照）．

A. 器具

❶はさみ
❷ピンセット
❸100 mL ビーカー
❹ピペット，ピペットマン
❺ホモジナイザー
❻高速冷却遠心分離機
❼遠心チューブ
❽試験管
❾超遠心分離機
❿超遠心分離機用ロータ（アングルおよびスイングロータ）
⓫超遠心分離機用遠心チューブ
⓬スパーテル
⓭キムワイプ
⓮分光光度計
⓯グラジェントホーマー

B. 試薬

❶ バッファー A：0.2 M トリス・塩酸緩衝液（pH 8.5），50 mM 塩化カリウム，10 mM 酢酸マグネシウム
❷ スクロースバッファー：0.35 M，0.5 M，1.5 M および 2.0 M になるようにスクロースをバッファー A に溶解する．
❸ 10% デオキシコール酸ナトリウム
❹ 10% Triton X-100

C. 操作方法

a. スクロース密度勾配液の準備

グラジェントホーマーを用いて，超遠心チューブ内にスクロース密度勾配液を準備する（図 12.3）．

図 12.3 スクロース密度勾配液の準備

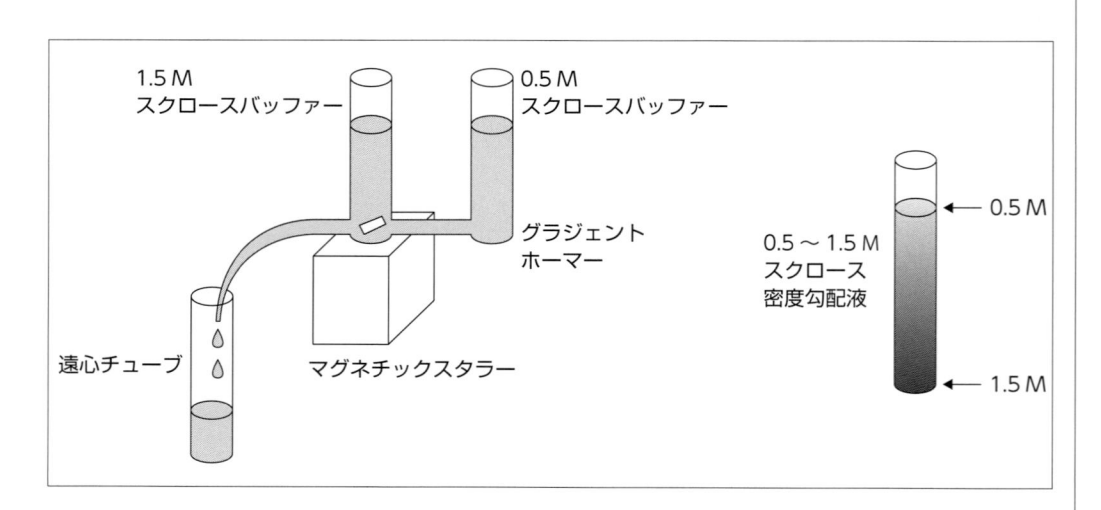

b. ポリソーム画分の分離とプロファイルの検討

❶ 肝臓約 3 g を秤量し，3 倍量の 0.35 M スクロースバッファーを加え，冷却しながらビーカー内でホモジナイズする（図 2.7 参照）．
❷ ホモジネートを遠心分離（7,000×g，10 分間，4℃）し，上清 4.0 mL を試験管に採取する．
❸ 上清に 10% デオキシコール酸ナトリウムおよび 10% Triton X-100 をそれぞれ 0.5 mL ずつ加え，転倒混和する．
❹ 超遠心チューブに 2.0 M スクロースバッファー 3 mL を取り，❸の反応液 5 mL をスクロース上に重層する．
❺ 超遠心分離機にて翌日まで遠心分離（100,000×g，15 時間以上，4℃）する．
❻ 遠心チューブ底部にポリソームの沈殿が確認できる．上清はまずデカントで捨て，さらに管壁をスパーテルに巻き付けたキムワイプなどで拭い，スクロースバッファーを完全に除去する．
❼ 沈殿を 0.5 mL の 0.35 M スクロースバッファーに溶解する．
❽ ポリソーム溶液の吸光度を 260 nm で測定し，RNA 量として 80 μg/100 μL の溶液を準備する（80 μg/100 μL）．
❾ 0.5 M〜1.5 M のスクロース密度勾配上に❽のポリソーム溶液を重層する．
❿ 超遠心分離機用スイングロータを用いて，遠心分離（100,000×g，1.5 時間，4℃）する．

⓫254 nm の吸光度を読み取ることで，ポリソームプロファイルを分析する．

溶液中の吸光度の変化を連続的にモニターできる専用機器がある場合には，図12.4 のような結果が得られる．

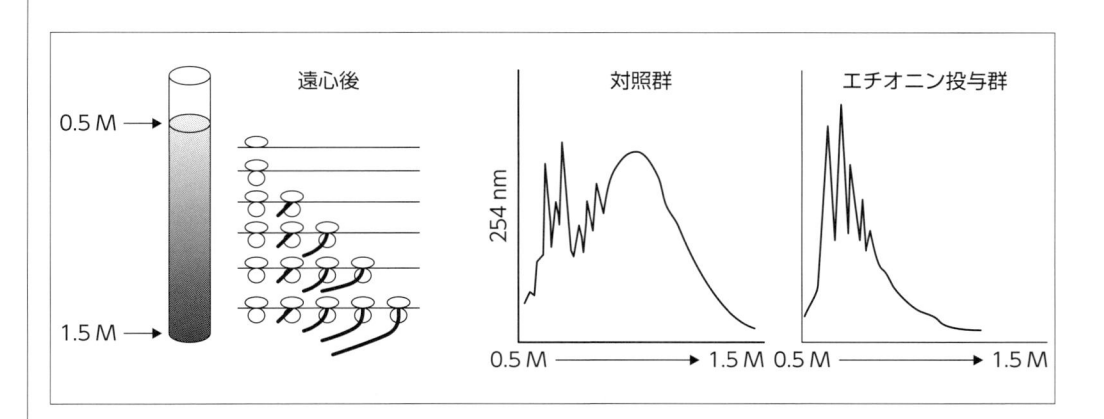

図 12.4　ポリソームプロファイル例

専用の機器がない場合には，遠心管の底部までチューブあるいは注射針を差し入れ，静かに一定量ずつ溶液を抜き取る．各画分の吸光度を測定し，得られた結果を折れ線グラフにプロットすることで，ポリソームプロファイルを検討できる．

12.4　ラットの血液成分の分析（実験時間：5 章参照）

5 章の方法に従い，中性脂肪をはじめとする血液成分を定量する．

12.5　脂肪肝モデルラットの肝臓中の中性脂肪の測定（実験時間：4 章参照）

4.5 節の方法に従い，肝臓中の中性脂肪を定量する．

【考察のポイント】

エチオニン投与モデルラットでは，肝臓 ATP 含量の低下により，アミノアシル tRNA の合成が阻害されることで，タンパク質合成が抑制される．なぜ，タンパク質合成の抑制が脂肪肝の発症につながるのかを考察する．

病因により脂肪肝の病態は異なっている．過栄養性脂肪肝では血漿中の脂質レベルは高値を示すが，低栄養性脂肪肝を発症するような栄養状態（たとえばクワシオルコル）では逆に血漿中脂質レベルは低下傾向を示すことが一般的である．

動物を対象とした実験編

13. 貧血に関する実験

　貧血の原因のうち，鉄欠乏性貧血はその約50％を占めると推定されている．鉄欠乏性貧血は世界三大栄養失調の一つであり，5歳未満の小児の約50％，受胎可能な女性の約42％が鉄欠乏性貧血である．生体の鉄代謝は閉鎖系であるため，鉄の体外損失や摂取不足が続くことで潜在的な鉄欠乏状態への移行が容易であることが大きな特徴であり，貧血をともなわない鉄欠乏状態にある女性は全体の約半数にのぼるとされる．鉄欠乏性貧血の発症は赤血球の減少にともなう酸素運搬不足により，倦怠感，頭痛，狭心痛，動悸，頻脈または微熱などが生じるほか，爪や舌などの上皮組織の異常，嚥下障害，氷食などの異食症，早産，低体重児出産，発達障害や行動異常の原因となる．

目的
　栄養欠乏による鉄欠乏性貧血モデルラットを作成し，病態について検討する．

13.1 貧血モデルラットの作成と飼育

（実験時間：モデルラット作成に3〜4週間）

　鉄欠乏性貧血モデルラットの作成方法は，おもに瀉血法と鉄無添加食給餌法の2つである．ここでは鉄無添加食給餌法について示す．

A. 実験動物

　貧血モデルラットは，Wistar系およびSD系ラットが多く使われる．ここではSD系ラットについて述べる（図13.1）．

a. 幼若ラットの場合
　4週齢から実験食を与える．給餌3〜4週間の自由摂食で鉄欠乏性貧血ラットが作成できる．鉄摂取量の減少と成長による鉄需要増加にともない，3〜4週間で容易に鉄欠乏性貧血に陥る．

b. 成熟ラットの場合
　体重増加が安定する20週齢から実験食を与える．給餌3〜4週間で潜在性鉄欠乏ラットが作成できる．鉄摂取量が減少しているものの，成長による鉄需要増加が少ないため，鉄欠乏性貧血に陥りにくい．

B. 飼育

a. 飲用水
　水道水は水道管や貯水槽の鉄さびが混入する可能性があるため，蒸留水の利用が望ましい．鉄含有量を測定して使用する．

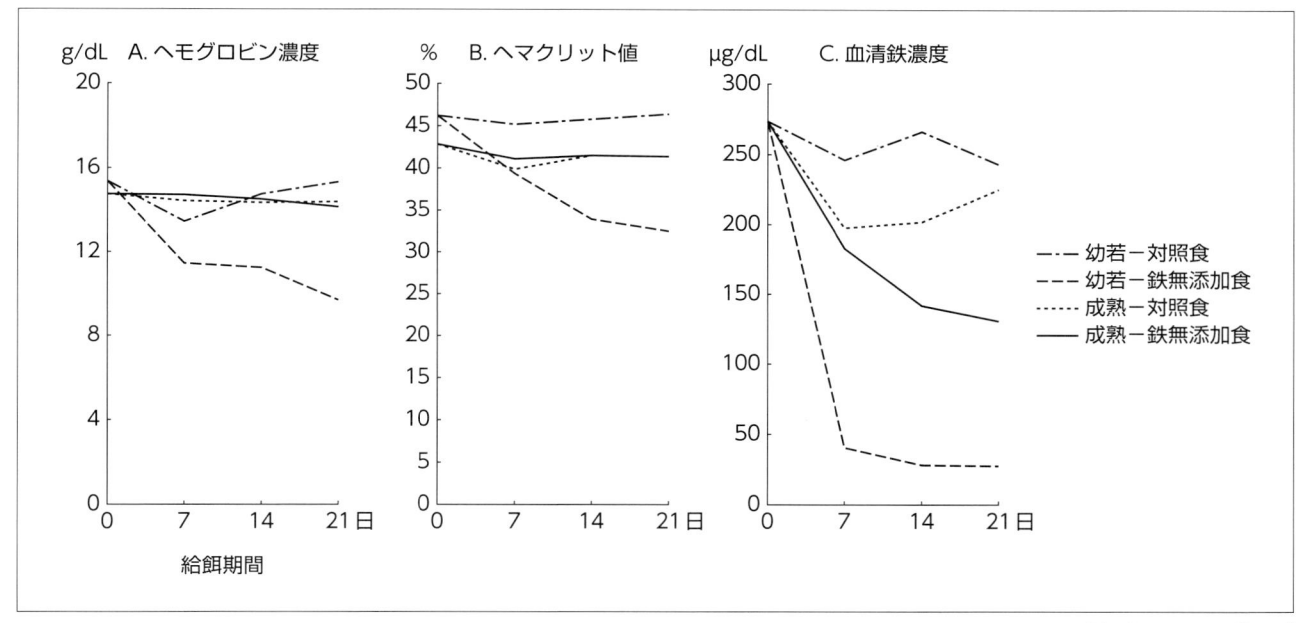

図13.1 ヘモグロビン濃度，ヘマトクリット値および血清鉄濃度の推移の一例（SD系雌性ラット）

凡例：
- ―・― 幼若－対照食
- ― ― 幼若－鉄無添加食
- ……… 成熟－対照食
- ―― 成熟－鉄無添加食

b. 食餌

鉄無添加食を作成し給餌する．食餌組成の一例を表13.1に示す．カゼインや卵白などのタンパク質源やスターチなどの糖質には鉄が含まれているため，鉄含有量を把握する必要がある．食餌作成時は，使用器具，保存容器，保存場所および餌鉢について，さびなど付着のないものを使用するなど鉄混入を避けるよう十分に配慮する．

c. 飼育ケージ

ステンレス製などの鉄を含まない素材で作成されたケージで管理する．あらかじめ蒸留水ですすぎ，乾燥させてからの使用が望ましい．新聞紙やチップなどの異物誤食や糞食を避けるよう配慮する．

d. モニタリング

飼育期間中，鉄欠乏および貧血の進行を観察するため，定期的に尾静脈から採血し，ヘマトクリット値やヘモグロビン濃度などを測定する．採血は，尾の尖端をランセット（穿刺針）などで切り，ヘパリン処理したキャピラリー（ヘマトクリット毛細管など）で血液を採取することで容易である．飼育期間終了時，あらかじめ尾静脈から採血したのちに解剖する．モニタリングは尾静脈から採血した試料を用いるほうが適切である．

表13.1 食餌組成の一例（AIN-76基準）

	対照食	鉄無添加食
	(g /100 g)	
カゼイン	20.0	20.0
α-スターチ	45.7	45.7
スクロース	22.8	22.8
混合油[*1]	5.0	5.0
ビタミン混合[*2]	1.0	1.0
除鉄ミネラル混合[*2]	3.5	3.5
セルロース	2.0	2.0
クエン酸鉄（III）	(mg /100 g)	
	180.0	－
鉄含有量	4.0	0.4

[*1] 菜種油 / 大豆油 比率＝7/3
[*2] AIN-76 配合

13.2 ラットの解剖と試料の処理 (実験時間:90分)

準備,器具,麻酔,動物の固定,解剖については 11.2 に準じる.

A. 操作方法

❶肝臓の還流抜血に使うイエローチップと注射器を加工して準備する(図 13.2).
❷ラットの体重を測定ののち麻酔し,腹部大静脈などから採血し,11.2 に準じて適切に処理する.
❸安楽死後,臓器を採取し,11.2 に準じて適切に処理する.
❹鉄測定に用いる肝の葉を根元から切り離し,生理食塩水で還流抜血し処理する(図 13.2).

図 13.2 肝臓の環流方法

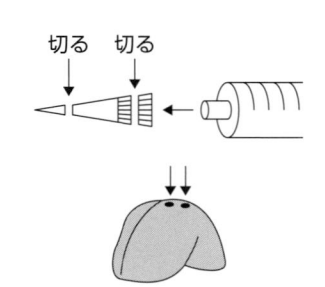

① イエローチップ(200 mL ピペッター用)の先尖端とピペッター差しこみ側を 1〜2 mm はさみで切り落とし,注射器に装着する.

② 環流する肝の葉を根元から切りはなし,血管口から生理食塩水の入った注射器の尖端を差しこみ,ゆっくりと環流する.

注:生理食塩水や手は冷やしながら作業すること

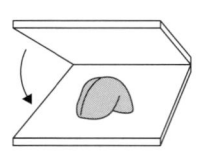

③ 環流すると,肝から血気が失せる.ベージュ色に変わるまで何度もくりかえす.環流終了後,水気を切り,キムタオルやガーゼではさんで十分に水分をとってから灰化まで冷凍保存する.

13.3 ラットの血液成分の分析 (実験時間:90分)

ここでは,鉄欠乏性貧血のおもな血液指標であるヘマトクリット値,ヘモグロビン濃度,赤血球数および血清鉄の測定方法について示す.

13.3.1 ヘマトクリット値(毛細管法) (実験時間:60分,試料:血液)

血液中の赤血球が占める容積をヘマトクリット値という.血球と血漿との容積比はほぼ一定しているが,貧血では減少する.ここでは,抗凝固剤(たとえばヘパリン)で処理した血液を遠心して赤血球が容積の何%を占めるかを測定する.

A. 器具

❶ヘパリン処理キャピラリー
❷キャピラリー用シールパテ
❸目盛盤(図 13.3)

❹ヘマトクリット遠心分離機

B. 操作方法

❶血液をヘパリン処理キャピラリーにあて，毛細管現象で血液を管の2/3まで入れ，パテでシールする．
❷封じた管端がヘマトクリット遠心器の回転板の溝の外端に接触するようにキャピラリーを入れる．
❸確実にふたをして，15,000×gで5分間遠心する．
❹キャピラリーを取り出し，赤血球層高と全層高（赤血球層＋血漿層）を目盛盤で読む．

C. 結果

赤血球層高 / 全層高× 100 ＝ヘマトクリット値（％）

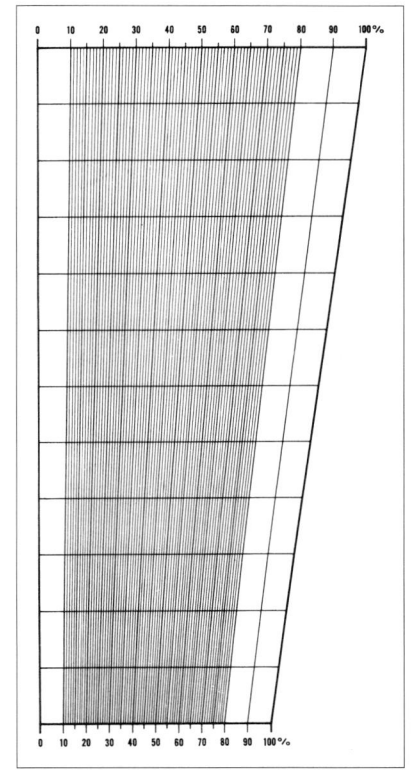

図 13.3　ヘマトクリット目盛盤

13.3.2　ヘモグロビン濃度（ラウリル硫酸ナトリウムヘモグロビン法）
（実験時間：90 分，試料：血液）

ヘモグロビンは血色素であり，貧血では低値を示す．正確かつ簡易で標準法とされているのはシアンメトヘモグロビン法であるが，廃液処理上問題があるため，ここではラウリル硫酸ナトリウムヘモグロビン（SLS-Hb）法を用いる．

A. 器具

❶試験管
❷ピペット
❸試験管ミキサー（ボルテックス）
❹分光光度計（540 nm）

B. 試薬

❶SLS-Hb 法試薬（市販品を用いてもよい）：ラウリル硫酸ナトリウム 60 g を1/30 mol/L リン酸緩衝液（pH 7.2）に溶解し，Triton X-100 を 70 mL 加え，リン酸緩衝液で全量を 1 L とする．使用時に蒸留水で 100 倍希釈する．
❷標準液：市販品を用いる．

C. 操作方法

❶試験管に試薬を 5.0 mL ずつ入れる．
❷血液を 20 μL ずつ入れてミキサーで静かに混和する．

❸ 540 nm で吸光度を測定する．
❹ 試薬をブランクとし，検量線よりヘモグロビン濃度（g/dL）を求める．

13.3.3 赤血球数（計数法） (実験時間：120 分，試料：血液)

貧血では赤血球数が減少する．ここでは，血液をハイエム液で希釈して計数する方法を用いる．

A. 器具

❶ 赤血球用メランジュール（トーマ型）
❷ ゴムバンド
❸ 血球計算盤（トーマ型）
❹ カバーガラス
❺ 顕微鏡
❻ 時計皿
❼ 数取器

B. 試薬

❶ ハイエム液（市販品を用いてもよい）：塩化ナトリウム 1.0 g，硫酸ナトリウム $Na_2SO_4 \cdot 10 H_2O$ 5.0 g，塩化第二水銀 0.5 g を蒸留水で溶解し，全量を 200 mL とする．

C. 操作方法

❶ ハイエム液を時計皿に入れる．
❷ 赤血球用メランジュールで血液を 0.5 の目盛まで吸い，メランジュール外面に付着した血液をティッシュなどで拭き取り，ただちにハイエム液を 101 の目盛まで吸う．
❸ メランジュールの両端をゴムバンドで塞ぎ，約 30 秒間強く振とうする．
❹ 血球計算盤（たとえば，トーマの血球計算盤）にカバーガラスを乗せる（両指で強く押さえながら滑り込ませるように乗せて，ニュートンリングを確認する）．
❺ メランジュールからゴムバンドをはずし，最初の 3 滴を捨て，次の小滴をカバー

図 13.4 トーマの血球計算盤（A）と数え方（B）

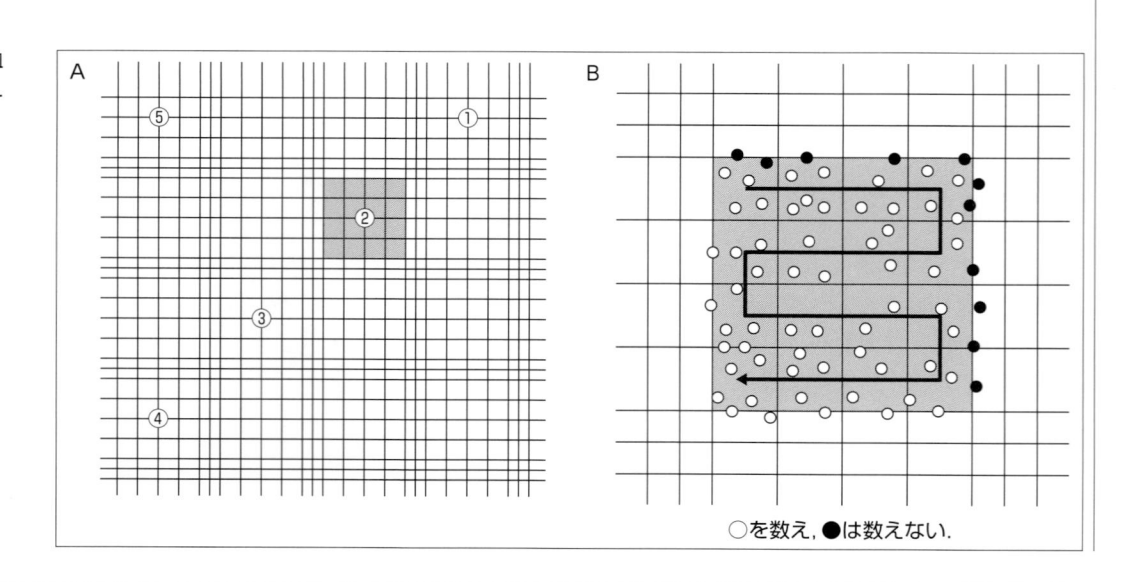

○を数え，●は数えない．

ガラス下辺に落とす（血球盤に液が全面に広がることを確認する）．
❻2〜3分間水平に静置したのち検鏡し，図13.4の分画1〜5について，数取器を使って総量を数える（図13.4）．

D. 結果

赤血球数 /μL ＝総数× 10,000

13.3.4 血清鉄（バソフェナントロリン比色法）
5.12.1を参照する．

13.4 貧血モデルラットの肝臓中の鉄含有量の測定（試料：肝臓）

肝臓を灰化処理し，鉄含有量を測定する．試料中の有機物を分解除去する方法は大別して乾式灰化と湿式灰化に分けられる．動物の試料には湿式灰化が適している．処理方法や装置の操作方法は，各施設で最適なものを選択する．

A. 灰化処理

a. 乾式分解法（乾式灰化）（実験時間：5日＋180分）
器具
❶定温乾燥機
❷磁製るつぼ
❸磁製るつぼ用ふた
❹マッフル炉
❺るつぼはさみ
❻ホットプレートなど加熱装置
❼プラスチック製漏斗
❽ろ紙（No. 6）

試薬
❶塩酸（1＋3）：濃塩酸1に対し蒸留水3を混和する
❷0.5％塩酸

操作方法
❶肝臓を定温乾燥機などで90℃，4日間加熱し乾燥させる．
❷るつぼに試料を入れてふたをし，マッフル炉にて，550〜600℃で一晩加熱する．
❸放冷後，灰化容器内の灰を数滴の蒸留水で湿らせ，炭素の粒がないか確認する．炭素が残っていれば加熱を繰り返す．
❹灰に塩酸（1＋3）10 mL加える．
❺ドラフト内で，灰化容器をホットプレートや湯浴上などで緩やかに加熱して蒸発乾固させる．
❻0.5％塩酸で灰を溶解する．
❼ろ紙と漏斗を用いてろ過し，0.5％塩酸でろ紙と漏斗とを洗い込みながら全量を50〜100 mLとする．

b. マイクロウェーブ分解法（湿式灰化）（実験時間：1日＋270分）
器具
❶マイクロウェーブ分解装置
❷50 mLビーカーまたはノンメタルチューブ
❸ホットプレートまたはヒートブロック

試薬

❶ 重金属分析用濃硝酸
❷ 30％過酸化水素
❸ 0.5％塩酸

操作方法

❶ マイクロウェーブ分解装置（図13.5）内の分解容器に試料，重金属分析用濃硝酸および過酸化水素を入れセットする．
❷ 装置の操作方法にしたがって温度と圧力を設定し，分解する．
❸ 分解後，放冷または水冷で分解容器を冷却し，分解溶液を50 mL程度の希硝酸処理したビーカーまたはノンメタルチューブに移し，ドラフト内でヒートブロックやホットプレートで加熱して蒸発乾固する．
❹ 乾固後，0.5％塩酸で全量を20〜50 mLとする．

B. 鉄含有量測定（実験時間：180分）

5.12.1を参照（図13.6）．

C. 考察のポイント

❶ 貧血モデルラット作成期間中のラットの状態（たとえば眼の色や動作）について観察する．
❷ 貧血モデルラット作成期間中のラットの鉄欠乏および貧血の進行状態を血液指標を用いて解析する．
❸ 解剖時採取した臓器（たとえば心臓，脾臓，肝臓など）の重量を対照と比較する．
❹ 解剖時の肝臓鉄量を貯蔵鉄として考え，鉄欠乏状態を対照と比較する．
❺ 貧血モデルラットにおける鉄代謝の変化についてまとめる．

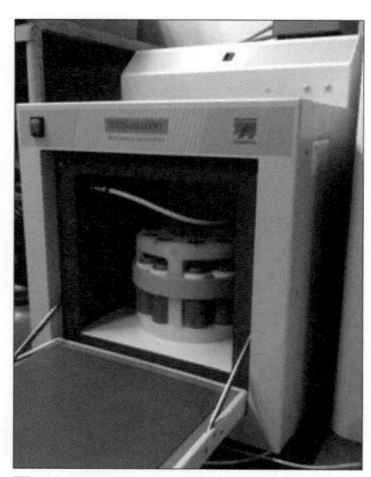

図13.5 マイクロウェーブ分解装置の一例

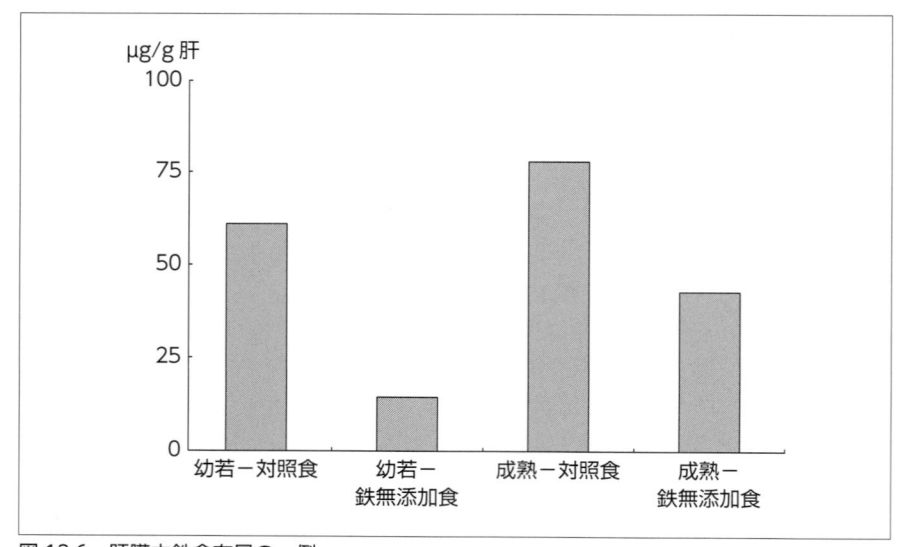

図13.6 肝臓中鉄含有量の一例
SD系雌性ラット，幼若ラット：3週間飼育，成熟ラット：4週間飼育，肝臓をマイクロウェーブ分解法による湿式灰化後，原子分光光度法にて測定．

14. エネルギー代謝に関する実験

　代謝とは体内に摂取された主要栄養素（炭水化物，脂質，タンパク質）と，水および酸素が複雑な反応を経て最終産物となり体外に排出される一連の過程をいう．主要栄養素の代謝はいずれの代謝経路も，各主要栄養素固有に O_2 を消費し，CO_2 を産生する．この O_2 と CO_2 の比（CO_2/O_2）が呼吸商（respiratory quotient：RQ）と呼ばれる．

　ヒトのエネルギー消費量（total energy expenditure：TEE）は，安静時エネルギー代謝量（resting energy expenditure：REE）および活動に伴うエネルギー消費量（activity energy expenditure：AEE）により構成される．このうち，安静時代謝の80％前後は基礎エネルギー代謝量（basal energy expenditure：BEE）で占められる．REEには食事誘発性体熱産生（diet-induced thermogenesis：DIT）が含まれている．

目的

　代謝の仕組みを理解するとともに，生活活動記録および呼気ガス分析から得られるエネルギー代謝量の算出を検討することを目的とする．基礎代謝および安静時代謝に影響するさまざまな因子について考察する．

14.1 行動時間調査法による1日エネルギー消費量の評価

A. 器具

❶生活活動記録用紙（B. タイムスタディ）
❷加速度計（C. 加速度計法）
❸グラフ用紙
❹電卓

B. 生活活動記録法（タイムスタディ）(実験時間：90分．事前に1日分の記録が必要)

　ここでは基礎代謝基準値から基礎代謝量を求め，METsによる身体活動レベルを求める方法により，エネルギー消費量を求める．なお，METsは座位安静時代謝量をもとにしており，座位安静時代謝量＝基礎代謝量×1.2である．基礎代謝量の20％分はDIT 10％と絶食時座位安静時代謝量10％である．

　　エネルギー消費量（kcal/日）＝基礎代謝量（kcal/日）×身体活動レベル（PAL）
　　　　　　　　　　　　　　　＝座位安静時代謝量×METsの平均値

❶1日24時間（1,440分）の生活活動内容について5分単位で記録する（ワークシート14.1）．
❷記録をもとに，活動時間の内容別に時間数をまとめる（ワークシート14.2）．

ワークシート 14.1　生活活動時間調査記録表

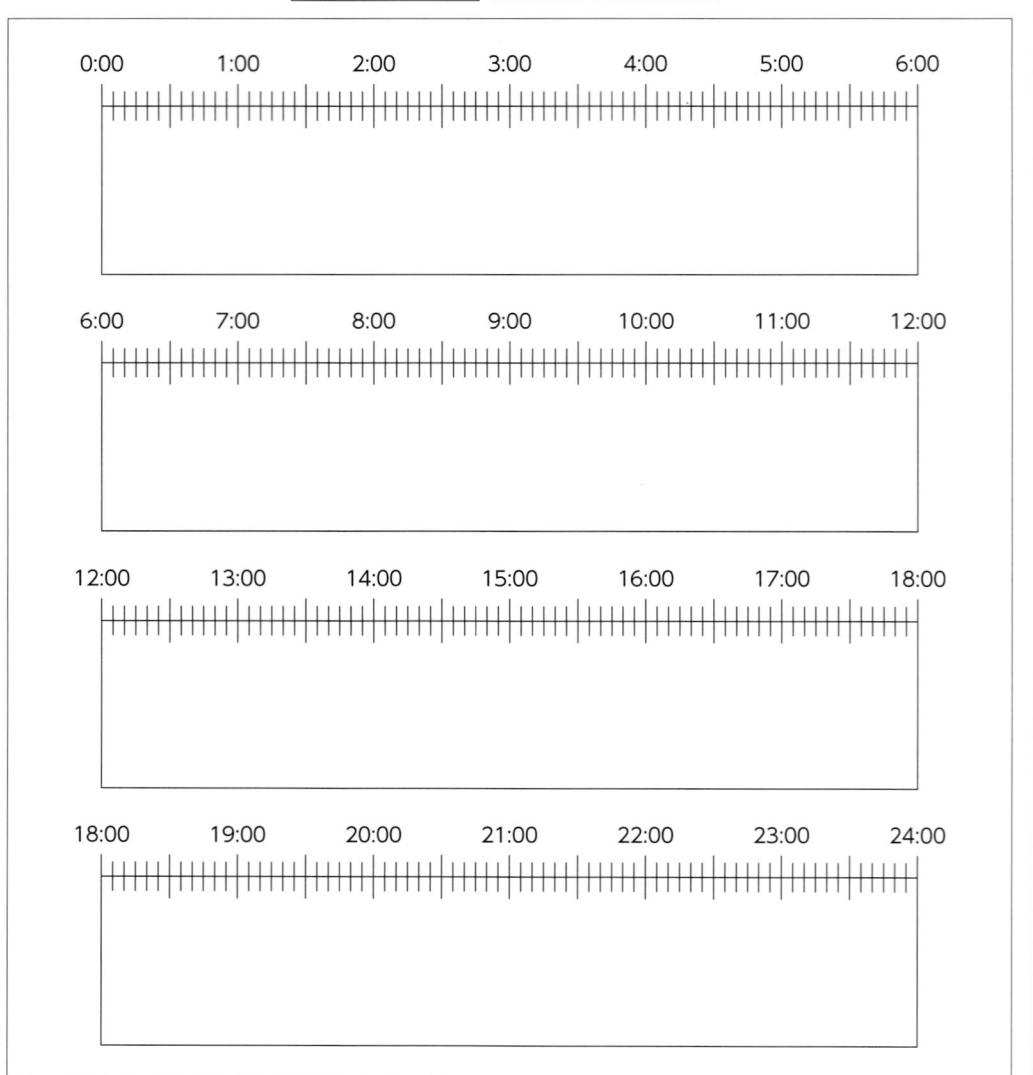

```
0:00     1:00     2:00     3:00     4:00     5:00     6:00
```

```
6:00     7:00     8:00     9:00    10:00    11:00    12:00
```

```
12:00   13:00    14:00    15:00    16:00    17:00    18:00
```

```
18:00   19:00    20:00    21:00    22:00    23:00    24:00
```

ワークシート 14.2　生活活動時間集計表

生活活動時間の内容	時間（分）	生活活動動作強度(METs)	生活活動動作強度(METs)×時間(分)
合計	1,440		(A)
METsの平均値（B）＝（A）／1,440			(B)

14. エネルギー代謝に関する実験

表 14.1　身体活動とメッツ
*試合の場合
[健康づくりのための身体活動基準 2013]

	METs	活動の例
睡眠	0.9	
生活活動	1.8	立位（会話，電話，読書），皿洗い
	2.0	ゆっくりした歩行（平地，非常に遅い＝ 53 m/ 分未満，散歩または家の中），料理や食材の準備（立位，座位），洗濯，子どもを抱えながら立つ，洗車・ワックスがけ
	2.2	子どもと遊ぶ（座位，軽度）
	2.3	ガーデニング（コンテナを使用する），動物の世話，ピアノの演奏
	2.5	植物への水やり，子どもの世話，仕立て作業
	2.8	ゆっくりした歩行（平地，遅い＝ 53 m/ 分），子ども・動物と遊ぶ（立位，軽度）
	3.0	普通歩行（平地，67 m/ 分，犬を連れて），電動アシスト付き自転車に乗る，家財道具の片付け，子どもの世話（立位），台所の手伝い，大工仕事，梱包，ギター演奏（立位）
	3.3	カーペット掃き，フロア掃き，掃除機，電気関係の仕事：配線工事，身体の動きを伴うスポーツ観戦
	3.5	歩行（平地，75 ～ 85 m/ 分，ほどほどの速さ，散歩など），楽に自転車に乗る（8.9 km/ 時），階段を下りる，軽い荷物運び，車の荷物の積み下ろし，荷づくり，モップがけ，床磨き，風呂掃除，庭の草むしり，子どもと遊ぶ（歩く／走る，中強度），車椅子を押す，釣り（全般），スクーター（原付）・オートバイの運転
	4.0	自転車に乗る（≒ 16 km/ 時未満，通勤），階段を上る（ゆっくり），動物と遊ぶ（歩く／走る，中強度），高齢者や障がい者の介護（身支度，風呂，ベッドの乗り降り），屋根の雪下ろし
	4.3	やや速歩（平地，やや速めに＝ 93 m/ 分），苗木の植栽，農作業（家畜に餌を与える）
	4.5	耕作，家の修繕
	5.0	かなり速歩（平地，速く＝ 107 m/ 分）），動物と遊ぶ（歩く／走る，活発に）
	5.5	シャベルで土や泥をすくう
	5.8	子どもと遊ぶ（歩く／走る，活発に），家具・家財道具の移動・運搬
	6.0	スコップで雪かきをする
	7.8	農作業（干し草をまとめる，納屋の掃除）
	8.0	運搬（重い荷物）
	8.3	荷物を上の階へ運ぶ
	8.8	階段を上る（速く）
運動	2.3	ストレッチング，全身を使ったテレビゲーム（バランス運動，ヨガ）
	2.5	ヨガ，ビリヤード
	2.8	座って行うラジオ体操
	3.0	ボウリング，バレーボール，社交ダンス（ワルツ，サンバ，タンゴ），ピラティス，太極拳
	3.5	自転車エルゴメーター（30 ～ 50 ワット），自体重を使った軽い筋力トレーニング（軽・中等度），体操（家で，軽・中等度），ゴルフ（手引きカートを使って），カヌー
	3.8	全身を使ったテレビゲーム（スポーツ・ダンス）
	4.0	卓球，パワーヨガ，ラジオ体操第 1
	4.3	やや速歩（平地，やや速めに＝ 93 m/ 分），ゴルフ（クラブを担いで運ぶ）
	4.5	テニス（ダブルス）*，水中歩行（中等度），ラジオ体操第 2
	4.8	水泳（ゆっくりとした背泳）
	5.0	かなり速歩（平地，速く＝ 107 m/ 分），野球，ソフトボール，サーフィン，バレエ（モダン，ジャズ）
	5.3	水泳（ゆっくりとした平泳ぎ），スキー，アクアビクス
	5.5	バドミントン
	6.0	ゆっくりとしたジョギング，ウェイトトレーニング（高強度，パワーリフティング，ボディビル），バスケットボール，水泳（のんびり泳ぐ）
	6.5	山を登る（0 ～ 4.1 kg の荷物を持って）
	6.8	自転車エルゴメーター（90 ～ 100 ワット）
	7.0	ジョギング，サッカー，スキー，スケート，ハンドボール*
	7.3	エアロビクス，テニス（シングルス）*，山を登る（約 4.5 ～ 9.0 kg の荷物を持って）
	8.0	サイクリング（約 20 km/ 時）
	8.3	ランニング（134 m/ 分），水泳（クロール，ふつうの速さ，46 m/ 分未満），ラグビー*
	9.0	ランニング（139 m/ 分）
	9.8	ランニング（161 m/ 分）
	10.0	水泳（クロール，速い，69 m/ 分）
	10.3	武道・武術（柔道，柔術，空手，キックボクシング，テコンドー）
	11.0	ランニング（188 m/ 分），自転車エルゴメーター（161 ～ 200 ワット）

表14.2 性・年齢別基礎代謝基準値の一覧表（kcal/kg体重/日）
［日本人の食事摂取基準2020年版，厚生労働省］

年齢	男性	女性
1～ 2（歳）	61.0	59.7
3～ 5（歳）	54.8	52.2
6～ 7（歳）	44.3	41.9
8～ 9（歳）	40.8	38.3
10～11（歳）	37.4	34.8
12～14（歳）	31.0	29.6
15～17（歳）	27.0	25.3
18～29（歳）	23.7	22.1
30～49（歳）	22.5	21.9
50～64（歳）	21.8	20.7
65～74（歳）	21.6	20.7
75以上（歳）	21.5	20.7

❸表14.1を参考に動作強度（METs）を記入し，身体活動レベルとして1日のMETsの平均値を算出する．

❹表14.2を参考に，基礎代謝量を下式より求める．
　基礎代謝量（kcal/日）＝基礎代謝基準値（kcal/kg体重/日）×現在の体重（kg）

❺基礎代謝量×1.2により座位安静時代謝量を求め，下式にてエネルギー消費量を算出する．
　エネルギー消費量（kcal/日）＝座位安静時代謝量×METsの平均値

C. 加速度計法 （実験時間：90分．事前に1日以上加速度計を装着して記録する）

歩数あるいは加速度の大きさはエネルギー消費量と正の相関があることを利用して，エネルギー消費量を推定する方法．軽量で被験者に負担が少ないのが特徴．歩数計の一部および活動量計には1次元の加速度計と3次元の加速度計がある．活動量を相対的に評価するのに有効な手段となる（図14.1）．

❶加速度計は腰部（手首，足首）に装着する．
❷1日以上装着し日常生活を送る．
❸加速度計から歩数および活動量のデータを抽出し，エネルギー消費量を図から解析する（図14.2）．

D. 考察

・1日の行動パターン（生活習慣）の評価をする．
・スポーツやエクササイズによる活動の効果を確認する．
・活動強度と時間および性，年齢，体重からエネルギー消費量が示されていることを確認する（示されるデータの根拠を知る）．

図14.1　体動の特徴

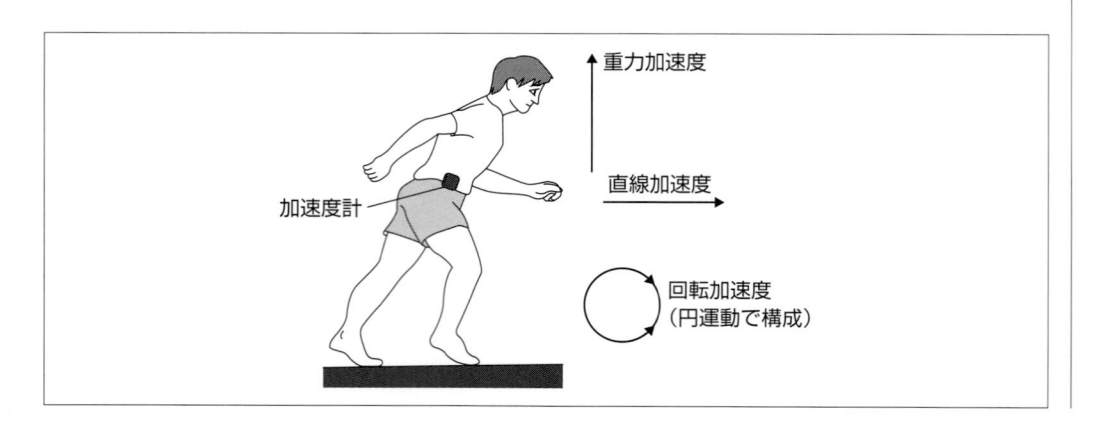

図14.2 加速度計から得られたデータ例

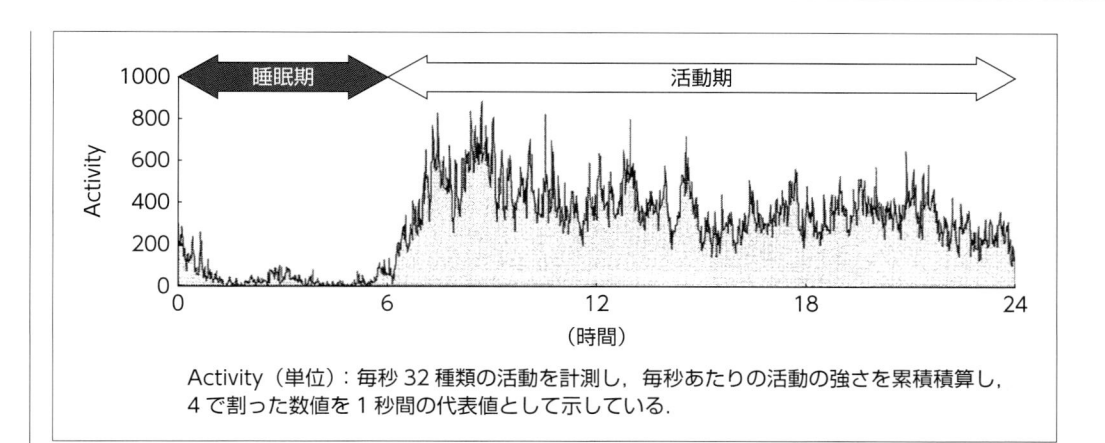

Activity（単位）：毎秒32種類の活動を計測し，毎秒あたりの活動の強さを累積積算し，4で割った数値を1秒間の代表値として示している．

14.2 ガス分析による座位安静時代謝量の測定

（実験時間：180分）

エネルギー代謝の測定については，直接熱量測定法，間接熱量測定法，二重標識水法などがある．

A. 間接熱量測定法

生体では通常，食物から取り込んだ栄養素が酸素と反応（酸素摂取）し，完全に燃焼（酸化）すると，水とCO_2になる．したがって，O_2摂取量（$\dot{V}O_2$）とCO_2（$\dot{V}CO_2$）産生量から，利用された糖質と脂質の割合と産生された熱量を求めることができる．尿中窒素量が正確に得られれば，多くの場合1％程度かそれ以下の誤差で，エネルギー消費量が推定できる．栄養素の燃焼にかかわる値を表14.3に示す．

	糖質	脂質	タンパク質
必要O_2量（L/g）	0.83	2.03	0.95
必要CO_2量（L/g）	0.83	1.43	0.76
呼吸商（RQ）	1.00	0.70	0.80
生理的燃焼値（kcal/g）	4.0	9.0	4.0

表14.3 栄養素の燃焼にかかわる値

B. 器具

❶椅子（固定型）
❷ストップウォッチ
❸温度計
❹体温計
❺心拍計
❻安静時代謝測定器（酸素ボンベ）
❼記録紙（ワークシート14.3）

C. 測定操作

❶被験者は2～4時間以上絶食状態で，体温を測定し，心拍計を装着する．
❷鼻と口周りにフィットするマスクをつけ，20℃前後の室内で椅子に座る．
❸体温および脈拍数に異常がないことを記録，確認したうえで，30分間安静を保つ．
❹座位で20～30分間呼吸を測定する．呼気の漏れがないかを十分確認する．
❺測定時，得られたデータを記入する（ワークシート14.3）．
❻測定後，グラフ用紙の横軸に経過時間，縦軸にエネルギー代謝測定から得られたデータをグラフ化する（例：図14.3）．

ワークシート14.3 代謝測定記録用紙

	分	分	分	分	分	分	分	分	分	分
心拍数										
VO_2										
VCO_2										
RQ										

図14.3 安静時エネルギー代謝測定の解析例

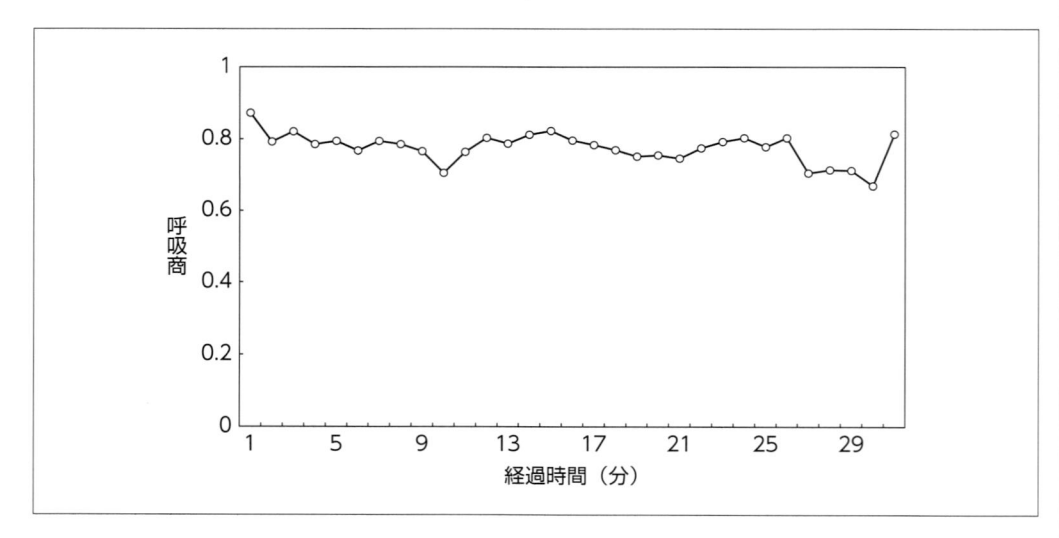

D. 考察

三大栄養素のうち，摂取エネルギーに占めるタンパク質の割合は比較的安定している．タンパク質の占める割合を12.5％と仮定すると，Weirの式は以下のように示される．

エネルギー消費量（kcal／分）＝3.9×酸素摂取量（L／分）＋1.1×二酸化炭素産生量（L／分）

直接熱量測定法 (direct calorimetry)

安静状態ではヒトの体内で消費されたエネルギーはすべて熱となって体外へ放散

図14.4 アトウォーター−ローザ−ベネディクト型の直接熱量計
［紫藤治，標準生理学第6版（小澤瀞司ほか編），p.827，医学書院（2005）改変］

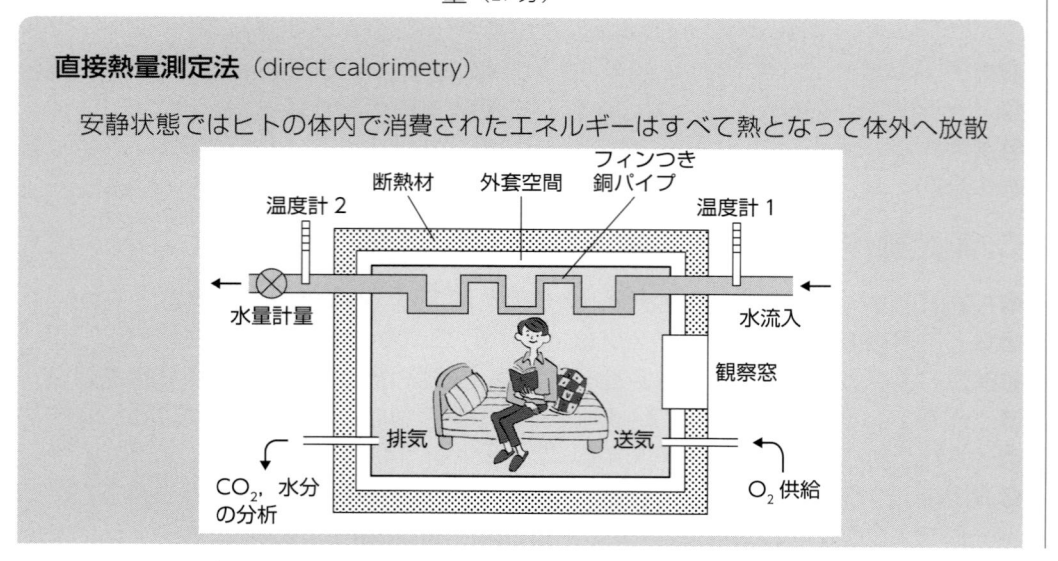

されるため，熱量を直接測ればよい．アトウォーター–ローザ–ベネディクト human calolimeter（図 14.4）の場合，測定室内の被験者が放射する熱を，室内の循環水の温度から測定する．室内で発生した水蒸気量から呼気などの水蒸気の気化熱を測定する．

二重標識水（doubly labeled water：DLW）法

DLW 法は，水素（H）と酸素（O_2）の安定同位体を用いて測定する方法．DLW 法では原子核が安定し放射性をもたない安定同位体である ^{18}O と ^2H を多く含む水を，体重あたりに一定の割合で摂取する．この水は 4〜8 時間程度で体全体にいきわたったのち，O_2 は水分（尿・汗・呼気中の水蒸気）や呼気ガス中の CO_2 として，H は水分として排出される．そこで，体の水分の一部（尿，唾液など）について，同位体比質量分析計を用いて測定する．摂取した食物の基質構成比などから推定した呼吸商を用いて酸素摂取量を求め，エネルギー消費量を算出する．

基礎代謝量の測定

基礎代謝量（BMR）の測定は条件①約 12 時間以上の絶食，②安静仰臥位で筋の緊張を最小限にした状態，③快適な室温で，心身ともにストレスの少ない覚醒状態，である．

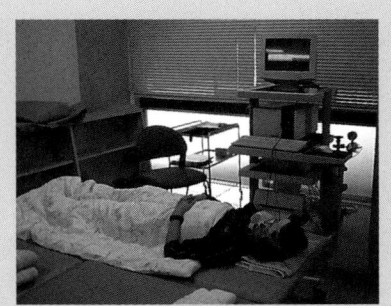

図 14.5　BMR 測定の様子

15. 窒素出納に関する実験

ヒトを対象とした実験編

(実験時間：実験食摂取10日+分析)

ヒトでの窒素出納試験で問題となるのは，試料としての糞便と尿の採取である．特に，実験食に対応する糞便の採取に配慮が必要である．栄養成分のわかっている一定の食事に対応する糞便を正確に集めるためには，実験開始時と実験終了時に吸収されず生体に無害な物質を食事と共に摂取して，境界の食事の糞便を着色する．この時に用いる物質には，カルミン（赤色）や木炭（黒色）がある．

A. 実験の手順

ヒトを対象とした実験であるので，ヘルシンキ宣言にのっとり，実験協力者に出納実験の内容，方法，倫理的な配慮などを説明し，文書で同意を得てから実験を開始する．

表15.1 ヒトの窒素出納の実験手順

実験日	1	2	3	4	5	6	7	8	9	10	11
曜日	金	土	日	月	火	水	木	金	土	日	月
実験食	○	○	○	○	○	○	○	○	○	○	
体重	○	○	○	○	○	○	○	○	○	○	○
尿	○	○	○	○	○	○	○	○	○	○	
糞便							○	○	○	○	
マーカー							木炭				カルミン

- 実験開始日は，各施設の事情により調整する．ただし，実験を開始すると，毎日定刻に体重測定および尿処理をしなければならない．
- 毎朝定刻（たとえば07:00）に排尿し，体重を測定し，記録する．
- 実験期間は，用意した食事（表15.2参照）のみを摂取する．
- 尿は，実験開始日から10日間定刻（たとえば07:00）に採取し処理する．
- 糞便は，実験日第7日の朝食時にマーカーを摂取し，そのマーカーから第11日の朝食に摂取したマーカーの手前までを採取し処理する．

B. 実験食

実験食は，窒素含有量をケルダール法（6.1）で実測した同じ食事を10日間，毎日用意する（表15.2）．協力者は，10日間毎日同じ食事を摂取し，用意された食事をすべて残さず摂取しなければならない．また，用意した食事以外の食べ物は，摂取してはならない．

C. 体重と体調管理

毎朝，一定の時刻（たとえば，07:00）に用便をすませ，体重を測定し記録する．

D. 尿の採取

尿は，実験開始時の朝の用便（たとえば，07:00）後から次の日（たとえば，07:00）までの尿をすべて採取し，1日分とする．これを10日間毎日実施する（実験開始11日

表 15.2 ヒトの実験食（体重 60 kg の男性の例）

	エネルギー（kcal）	タンパク質（g）	脂質（g）	炭水化物（g）
朝食	626	14.2	16.4	101.9
昼食	626	20.2	9.3	110.4
夕食	828	25.2	29.8	109
1日合計	2,180	59.6	55.5	346.3
PFC比率（%）		11 %	23 %	64 %

例：朝食（米飯，じゃがいもの千切り炒め，なすのしょうが醤油，牛乳），昼食（米飯，かれいの煮付け，含め煮，春雨サラダ），夕食（米飯，豆腐のみそ汁，野菜マリネ，さつまいもサラダ，いわしのしそ巻き揚げ）

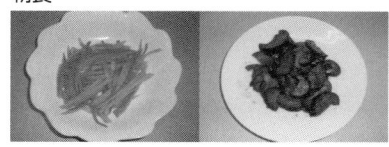

朝食

じゃがいもの千切り炒め　なすのしょうが醤油

昼食

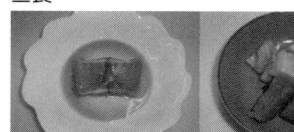

かれいの煮付け　含め煮 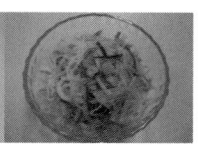　春雨サラダ

目（たとえば，07:00）の尿まで採取する）．

E. 糞便の採取

糞便は，実験開始 7 日目の朝食とともに木炭（0.5 g）を摂取し，その後は，毎回の排便をボールにとり，木炭により黒く着色した便から，便を採取し，分析まで冷凍保存する．実験開始 11 日目の朝食と共にカルミン（0.5 g）を摂取し，カルミンにより赤く着色した便が出るまで便を採取する．赤く着色した便から後は保存しない．

F. 尿の処理と窒素分析

尿は，毎日の尿量を測定し，一定量（たとえば，1,000 mL）になるように蒸留水を加え，均一としたものの一部（約 50 mL）を分析まで冷凍保存する．防腐剤としてトルエンを一滴加える．

尿中の窒素分析は，6.1 のケルダール法を用いる．

G. 糞便の処理と窒素分析

糞便は，木炭により黒く着色した糞便（含める）からカルミンにより赤く着色した便（含めない）までを乾燥させ，重量を測定する．重量を測定した糞便は，ミキサーで均一の粉末とし，その一部（約 20 g）を分析まで保存する．

糞便中の窒素分析は，6.1 のケルダール法を応用して行う．

H. 考察

10 章参照．

ヒトを対象とした実験編

16. 水溶性ビタミン摂取に関する実験

　ビタミン B_{12} を除く8種類の水溶性ビタミンについては，摂取量に応じて尿中排泄量が増大する．特に，通常の食事から摂取する量の数倍以上のビタミンを摂取すると，そのほとんどは尿中に排泄される．したがって，尿中水溶性ビタミン排泄量が著しく高い人は，医薬品，ビタミン強化食品，サプリメントなどからそのビタミンを摂取していると判定できる．

　代表的な水溶性ビタミンとして，通常のビタミン B_1，B_2，C の定量法はすでに「6.5 ビタミン（B_1，B_2，C）の定量」で述べたので，前述の方法にしたがって水溶性ビタミン摂取後の尿中ビタミンを測定すればよい．ただし，水溶性ビタミン摂取後の尿中ビタミン B_2 および尿中ビタミン C を測定する場合は，適宜希釈した尿を用いる．排泄量の目安として，個人差はあるものの，10 mg のビタミン B_1 を摂取すると約 25 % が尿中に排泄される．10 mg のビタミン B_2 では約 25 %，500 mg のビタミン C では約 80 % が排泄される．ここでは，水溶性ビタミンの摂取方法と 24 時間尿の採取方法について述べる．

16.1 水溶性ビタミン摂取後の採尿（実験時間：摂取と採尿4日＋分析）

A. 器具

❶ 1 L 容プラスチックボトル
❷ 100 mL 容プラスチックボトル
❸ 1 L 以上の容量のメスシリンダー
❹ 2 L 以上の容量のビーカー

B. 試薬

❶ ビタミン B_1 塩酸塩
❷ リボフラビン
❸ アスコルビン酸

C. 測定操作：24 時間尿の採尿（表 16.1）

a. 対照群の採尿

❶ 対照群の人は，採尿2日前からビタミン剤，ビタミン強化食品，サプリメントを摂取しない．
❷ まず，起床直後に排尿する．その尿は取らず，トイレに流す．
❸ その日の2回目の尿から翌朝起床直後までのすべての尿を取る．
❹ 24 時間尿をメスシリンダーに入れ，尿量を測定する．

表 16.1　実験の手順

		1日目	2日目	3日目			4日目
				朝	昼	夕	朝
対照群	ビタミン剤	×	×	×	×	×	
	採尿			←――――――→			
摂取群	ビタミン剤			○	○	○	
	採尿			←――――――→			

×：ビタミン剤，ビタミン強化食品，サプリメントを摂取しない．○：所定のビタミン剤を食後に摂取する．
←→：3日目起床後の2回目から4日目起床直後までの尿を取る．

❺24時間尿をビーカーに入れ，均一となるようによく混ぜる．
❻約 100 mL の尿を 100 mL 容プラスチックボトルに入れ，測定用の尿とする．後日，この尿を用いる場合は，冷凍保存する．残りの尿は捨てる．

b. 水溶性ビタミン摂取群の採尿
❶ビタミン B_1 塩酸塩を 3 mg，リボフラビンを 3 mg，アスコルビン酸を 150 mg 取った薬包紙を3つ用意する．
❷水溶性ビタミン摂取群の人は，朝食後，昼食後，夕食後に❶で取ったビタミンを摂取する．
❸採尿方法，尿量の測定などは上記の「対照群の採尿❷～❻」と同じである．

D. 操作方法

尿中ビタミン定量は 6.5 節参照のこと．

E. 考察

摂取した水溶性ビタミンが尿に排泄されるまでには，消化管での吸収，血流を介した運搬，末梢組織への取込みと利用，肝臓への取込みと貯蔵，腎臓でのろ過と再吸収といった要因の影響を受ける．摂取量の違いによる量的変化，摂取後の経時的変動を考慮して，水溶性ビタミンの体内動態について考察する．

ヒトを対象とした実験編

17. 血圧に関する実験

　血圧とは，血液が血管壁に与える血管内圧のことであり，人体の物質やガスを入れた血液を運ぶ路である動脈圧の圧力を指す．血管内圧は心臓が収縮するときに最高となり，最高血圧もしくは収縮期血圧という．心臓の拡張期には血管内圧が最低となり，最低血圧あるいは拡張期血圧という．収縮期血圧と拡張期血圧の差を脈圧という．

17.1 血圧の測定 （実験時間：90分）

　血圧を実際に測定することにより，血圧の変動幅を確認する．また，血圧測定の原理と正常値を知り，血圧調節機構について理解する．

　聴診法で血圧を測定する場合，一度開始された音が減圧とともに消失し，再び聴こえだすことがある．これを聴診間隙といい，収縮期血圧と誤る場合がある．誤りを避けるために，必ず初めに触診法を行ってから聴診法を行うこと．

A. 器具

❶血圧計（図17.1）
❷聴診器

B. 測定操作

　実験者が交互に験者と被験者となり実施する．
❶台上に右上腕中央部が心臓と同じ高さになるように肘の位置を定める．
❷上腕部に圧迫帯（カフ）のゴム嚢の中央部が測定する上腕動脈の上にくるように

図17.1　血圧測定装置
A：聴診法（a：圧迫帯，b：金属マノメータ（アネロイド型），c：加圧用ゴム球），
B：触診法
［吉村寿人ほか，解剖生理学，p.178，行吉学園出版局（1992）］

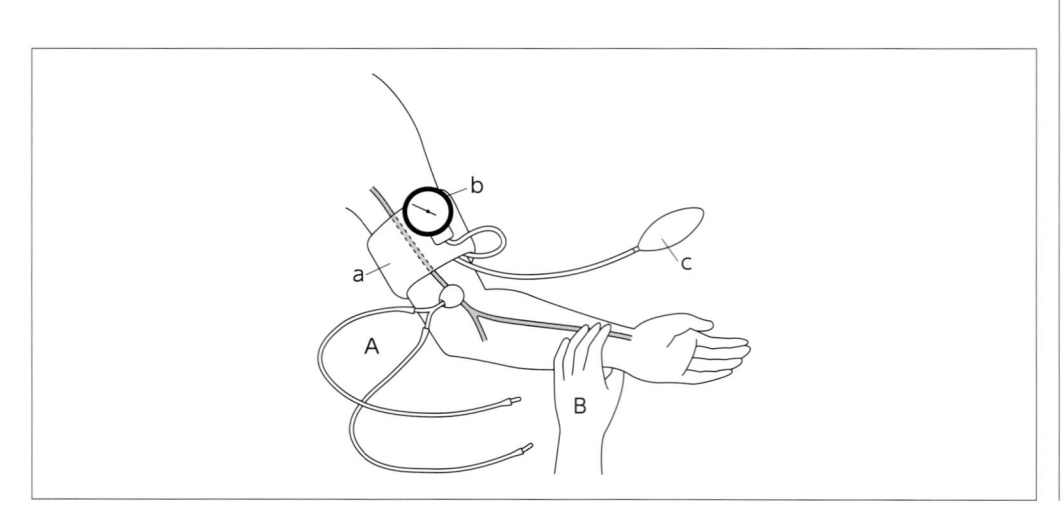

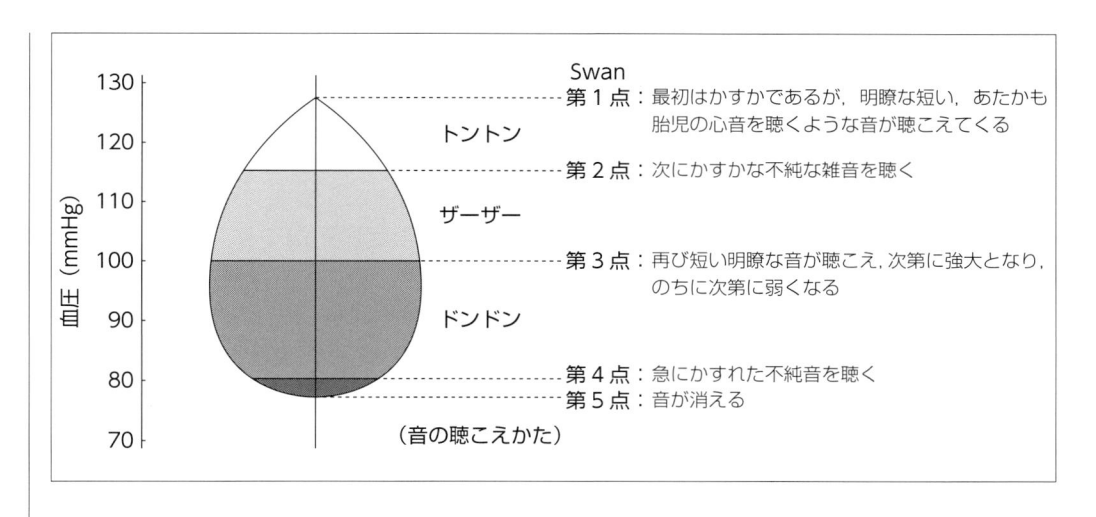

図 17.2 血圧測定で聴診されるコロトコフ音
［奈良信雄，臨床医学総論／臨床検査医学総論　第 2 版，p.316, 医歯薬出版（2003）］

第 1 点：最初はかすかであるが，明瞭な短い，あたかも胎児の心音を聴くような音が聴こえてくる
第 2 点：次にかすかな不純な雑音を聴く
第 3 点：再び短い明瞭な音が聴こえ，次第に強大となり，のちに次第に弱くなる
第 4 点：急にかすれた不純音を聴く
第 5 点：音が消える

し，カフとの間に 2 指を通じる程度の強さに巻く（適切なサイズのカフを使用）．
❸指で橈骨動脈の脈拍を確認する．
❹カフ付け根のネジを閉めた状態で加圧し，橈骨動脈の脈拍が触れなくなってもさらに加圧する．
❺カフ付け根のネジをゆるめ減圧し，再び脈が触れるときの側圧計（マノメーター）の値を記録する（触診法による収縮期血圧）．
❻カフの下縁に近い肘窩部で，あらかじめ触診で定めておいた上腕動脈脈拍位置に聴診器を間隙ができない程度に軽くあてる．
❼触診法で測定した収縮期血圧よりも 10～30 mmHg 程度高く加圧する．
❽減圧しながら聴診すると，圧力の変化に伴い，変化する Swan の血管音（コロトコフ音）が聴かれる（図 17.2）．
❾第 1 点を収縮期血圧，第 5 点を拡張期血圧として記録する．
❿安静時の 5 回の測定値がほぼ一定になるまで続ける．

C. 考察

❶血圧の調節機構についてまとめる．
❷血圧の測定原理と正常値についてまとめる．

17.2 血圧に影響する因子 （実験時間：180 分）

　血圧変動の代表的な要因について，負荷による心拍数および血圧の変動幅を確認するとともに，生理的調節機構について理解する．

A. 器具

❶血圧計（電動式可）
❷聴診器（電動式血圧計を使用する場合は不要）
❸ストップウォッチ
❹氷水（発泡スチロール箱などに準備）

B. 測定操作

a. 呼吸負荷
（1）呼吸性不整脈試験　　深吸気相では速脈になり，深呼気相では徐脈になるか観

察する．この現象は小児で非常によく現れる．成人の場合，軽い深呼吸だけでこの不整脈が顕著に現れるものが陽性とされる．

（2）Moslerの止息法（呼吸中止法）
❶仰臥位で5～10分安静をとったあと，呼吸を中止する．
❷できるだけ長く止息させ，最大止息時間を測定する．
❸止息前および止息終了後1分ごとに心拍数と血圧を測定し記録する．
❹心拍数と血圧が止息前に回復するまで測定する．

以下の項目が2項目以上あてはまるとき，病的であると判定される．
　　止息時間20秒以下，心拍数変化4以上の増加，血圧変化10 mmHg以下の上昇，不変，血圧下降，心拍数・血圧の回復時間が1分以上．

（3）深呼吸血圧テスト
❶安静時の血圧を測定する．
❷深呼吸の開始とともに20秒ごとに血圧を測定する．
　通常1分間20回以内の深呼吸数で血圧は最低値を示す．

b. 寒冷負荷
（1）寒冷昇圧反応
❶仰臥位で10～30分間安静をとる．
❷安静時，5分おきに収縮期および拡張期血圧を測定し，安定したところを基準値とする．
❸他側前腕部を肘関節上部まで4℃の氷水中に1分間浸す．
❹寒冷負荷開始から15秒ごとに収縮期・拡張期血圧を測定する．
❺寒冷負荷終了時から2分ごとに基準値に回復するまで収縮期・拡張期血圧を測定する．

負荷時の収縮期血圧の上昇が20 mmHgの時に陽性とされる．

c. 体位変換
（1）起立試験
❶仰臥位で約10分間安静をとる．
❷血圧および心拍数が安定するまで1分おきに数回測定する．
❸床上に起立させる．
❹起立後～2分までの間，30秒ごとに血圧と心拍数を測定する．
❺2～10分後までの間，1分ごとに血圧と心拍数を測定する．

以下の項目に該当する場合は陽性とされる．
　　脈圧の縮小が16 mmHg以上，収縮期血圧の低下が21 mmHg以上，脈拍数の増加が21拍／分以上

d. 運動負荷
（1）屈伸運動試験
❶安静椅座位の心拍数，収縮期・拡張期血圧を測定する．
❷膝の屈伸運動を2秒に1回の速さで20回行う．
❸心拍数および血圧測定を運動直後から2分ごとに椅座位で行う．
❹心拍数および血圧が安静時に復帰するまで測定する．

C. 考察

呼吸負荷，寒冷昇圧，体位変換および運動負荷における心拍数と血圧の変動について，それぞれの負荷での神経性反射機構など生理的調節機構について予想と実験結果を比較し考察する．

18. 感覚に関する実験：皮膚感覚と重量感覚

ヒトを対象とした実験編

　人体への内外の刺激は感覚器によって受け取られ，感覚神経を通して中枢に伝えられる．このうち，全身の皮膚と運動器によって検知される感覚を体性感覚という．体性感覚の受容器は全身に分布しており，皮膚と粘膜の受容器で感じる皮膚感覚と，筋，腱，骨膜などの運動器の受容器で検知される深部感覚がある．皮膚感覚や深部感覚を伝える一時感覚ニューロンは脊髄神経節の中にあり，いくつかの経路に分かれて脳へ伝わる．

18.1 触覚と痛覚 （実験時間：90分）

　身体各部の単位面積中に分布する触・圧点および痛点の分布の割合，閾値の相違，さらに閾値が影響される条件を検討する．また種々の末梢受容器の性質について理解し，その生理的意義を考える．

A. 器具

1. 刺激毛：マッチ棒の軸の一端中央にカミソリ刃で約 5 mm の切り目を入れ，馬尾毛またはナイロン製釣糸を挟み，木工用ボンドを切れ目につけたあと，毛または糸を同じ長さに水平に切る（図 18.1）．
2. 赤スタンプパッド
3. ゴム印（1 cm × 1 cm，1 mm マス）（図 18.2）
4. 氷水（発砲スチロール箱などに準備）
5. 温水（プラ洗い桶などに準備）
6. 温度計
7. 厚手ビニール袋（氷水および温水に手を浸す時に使用）

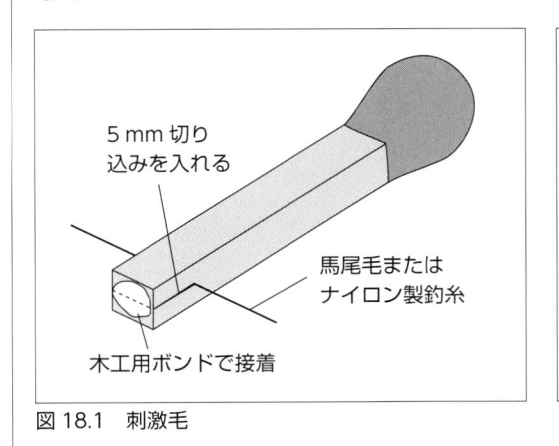

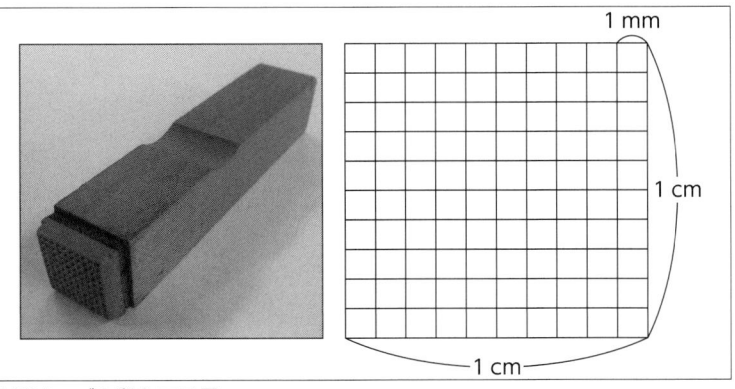

図 18.1　刺激毛

図 18.2　ゴム印とマス目
図では 4×4 cm に拡大している．

B. 測定操作

実験者が交互に験者と被験者となり実施する．

a. 触覚と痛覚の分布
1. 指先，手背，額，腓腹部にゴム印でマス目をつけ，乾燥するのを待つ．
2. 図 18.2 右を利用するか，実験ノートに 2 × 2 cm，つまり刺激面積の 4 倍大の格子を測定箇所の数だけ描く．
3. 10 × 10 mm の範囲を 1 mm ごとの格子の交点（100 の点）を刺激毛で順次刺激し，被験者に①触覚，②触〜痛覚，③痛覚，④感覚なしのいずれかの返答を求める．
4. 図 18.2 右またはノートに色分けしておのおのの対応する点をプロットする．

b. 閾値の変化
1. 手背を 4℃の氷水中に 3 分間浸す（厚手ビニール袋を利用し，マス目が消えないように配慮する）．
2. 上述の方法により，同じマス目の触覚と痛覚の対応する点をプロットする．
3. 手背を 40℃の温水中に 3 分間浸す（厚手ビニール袋を利用し，マス目が消えないように配慮する）．
4. 上述の方法により，同じマス目の触覚と痛覚の対応する点をプロットする．

C. 分析

4 種類の点を数え，各応答に対する相対度数分布を求める．

D. 考察

1. 感覚に関与する受容器について説明する．
2. 部位による感覚の分布の違いについて考察する．
3. 皮膚温度の違いによる感覚の分布の変化について考察する．

18.2 点弁別（2 点識別閾）（実験時間：90 分）

おのおの離れた 2 点に同時に触れ，2 点と弁別できる最短距離が体表の部位，方向により相違があるか否かを測定する．また，この神経機構を理解する．

A. 器具

1. デバイダー（図 18.3）
2. 定規

B. 測定操作と分析

1. 被験者に目を閉じさせる．
2. 額，舌先，前上腕部，手掌面，手背面，肩甲上部，鎖骨下部，腓腹部などの皮膚の長軸方向にデバイダーの足の両方で同時に皮膚が少し凹む程度に触れ，2 点を識別できる最短距離を測定する．
3. 閾に近づいた時には片方，両方に触れることを混ぜて行い，値を確かめる．
4. デバイダーの足を閉じてから広げていく時および皮

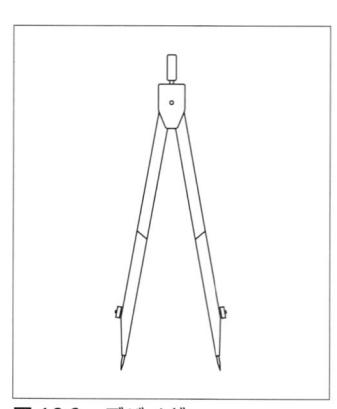

図 18.3 デバイダー

膚の横軸方向についても実施する．

D. 考察

❶弁別閾と触覚・痛覚の分布との関係について考察する．
❷長軸と横軸での弁別の違いについて考察する．
❸部位による感覚の違いについて考察する．

18.3 重量感覚 （実験時間：90分）

「刺激の強度」と「主観的な感覚の強さ」の量的関係について検討し，生理学的特徴を理解する．感覚の強さを識別できる最小の刺激強度の差（ΔS）と基本となる刺激強度（S）との関係を示す Weber 比を重量感覚について求め，本実験において Weber–Fechner の法則が確認できるか検討する．

A. 器具

❶1.5 または 2 L のペットボトルの上部を切断したもの 2 個（図 18.4）．
❷卓上上皿天秤 1 台
❸10 mL メスシリンダーまたはメスピペット
❹水
❺方眼紙（普通 1 枚，片対数 1 枚）

B. 測定操作と分析

a. 実験 1

❶被験者に目を閉じさせる．
❷あらかじめ水を入れて 50 g（これを基本重量 W とする）に調整した 2 個のペットボトルを被験者の両手掌に乗せる（図 18.5）．
❸測定者は向かって右側のペットボトルに 1〜2 mL ずつ水を静かに加えていき，被験者が水を加えていないペットボトルに対して重量差を感じた時点の重量（これを ΔW とする）を記録する．
❹同様に，100 g，150 g，200 g … を基本重量 W として実施し，それぞれの ΔW を記録する．
❺実験は 2 回以上繰り返して平均値を求める．
❻各基本重量の Weber 比（$\Delta W/W$）を求める．
❼方眼紙上に縦軸：Weber 比（$\Delta W/W$），横軸：基本重量 W をプロットする（図 18.6）．

b. 実験 2

❶被験者に目を閉じさせる．
❷あらかじめ水を入れて 100 g に調整した 1 個のペットボトルを被験者の片手掌に乗せる．
❸測定者がペットボトルに少しずつ水を加えていき，被験者が重さを 2 倍に感じた時点の重量を記録する．
❹さらに水を加えていき，3 倍，4 倍，5 倍の重さに感じた時点の重量を記録する．
❺実験は 2 回以上繰り返して平均値を求める．
❻片対数方眼紙上に対数側を横軸にして縦軸：感じた重さ（1，2，3，4，5 倍），横軸：実際の重量（100〜1,000 g）をプロットする（図 18.7）．

図 18.4　ペットボトルの加工

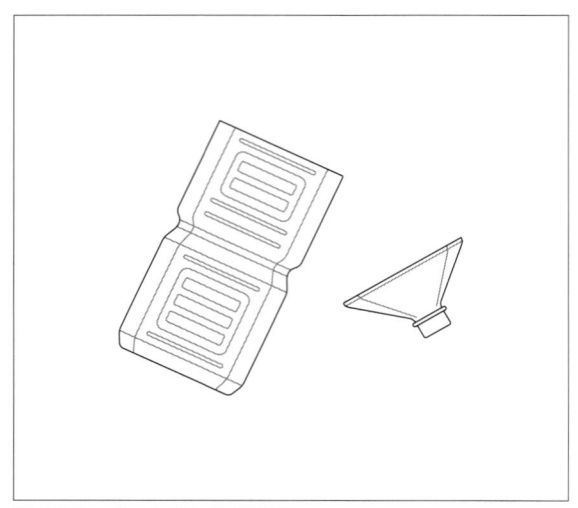

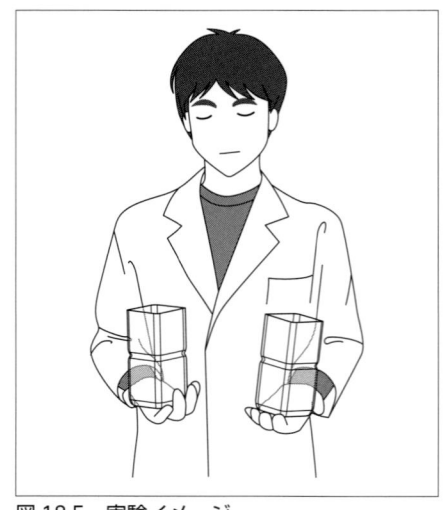

図 18.5　実験イメージ

C. 考察

❶重量感覚に関与する受容器についてまとめる．
❷感覚における Weber–Fechner の法則についてまとめる．
❸刺激強度の変化と主観的感覚強度の変化の関係について，予想と実験結果を比較し考察する．

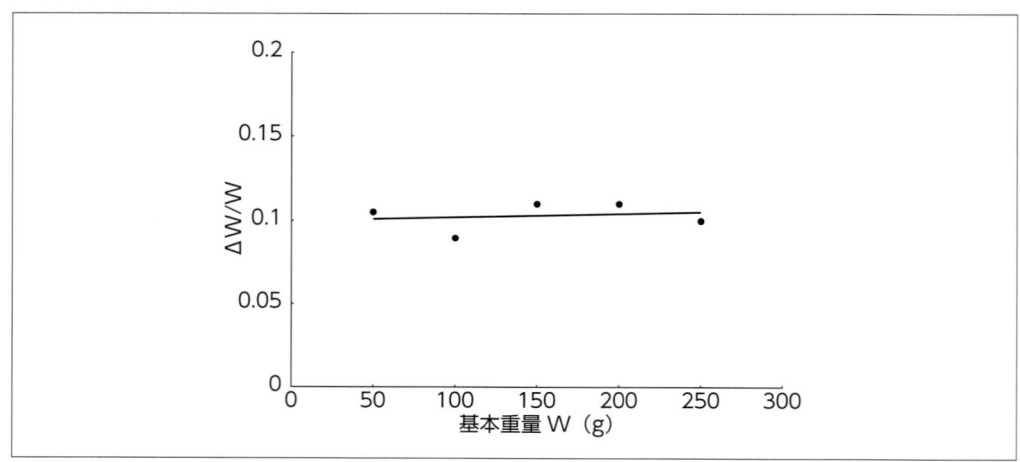

図 18.6　実験 1 のグラフプロット例

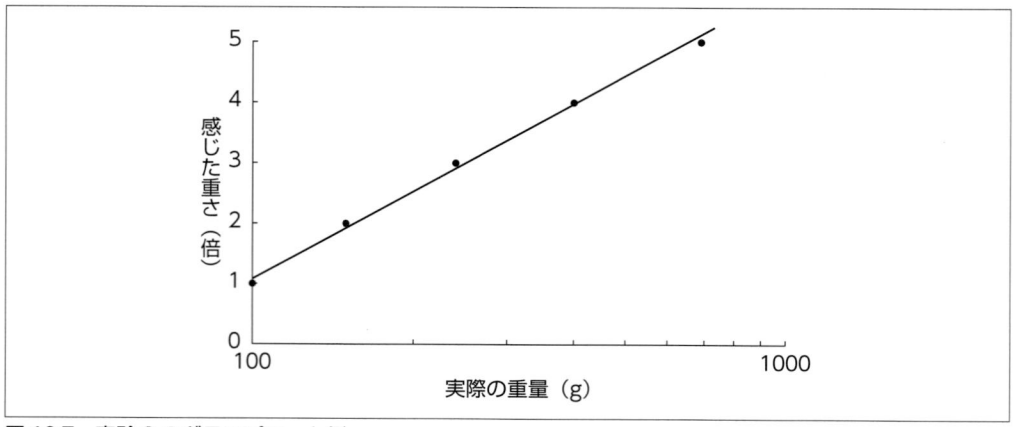

図 18.7　実験 2 のグラフプロット例

19. 腎機能に関する実験：腎臓による体液調節とクレアチニン・クリアランス

ヒトを対象とした実験編

　腎臓は体液のホメオスタシスを維持するために，体内に生じた老廃物を生成した尿によって体外へ排泄する働きを担う．尿を生成することにより，水の排泄量を増減させることで循環血液量や体液の浸透圧を調節し，それにともない血圧が調整される．また，電解質の再吸収によって血漿電解質濃度が調節され，酸塩基平衡が保たれる．

19.1 腎による尿の希釈と濃縮 （実験時間：180分）

　絶飲水，水またはスポーツ飲料の負荷を加え，尿量の変化を測定し，腎による体液の調節について理解する．
　以下の注意点をふまえて，3つの班に分ける．
❶腎疾患などのあるものはあらかじめ申し出ること．
❷実習日の朝食はとってもよいが，コーヒー，ジュースや茶などの利尿作用があるものは避けること．
❸実習直前に食事をとると，負荷時に吐気をもよおすことがある．

A. 器具

❶採尿容器（500 mL 手付ポリビーカーなど）
❷メスシリンダー（100, 500 mL ポリメスシリンダーなど）
❸尿保存容器（中型試験管など，クレアチニン・クリアランス測定用）
❹負荷用飲料水（銘柄を揃えるほうが望ましい）
❺負荷用スポーツ飲料（銘柄を揃えるほうが望ましい）
❻時計

B. 測定操作

❶実験前日までに下記の3グループについてあらかじめ分担を決める．
❷実験開始1～2時間前に排尿し，完全に排尿し終わった時刻を正確に1分単位で記録する．
❸実験開始（負荷）直前に採尿し，時刻と尿量を記録し，保存容器に5 mL程度保存する（クレアチニン・クリアランス測定に使用）．
❹3つのグループに分かれ，負荷試験を行う．
　グループA：水分を摂取しない
　　　　　　このグループは朝食も乾燥食品をとることが望ましい
　グループB：水 1,000 mL（体重1 kgあたり20 mL）を飲む
　グループC：スポーツ飲料 1,000 mL（体重1 kgあたり20 mL）を飲む
❺負荷後30分ごとに4回採尿し，採尿時間と尿量を正確に記録する．

C. 分析
1. 毎回の尿量を前回の排泄時からの時間で割って，毎分あたりの尿量（mL／分）を算出し，時間経過をグラフにする．
2. 負荷の種類による尿量の相違を比較する．
3. 尿量の最大および最小値から，1日あたりの最大および最小尿量を求める．

D. 考察
1. 腎臓の生理機能をまとめる．
2. 3つの負荷条件での尿量の相違を比較し，その仕組みを考察する．
3. 正常成人における1日あたりの標準的な水出納（摂取した量と排泄した量）についてまとめる．

19.2 クレアチニン・クリアランスの測定 （実験時間：90分）

腎での尿生成機序を理解するために，各人の対象尿を用いて，内因性クレアチニン・クリアランスから腎糸球体ろ過量（GFR）を求める．

A. 試料
19.1で得た負荷前の尿を，メスフラスコを用い，蒸留水で正確に10倍希釈し試料溶液とする．器具，試薬，操作方法ともに6.4クレアチニンの定量（あわせて5.6クレアチニンの定量）を参照のこと．

B. 結果

a. 尿中のクレアチニン濃度の算出
6.4クレアチニンの定量 F. 結果に準じて尿中のクレアチニン濃度を求める．

b. クレアチニン・クリアランス（Ccr）の算出
ここでは血清クレアチニン濃度の測定を省略し，正常成人の血清クレアチニン濃度を男性は 0.8 mg/dL および女性は 0.7 mg/dL として次式で求める．

クレアチニン・クリアランス（Ccr, mL／分）＝（尿中クレアチニン濃度（mg/mL）× 1分あたりの尿量（mL／分））／血清クレアチニン濃度（mg/mL）

C. 考察
1. 腎機能検査法についてまとめる．
2. GFRを求める意義についてまとめる．
3. クレアチニンの尿排泄についてまとめる．

20. 栄養アセスメントに関する実習

ヒトを対象とした実験編

　栄養アセスメントとは，身体計測や体組成，血液・尿の生化学検査，食事調査などから得られた主観的・客観的観察により，個人とある特定集団の健康・栄養状態を総合的に評価することである．ヒトの栄養状態が良好であれば，健康の維持・増進，疾病の予防に適切である．

　これまで，食欲と体重の減少がなければ，十分食べられているので，いずれも栄養状態が良好であると判断していた．体重の増減は骨格，筋肉，内臓，体脂肪，体水分の合計をした数値変化であるので，どのような栄養素の過不足が原因であるかを判定することはむずかしい．

　身体組成を調べることで栄養状態の評価にとどまらず，運動，疾病，発育，発達，加齢などの影響を客観的に知ることができる．人体を構成する要素の種類とその量は，従来の人体計測学とは違う人体の生理・生化学的機能を理解するうえで重大な意義をもっている．

　しかし，全身における除脂肪組織量（LBM）や脂肪組織量（body fat）を直接測定する方法はない．したがって，直接測定できる人体構成要素と直接測定できない構成要素間で成立している定常状態を原理として間接的に全身の組織量を推定することになる．

　身体組成を測定することによって，身体組成に影響をおよぼす栄養，運動，疾病，発育，加齢などの相互関係について明らかにすることが可能である．

　人体は体外から物質を摂取してこれを利用し，生命を維持している．また，人体は水分，タンパク質，グリコーゲン，ミネラル，脂質などの化合物から構成されており，これらは摂取した栄養素によって置き換えられている．すなわち，からだは食物に含まれる多くの物質と同じものを含んでおり，栄養素摂取の過剰と不足は身体組成においても過剰と不足を生じさせる．一方，摂取された各種栄養素は体内で重要な生理作用をもっているため，人体を構成している化学的組成の過剰，不足は人体の生理機能に変化を起こし，自覚的・他覚的な症状が認められる．すなわち，良好な健康状態や子どもの成長発育の維持は必須栄養素とエネルギー源の適切な供給による身体組成に依存している．

20.1 身体計測による評価 （実習時間：180分）

　からだの各部位を計測することで体内のタンパク質とエネルギーの貯蔵状態を予測することが可能である．

　身体計測は，貯蔵エネルギー量を示す体脂肪量と体タンパクならびに身体機能の能力を示す筋肉量を概算し，身体の栄養状態を推定することである．また1日に必要なエネルギーを推定するうえで身長や体重の値を基本に考え，適切な栄養管理を行う

ためにも身体計測は不可欠である．身長，体重，上腕周囲長，下腿周囲長，上腕三頭筋皮下脂肪厚，肩甲骨下部皮下脂肪厚，握力などを計測する．

A. 身長

身長は，理想体重やBMIなどを算出するために計測されている．直立の姿勢がとれる場合は身長計で計測する．直立できない場合は，指極・座高・膝高（図20.1）を計測して身長を推定する（表20.2）．

実習1 指極，座高，膝高測定（図20.2）より身長を推定し，実測値と比較する．

B. 体重

体重は，理想体重やBMIと比較するために多く計測されている．寝たきりの患者を対象とした体重予測法は，Grantの式（表20.3）が用いられる．その他に，宮澤らの体重予測法が利用されている（表20.4）．

C. 体格指数 (BMI：body mass index)

BMIは次式で計算する．BMIは，体脂肪量と正の相関を示し，BMIが22近辺で脂質異常症，糖尿病，高血圧症，高尿酸血症など生活習慣病に最も罹患しにくく，理想体重と考えられている．

BMI：体重(kg)／〔身長(m)〕^{2}

日本肥満学会では肥満の基準をBMI≧25にしている（表20.5）．

D. 上腕周囲長 (AC)，下腿周囲長 (CC)

筋タンパク量を反映する指標である．上腕周囲長（図20.3），下腿周囲長（図20.4）

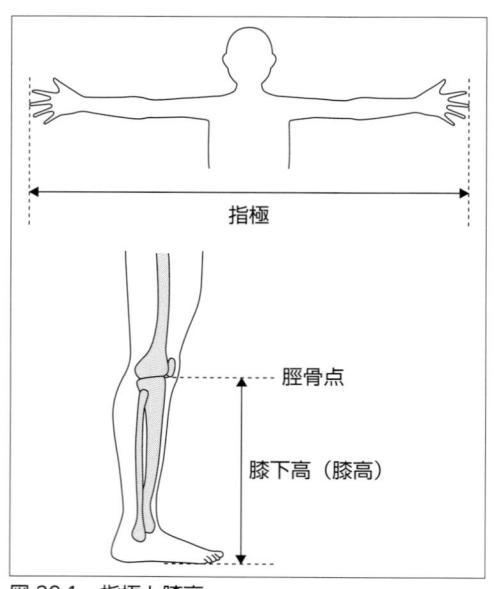

図20.1 指極と膝高

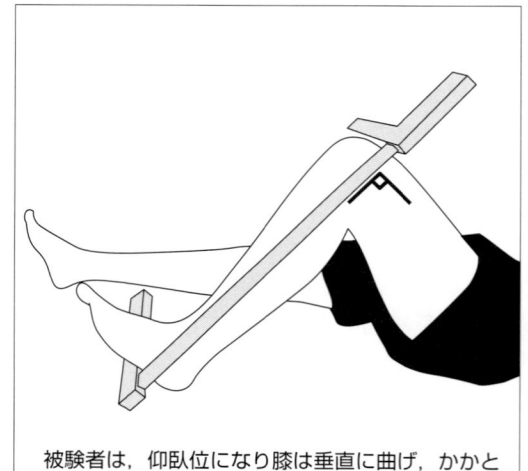

図20.2 膝高測定

被験者は，仰臥位になり膝は垂直に曲げ，かかとに近いところに測定器をかける．

表20.2 身長の推定

指極による推定	身長(cm)＝指極(cm)
座高による推定	身長(cm)＝座高(cm)×11／6
膝高による推定	〈男性〉身長(cm)＝64.19－(0.04×年齢)＋(2.02×膝高(cm)) 〈女性〉身長(cm)＝84.88－(0.24×年齢)＋(1.83×膝高(cm))

表 20.3 Grant の式による予測体重(kg)

| 男性 | AC×0.98+CC×1.27+SSF×0.40+KN×0.87−62.35 |
| 女性 | AC×1.73+CC×0.98+SSF×0.37+KN×1.16−81.69 |

AC：上腕囲(cm)，CC：ふくらはぎの周囲(cm)，SSF：肩甲骨下部皮下脂肪厚(mm)，KN：膝高(cm)

表 20.4 宮澤らの体重予測法（膝高による被験者の予測式）

| 男性 | (1.01×膝高)＋(AC×2.03)＋(TSF×0.46)＋(年齢×0.01)−49.37　誤差±5.11(kg) |
| 女性 | (1.24×膝高)＋(AC×1.21)＋(TSF×0.33)＋(年齢×0.07)−44.43　誤差±5.11(kg) |

膝高(cm)，年齢(年)，AC：上腕囲(cm)，TSF：上腕三頭筋皮下脂肪厚(mm)

表 20.5 肥満の判定

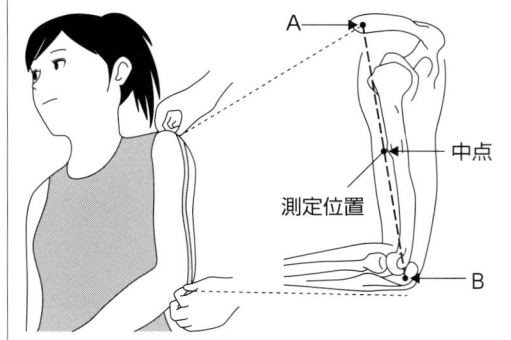

BMI	日本肥満学会
<18.5	低体重
18.5≦～<25	普通体重
25≦～<30	肥満（1度）
30≦～<35	肥満（2度）
35≦～<40	肥満（3度）
40≦	肥満（4度）

図 20.3 上腕周囲長（AC）の測定

a. 肩峰と尺骨肘頭の中点の測定
① 利き腕でない腕を内側に屈折させる．
② メジャーで，肩峰（A）と尺骨肘頭（B）の長さを測定し，その中点に印をつける．

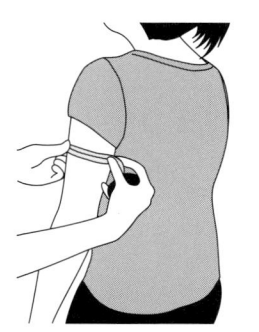

b. 上腕周囲長の測定
① 中点の周囲をメジャーで計測する．
② 3回測定し，平均をとる．

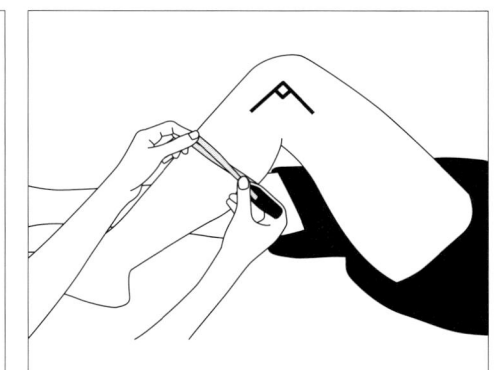

図 20.4 下腿周囲長（CC）の測定
① 被験者は，仰臥位になり，下肢の膝と足首を曲げて直角にする．
② 下腿部の最大直径位置を測定する．

を計測する．体脂肪や筋肉量，筋肉面積なども算出できる．

E. 上腕三頭筋皮下脂肪厚（TSF），肩甲骨下部皮下脂肪厚（SSF）

簡易型皮下脂肪厚測定器（アディポメーター：(株)ダイナポット）と栄研式キャリパーで，皮下脂肪厚を測定する（図 20.5）．

F. 上腕筋囲（AMC），上腕筋面積（AMA）

上腕周囲長（AC）と皮下脂肪厚（TSF）の数値から，上腕筋囲，上腕筋面積は算出できる（図 20.6）．

$AMC(cm)：AC(cm)−\pi \times TSF(mm)/10$

$AMA(cm^2)：(AMC(cm))^2/4\pi \quad (\pi \fallingdotseq 3.14)$

上腕筋囲（AMC）は骨格筋量と相関が高く，上腕周囲長と皮下脂肪厚から算出され，筋タンパク質量の消耗程度の目安となる．
上腕周囲長（AC）は筋タンパク質だけでなく皮下脂肪の要素も含まれるので，エネルギー摂取状況が推定される．上腕筋面積（AMA）は，全身の筋肉量，または徐脂肪量を反映しており，体タンパク質の貯蔵量を推定することができる．

図 20.5 上腕三頭筋皮下脂肪厚（TSF）の測定

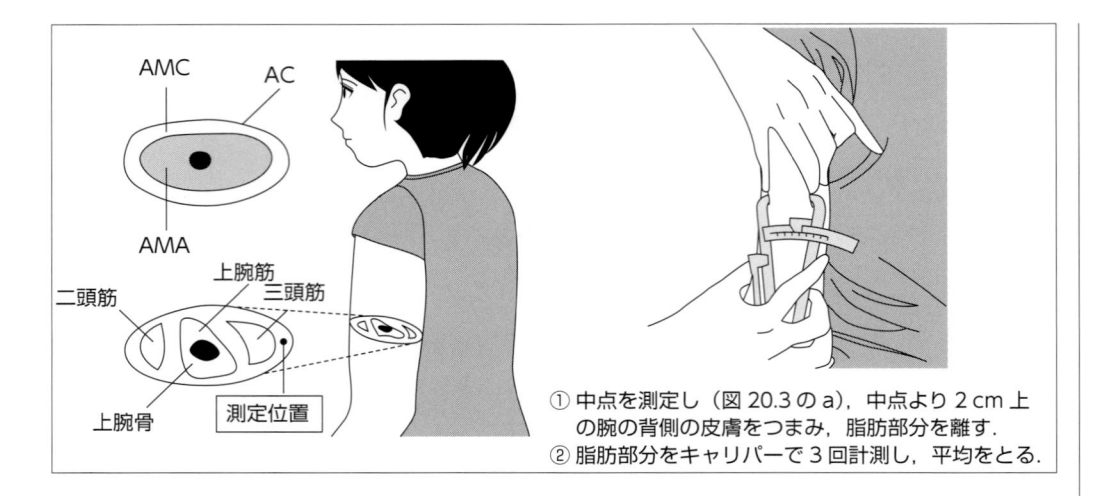

① 中点を測定し（図 20.3 の a），中点より 2 cm 上の腕の背側の皮膚をつまみ，脂肪部分を離す．
② 脂肪部分をキャリパーで 3 回計測し，平均をとる．

図 20.6 上腕の断面図

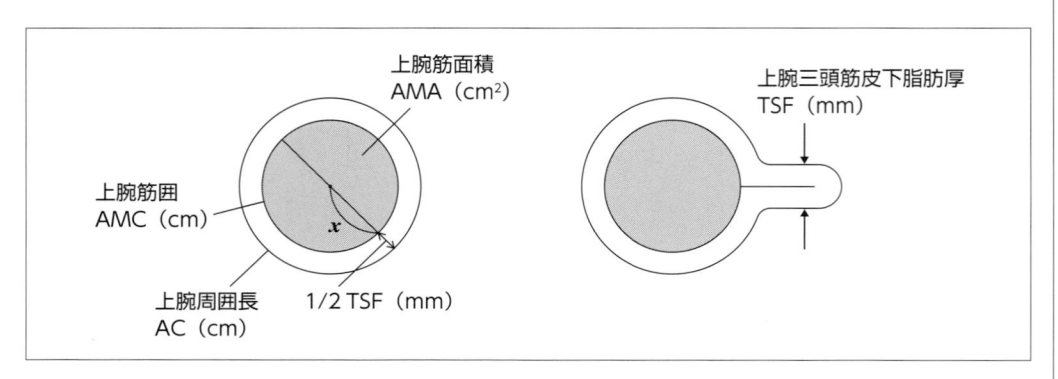

G. ウエスト（W），ヒップ（H）

ウエストとヒップをメジャーで測定し，W／H 比を求める．W／H 比は，身体計測から内臓脂肪量を推測する指標の一つである．

ウエスト(W)：腹部臍周囲長
ヒップ(H)：尻骨盤部周囲長

W／H 比　男性≧ 0.9，女性≧ 0.8：内臓脂肪型肥満の可能性

皮下脂肪型肥満では，W／H 比は 0.7 以下になることが多い．メタボリックシンドローム（内臓脂肪型肥満）は，ウエストが男性 85 cm 以上，女性 90 cm 以上を指標にしている．

H. 体脂肪率

計測時刻は，食事量や水分量に影響されない起床後，空腹時で排尿後に裸体で行うことが望ましい．経日的変化を計測する場合には，測定時刻を統一することが大切である．

実習 2　生体インピーダンス法による体脂肪率の測定と上腕三頭筋皮下脂肪厚（TSF），肩甲骨下部皮下脂肪厚（SSF）から，計算式により算出した値を比較する．

体脂肪率(%)＝(4.57／体密度－4.142)×100
体密度(成人男性)＝1.0913－0.00116×皮下脂肪厚(mm)
体密度(成人女性)＝1.0897－0.00133×皮下脂肪厚(mm)
皮下脂肪厚(mm)＝上腕三頭筋皮下脂肪厚(TSF)＋肩甲骨下部皮下脂肪厚(SSF)

肥満タイプの特性

①りんご型肥満
・お腹が前に出て，自分でお腹をへこますことができない．
・二重あご，二の腕のたるみになりやすい．
②洋なし型肥満
・下半身太りで，むくみやセルライトができやすい．
・服のサイズが上下異なる．
③バナナ型肥満
・通常はやせていても筋肉も少ない．
・いったん太ると限りなく太る．
・筋肉量が少ないために，猫背が多い．

I. 握力

筋肉量の指標として使用できる．握力は男女とも成長期から20歳代でも緩やかな増加傾向を示し，男子では30歳代前半に，女子では40歳代前半にピークに達する．握力はいろいろな体力要素のなかでもピークに達する時期が最も遅い．

実習3 「日本人の新身体計測基準値（JARD 2001）」（日本栄養アセスメント研究会）をもとに作成された身体計測値評価表（図20.7，図20.8）を用い，以下の例題について，静的栄養評価を行う．静的栄養評価は個々人から得られた測定値を一般の健常人の集団から得られた標準値などと比較して個々人のある一時点の栄養状態を評価・判定する方法である．

例題1．40歳，女性
　　　　身長：150 cm　体重：40 kg　上腕周囲長：24 cm　上腕三頭筋皮下脂肪厚：15 cm
　　　　※BMIの値だけでなく，上腕筋面積なども算出し，筋肉量も考慮すること．

例題2．35歳，男性
　　　　身長：170 cm　体重：81 kg　上腕周囲長：32 cm　上腕三頭筋皮下脂肪厚：10 cm　肩甲骨下部皮下脂肪厚：12 mm

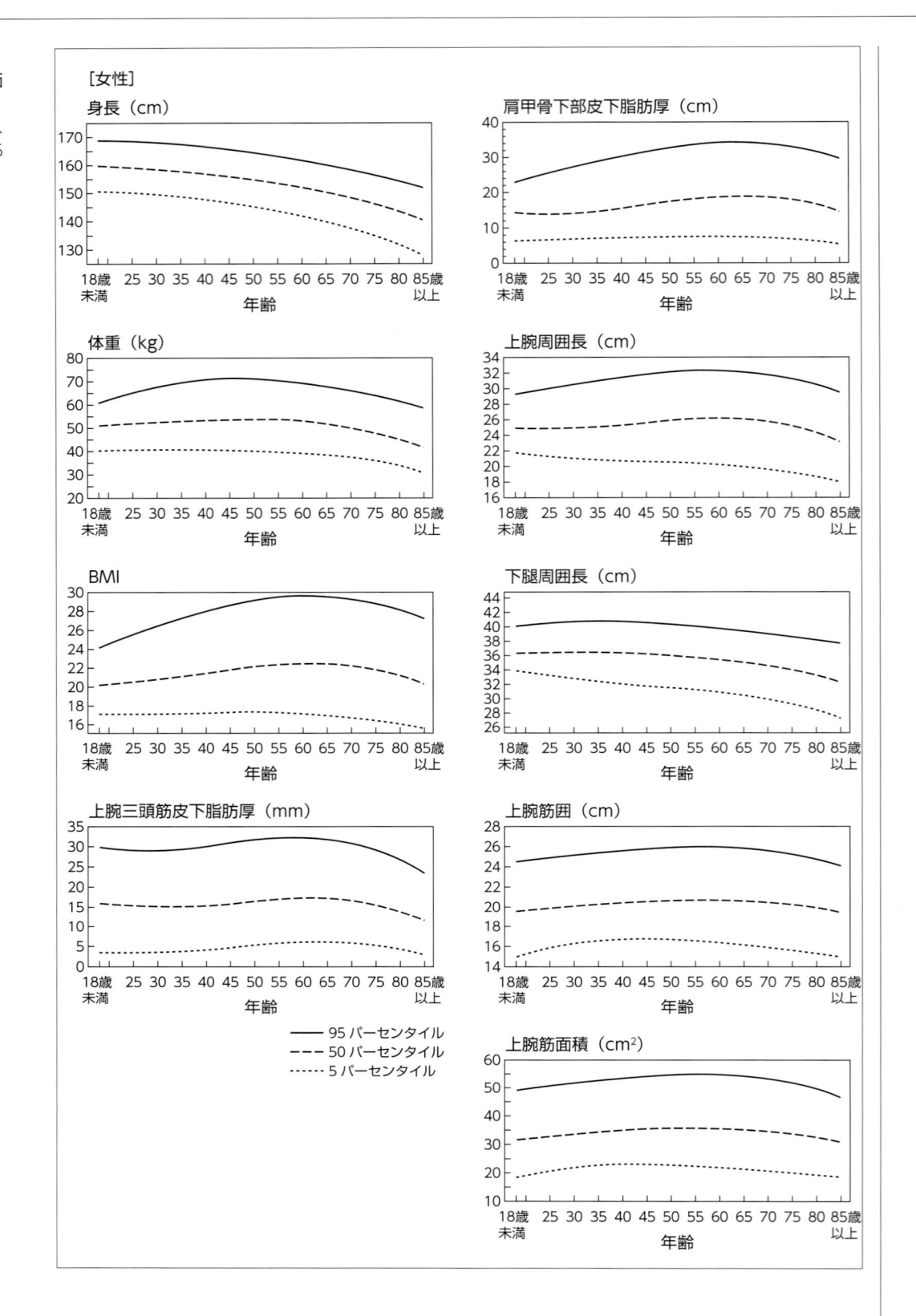

図 20.7 JARD2001 を用いた身体計測評価表（女性）
［アボット栄養アセスメントキット，p.15〜20，医科学出版社］

［女性］

身長（cm）／肩甲骨下部皮下脂肪厚（cm）／体重（kg）／上腕周囲長（cm）／BMI／下腿周囲長（cm）／上腕三頭筋皮下脂肪厚（mm）／上腕筋囲（cm）／上腕筋面積（cm²）

―― 95 パーセンタイル
---- 50 パーセンタイル
…… 5 パーセンタイル

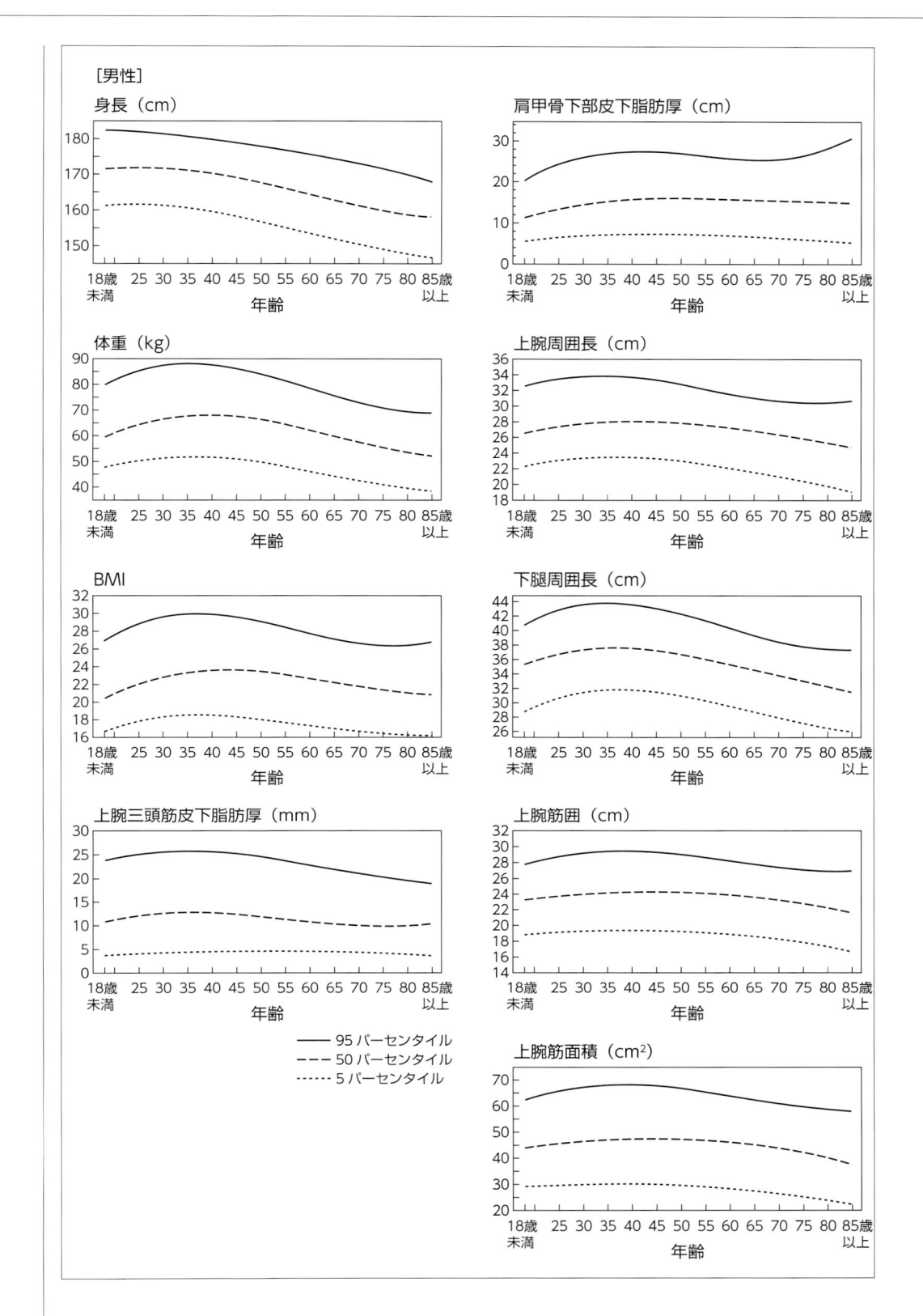

図 20.8 JARD2001を用いた身体計測評価表（男性）
［アボット栄養アセスメントキット，p.15〜20，医科学出版社］

20.1 身体計測による評価

20.2 血液検査による血漿タンパク質の評価

内臓タンパク質の増減が反映される血漿タンパク質濃度は，栄養状態を評価する指標として重要である（表 20.7）.

アルブミンは全血漿タンパク質（約 7 g/dL）の約 60％を占める．肝臓で合成され，血中での半減期は 2～3 週間である．肝硬変などの慢性肝疾患では肝臓でのアルブミン合成力が低下して，血漿中のアルブミン濃度は減少する．

肝臓で合成される血漿タンパク質でトランスフェリン，レチノール結合タンパク質，プレアルブミン（トランスサイレチンともいう）は半減期が短く，エネルギーや食事タンパク質の摂取不足，高度な肝機能の低下による影響を受けやすいために，栄養状態の評価に用いられている（表 20.8）.

表 20.7 血漿タンパク質濃度のアセスメント

血漿タンパク質	半減期	基準値	増加（高値）	減少（低値）
アルブミン（ALB）	17～23 日	3.5～5.0 (g/dL)	脱水など	タンパク質欠乏性栄養障害肝障害時，ネフローゼ症候群，慢性炎症，輸液過剰時など
プレアルブミン（PA）	2～3 日	16～40 (mg/dL)	甲状腺機能亢進症妊娠後期，高カロリー輸液時など	低タンパク質栄養状態，タンパク質欠乏性栄養障害，高度の肝障害時，炎症，家族性ポリアミロイドーシス I 型・II 型など
レチノール結合タンパク質（RBP）	0.5 日	2.2～7.2 (mg/dL)	慢性腎不全過栄養性脂肪肝など	ビタミン A 欠乏症，タンパク質欠乏性栄養障害，肝障害や閉塞性黄疸，甲状腺機能亢進症，外傷など
トランスフェリン（Tf）	7～10 日	200～400 (mg/dL)	鉄欠乏性貧血妊娠中期～後期，タンパク質同化ホルモン上昇時など	タンパク質欠乏性栄養障害，肝障害時，ネフローゼ症候群，炎症など

表 20.8 栄養アセスメントに用いられる血漿タンパク質

		アルブミン	トランスフェリン	プレアルブミン
	半減期	17～23 日	7～10 日	2～3 日
	基準値	3.5～5.0 g/dL	200～400 mg/dL	16～40 mg/dL
栄養障害	軽い	3.0～3.5 g/dL	150～200 mg/dL	10～15 mg/dL
	強い	2.0～3.0 g/dL	100～150 mg/dL	5～10 mg/dL
	かなり強い	2.0 g/dL 以下	100 mg/dL 以下	5 mg/dL 以下

20.3 尿検査による評価

A. クレアチニン係数の算出

クレアチニンは，筋肉運動のエネルギー源となるクレアチンリン酸が代謝されてできた物質で，尿素や尿酸と同様に老廃物として腎臓から排泄される．尿中クレアチニン排泄量は，年齢や体重による筋肉の発育と運動量とに関係していて，個人差がある．

骨格筋の代謝産物であるクレアチニンの 24 時間排泄量は，そのときの身体の骨格

筋量と類似している．これを測定し，標準値と比較すると体タンパク質の消耗度の目安となる．ただし，測定時の腎機能が正常であることが条件である．

クレアチニン係数は，24時間中に排泄された尿中のクレアチニンの全量を体重1kgに換算した数値である．

　　クレアチニン係数（mg/kg体重）＝尿中クレアチニン排泄量（mg/日）／体重（kg）
　　尿中クレアチニン排泄量(mg/日)＝尿中クレアチニン濃度(mg/dL)×尿量(dL/日)

クレアチニン係数にすると比較的個人差が少なくなり，健常成人男性では20〜26，女性では14〜22の範囲となる．

B. 3-メチルヒスチジン

筋肉タンパク質中の3-メチルヒスチジンはタンパク質が分解されたあと，タンパク質合成に再利用されないで尿へ排泄されることから，筋肉タンパク質の分解量の指標として用いられている．3-メチルヒスチジンはHPLCで測定できるが，簡易的な測定方法は現在ない．

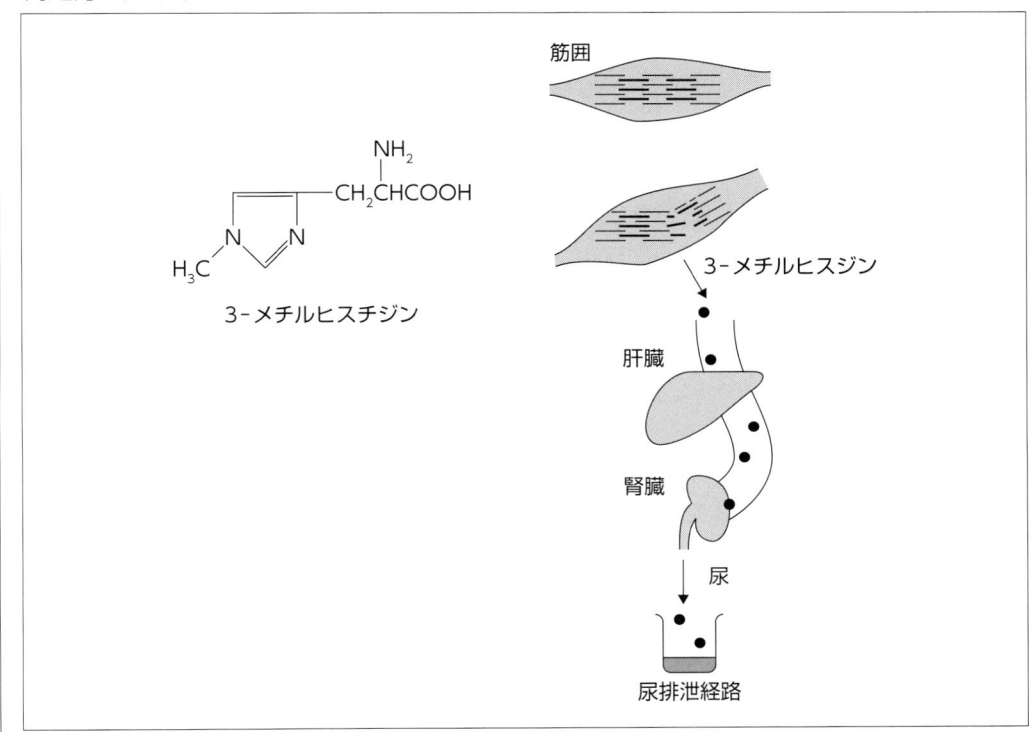

図20.8　3-メチルヒスチジンの構造と尿排泄経路

栄養生理学・生化学実験 索引

AC →上腕周囲長	
ACS・ACOD 法	65
AIN-76	19, 129
ALT →アラニンアミノトランスフェラーゼ	
AMA →上腕筋面積	
AMC →上腕筋囲	
AST →アスパラギン酸アミノトランスフェラーゼ	
BCG（bromocresol green）法	54
BMI：body mass index	157
BUN：blood urea nitrogen →血中尿素窒素	
Ca →カルシウム	
CBB（coomasie brilliant blue）染色	105
CC →下腿周囲長	
CO_2（$\dot{V}CO_2$）産生量	139
DNA →デオキシリボ核酸	
DSD →ドデシル硫酸ナトリウム	
ECL：Enhanced Chemiluminescence	106
FAD →フラビンアデニンジヌクレオチド	
Fe →鉄	
GFR：glomerular filteration rate →腎糸球体ろ過量	
GOT → AST	
GPO・DAOS 法	40, 61
GPT → ALT	
HPLC システム	71, 73
JARD 2001	159
METs（metabolic equivalents）	135
Mg →マグネシウム	
Mosler の止息法	148
mRNA →メッセンジャー RNA	
O_2 摂取量	139
o-CPC 直接法	77
P →リン	
PCR（polymerase chain reaction）法	114
pH：power of hydrogen	10
pH 試験紙	11
pH メーター	11
PVDF →ポリフッ化ビニリデン	
RNA →リボ核酸	
RQ →呼吸商	
SD 系ラット	128
SDS-PAGE → SDS-ポリアクリルアミドゲル電気泳動	103
SPF（specific pathogen free）動物	18
SSF →肩甲骨下部皮下脂肪厚	
TDP →チアミン二リン酸	
TSF →上腕三頭筋皮下脂肪厚	
V/V%	8
Weber-Fechner の法則	151
Weber 比	151
W/H 比	158
W/V%	8
W/W%	8
Wistar 系ラット	124

あ

アガロースゲル電気泳動法	113
握力	159
アシル CoA オキシダーゼ	65
アシル CoA シンセターゼ	65
アスコルビン酸	74, 90, 144
アスパラギン酸アミノトランスフェラーゼ	67
アスピレーター	42
アセスメント	155
圧迫帯	146
アトウォーター-ローザ-ベネディクト	140
アフィニティー・クロマトグラフィー	101
アミノ基転移酵素	66
アミノ酸組成分析	38
アミノ酸の定性	36
アミノ酸の定量	36
アラニンアミノトランスフェラーゼ	68
アルカリ性	10
アルブミン	53
アルブミン・グロブリン比	54
アングルロータ	7
安全ピペッター	5
アンモニア	55, 81
安楽死	24
イオン化	10
イオン積	10
一次抗体	102
イーディー・ホフスティープロット	98
遺伝子改変マウス	18
遺伝子発現量	114
インスリン欠乏型糖尿病	119
インフォームド・コンセント	17
ウエスタンブロット	99, 102
ウエスト	158
ウサギ	99
ウシ血清アルブミン	33, 35
ウリカーゼ	57
ウリカーゼ・TOOS 法	57, 85
ウレアーゼ	56
ウレアーゼ・インドフェノール法	56, 84
運動負荷	148
エチオニン	124
エチジウムブロマイド	111
エネルギー消費量	135
遠心分離機	7

か

灰化	133
回転数	7
解剖	25, 121
核酸	107
拡張期血圧	146
ガスクロマトグラフィー	42
ガス分析	139
カゼイン	115
加速度	7, 138
加速度計法	138
下腿周囲長	156
カテーテル	22
カフ→圧迫帯	
カリウム	92
カルシウム	77, 92
カルタヘナ法	16
カルミン	142
感覚	149
乾式灰化	133
間接熱量測定法	139
肝臓	25
肝臓グリコーゲン	27
環流抜血	130
寒冷昇圧反応	148
寒冷負荷	148
規定濃度	9
吸光光度法	12
吸光度	12
給水びん	19
吸入麻酔薬	23
強アルカリ	27
起立試験	148
キレート化合物	33
筋肉グリコーゲン	30
屈伸運動試験	148
グラジェントホーマー	125
グラム当量	9
グリコーゲン	27
——の加水分解	29
グルコース	27, 48, 50

項目	ページ
グルコース負荷試験	22
グルコース-6-ホスファターゼ	44
グルコキナーゼ	46
クレアチニン	59, 86, 162
クレアチニン・クリアランス	86, 154
クレアチニン係数	86, 162
クレアチニン尿中排泄量	86
クレアチン	59
経口投与	21
蛍光法	13, 89
計数法	131
ケージ	20, 25
血圧	146
血圧計	146
血液検査	162
血液成分	51
血漿	24, 51
血漿タンパク質濃度	162
血漿電解質濃度	153
血清	24, 51
血清クレアチニン濃度	154
血清酵素	66
血清鉄	78, 133
血中カルシウム	77
血中コレステロール	63
血中鉄	76
血中尿素窒素	55
血中ビタミン B_1	70
血中ビタミン B_2	72
血中ビタミン C	74
血中マグネシウム	19, 78
血中ミネラル	16, 76
血中遊離脂肪酸	65
血中リン	79
血糖	51, 118
ゲノム DNA	107
——の抽出	108
——の切断	110
ケルダール分解装置	83
ケルダール法	81
肩甲骨下部皮下脂肪厚	157
剣状突起	25, 121
検量線	31, 94
抗血清	99
抗原	100
酵素	43, 93
酵素活性	43
酵素反応	93
抗体	99
高速遠心分離機	7
行動時間調査法	135
呼吸商	135
呼吸性不整脈試験	147
呼吸負荷	147
固型飼料 MF	119
個人情報	17
コニカルビーカー	4
駒込ピペット	6
コリンオキシターゼ・DAOS 法	41
コレステロール	63
コレステロールエステラーゼ	63
コレステロールエステル	63
コレステロールオキシダーゼ	63
コレステロールオキシダーゼ・DAOS 法	63
コロトコフ音	147

さ

項目	ページ
採血	24
最大速度	97
採尿	24, 153
採糞	24
細胞分画	14
座高	156
三角フラスコ	4
酸性	10
酸素摂取量	139
飼育ケージ	20
飼育室	19
紫外吸収法	35
糸球体ろ過量	86, 145, 154
指極	156
刺激毛	149
脂質	38
雌性ラット	124, 129
自然発症代謝疾患モデルマウス・ラット	18
実験食	142
実験動物	17, 115
——飼育	19
実験動物用飼料	19
実験ノート	3
膝高	156
湿式灰化	133
至適 pH	96
至適温度	96
ジピリジル法	90
脂肪肝	124
脂肪肝モデルラット	124
脂肪酸の定量	42
収縮期血圧	146
重量感覚	151
重量パーセント濃度	8
重力加速度	7, 15
受容器	149
循環血液量	153
消化管	26
小腸粘膜	123
静脈注射法	22
上腕筋囲	157
上腕筋面積	157
上腕三頭筋皮下脂肪厚	157
上腕周囲長	156
食塩摂取量	91
除タンパク質	59, 76, 80
触覚	148
尻骨盤部周囲長	158
試薬	3
飼料	19
腎機能	153
深呼吸血圧テスト	148
腎糸球体ろ過量	86, 154
腎臓	153
身体活動量	135
身体計測	155
身体計測値評価表	160, 161
身長	156
浸透圧	153
水酸化物イオン	10
随時尿	81
水素イオン	10
水素イオン指数	10
水溶性ビタミン	87
水溶性ビタミン摂取	144
スイングロータ	7, 126
スクラーゼ	47, 123
スクロース密度勾配遠心分離	125
スターラーバー	6
ストレプトゾトシン	119
生活活動記録法	135
制限酵素	113
成熟ラット	128
生体インピーダンス法	158
生体試料	17
整理ノート	3
石英セル	35
赤筋	26
赤血球数	131
絶食	119, 124
前脛骨筋	26
総脂質の抽出	38
相対遠心加速度	7
総窒素量の定量	81
側圧計	147
速度差遠心分離法	15
ゾンデ針	21

た

項目	ページ
体位変換	148
体格指数	156
体脂肪率	158
代謝ケージ	24
体重	21, 156
タイムスタディ→生活活動記録法	
タングステン酸ナトリウム	59
タンパク質合成阻害	124
タンパク質の定性	32
タンパク質の定量	33
タンパク質の免疫学的検出	102
チアミン	70, 88
チアミンニリン酸	70
窒素	81, 115, 142
窒素ガス	42
窒素出納	82, 115, 142
注射用麻酔薬	23
中性	10
中性脂肪の定量	40, 61
超遠心分離機	7, 15
聴診器	146
腸粘膜	118
直接熱量測定法	140
痛覚	149
デオキシリボ核酸	107
滴定	81, 84
鉄	76, 128
鉄欠乏性貧血モデルラット	128
鉄無添加食	129
デバイダー	150
デヒドロアスコルビン酸	74
電気泳動	112
電動ピッペター	5
点弁別	150

電離	10	波長	13	マグネチックスターラー	6
糖質	43	ハンドリング	21	マグノレッド法	78
糖尿病モデルラット	118	反応初速度	97	麻酔	23, 121
動物実験	17, 115	反応速度論	97	マノメーター→側圧計	
動物実験に関する委員会	19	ビウレット試薬	33	丸底フラスコ	4
特殊飼料	19	ビウレット法	33	マルターゼ	49, 123
床敷	20	ビーカー	4	ミカエリス定数	97
屠殺	24	皮下注射	21	ミカエリス-メンテンの式	97
ドデシル硫酸ナトリウム	102	ピクリン酸	59	ミクロ・ケルダール法	81
トーマの血球計算盤	132	比重	9	ミクロ・ケルダール蒸留装置	83
ドラフト	23, 43, 83	比色定量	12	密度勾配遠心分離法	15
トランスアミナーゼ→アミノ基転移酵素		ビタミン B_1	70, 88, 144	ミネラル	76, 91
トリアシルグリセロール	40, 61	ビタミン B_2	72, 88, 144	脈圧	146
トリクロロ酢酸	76, 80	ビタミン B_{12}	144	無機リン	80
トリプシン	93	ビタミン C	74, 90, 144	無機リン酸の定量	45
トルエン	82	ビタミン剤	144	ムタロターゼ・GOD 法	52

な

		ヒップ	158	メスシリンダー	4
		ヒドラジン法	74	メスピペット	5
内因性アンモニア	84	皮膚温度	150	メスフラスコ	4
内臓脂肪型肥満	158	皮膚感覚	149	メタボリックシンドローム	158
内臓脂肪組織	26	腓腹筋	26, 30, 121	3-メチルヒスチジン	163
ナトリウム	91	ピペット	5	メッセンジャー RNA	125
二酸化炭素産生量	139	百分率濃度	8	メッツ値	135
二次抗体	102	ヒラメ筋	26, 30	2-メルカプトエタノール	103
二重標識水	141	貧血	128	免疫	99
24 時間尿	81, 144	貧血モデルラット	128	免疫グロブリン	99
日内変動	92	フェノール硫酸法	30	毛細管法	130
2 点識別閾→点弁別		フォルチ法	38	木炭	142
日本人の新身体計測基準値	159	腹腔内注射	21	モリブデンブルー比色法	79
尿検査	162	腹部臍周囲長	158	モル濃度	8
尿検査試験紙	91	フラスコ	4		
尿酸の定量	57, 85	フラビンアデニンジヌクレオチド	72	## や	
尿成分	81	フローシート	1		
尿素窒素	55, 84	プロテイナーゼ K	108	ヤッフェ法	59, 87
尿中カリウム	92	ブロモクレゾールグリーン	54	有効数字	8
尿中カルシウム	92	分光光度法	12	遊離脂肪酸	65
尿中窒素排泄量	81	分子量マーカー	104	幼若ラット	128
尿中ナトリウム	91	ヘキソキナーゼ	46	容量パーセント濃度	8
尿中尿素窒素量	84	ヘパリン	23, 25, 51, 121		
尿中尿素量	84	ペプチド結合	32	## ら	
尿中ビタミン（水溶性ビタミン摂取後の――）	144	ヘマトクリット値	130	ラインウィーバー・バークの二重逆数プロット	97
		ヘモグロビン濃度	131	ラウリル硫酸ナトリウムヘモグロビン法	131
尿中ビタミン B_1	88	ヘルシンキ宣言	16	ラット	18, 115, 117
尿中ビタミン B_2	89	ペントバルビタール	23, 121	――の解剖	25, 120
尿中ビタミン C	90	歩数	138	理想体重	156
尿中リン	91	ホスホリパーゼ D	41	リボ核酸	107
尿量	24, 143, 153	ホモジナイザー	14	リボソーム	125
ニワトリ	108	ポリソーム	125	リボフラビン	72, 89, 144
ニンヒドリン	37	ポリソームプロファイル	125	リポプロテインリパーゼ	40, 61
濃度	8	ポリフッ化ビニリデン	102	硫酸銅	33
		ボルテックスミキサー	7	リン	79, 91

は

		ホールピペット	5	リン脂質の定量	41
灰化	133			倫理	16
白衣	1	## ま		冷却遠心分離機	7
パーセント濃度	8	マイクロウェーブ分解法	133	漏斗	7
白筋	26	マイクロピペッター	5	ローリー法	34
パスツールピペット	6	マウス	18		
バソフェナントロリン比色法	76	マグネシウム	78		

編者紹介

加藤　秀夫
- 1970 年　徳島大学医学部栄養学科卒業
- 1977 年　大阪大学大学院医学研究科博士課程修了
- 現　在　県立広島大学名誉教授

木戸　康博
- 1979 年　徳島大学医学部栄養学科卒業
- 1981 年　徳島大学大学院栄養学研究科修了
- 現　在　金沢学院大学人間健康学部健康栄養学科　教授

桑波田　雅士
- 1993 年　徳島大学医学部栄養学科卒業
- 1998 年　徳島大学大学院栄養学研究科博士後期課程修了
- 現　在　京都府立大学大学院生命環境科学研究科　教授

NDC 464　　174 p　　30 cm

栄養科学シリーズ NEXT

栄養生理学・生化学実験

2012 年 2 月 20 日　第 1 刷発行
2022 年 2 月 9 日　第 3 刷発行

編　者	加藤秀夫・木戸康博・桑波田雅士
発行者	髙橋明男
発行所	株式会社　講談社　KODANSHA
	〒112-8001　東京都文京区音羽 2-12-21
	販　売　(03)5395-4415
	業　務　(03)5395-3615
編　集	株式会社　講談社サイエンティフィク
	代表　堀越俊一
	〒162-0825　東京都新宿区神楽坂 2-14　ノービィビル
	編　集　(03)3235-3701
印刷所	半七写真印刷工業株式会社
製本所	大口製本印刷株式会社

落丁本・乱丁本は，購入書店名を明記のうえ，講談社業務宛にお送りください．送料小社負担にてお取替えします．なお，この本の内容についてのお問い合わせは講談社サイエンティフィク宛にお願いいたします．
定価はカバーに表示してあります．

© H. Kato, Y. Kido and M. Kuwahata, 2012

本書のコピー，スキャン，デジタル化等の無断複製は著作権法上での例外を除き禁じられています．本書を代行業者等の第三者に依頼してスキャンやデジタル化することはたとえ個人や家庭内の利用でも著作権法違反です．

JCOPY 〈(社)出版者著作権管理機構 委託出版物〉
複写される場合は，その都度事前に(社)出版者著作権管理機構(電話 03-5244-5088, FAX 03-5244-5089, e-mail : info@jcopy.or.jp)の許諾を得てください．
Printed in Japan

ISBN978-4-06-155349-1

講談社の自然科学書

栄養科学シリーズ NEXT

基礎化学	ISBN 978-4-06-155350-7
栄養生理学・生化学実験	ISBN 978-4-06-155349-1
栄養教育論 第4版	ISBN 978-4-06-155398-9
基礎有機化学	ISBN 978-4-06-155357-6
運動生理学 第2版	ISBN 978-4-06-155369-9
栄養教育論実習 第2版	ISBN 978-4-06-155381-1
基礎生物学	ISBN 978-4-06-155345-3
食品学総論 第4版（新刊）	ISBN 978-4-06-522467-0
栄養カウンセリング論 第2版	ISBN 978-4-06-155358-3
基礎統計学	ISBN 978-4-06-155348-4
食品学各論 第4版（新刊）	ISBN 978-4-06-522466-3
医療概論	ISBN 978-4-06-155396-5
健康管理概論 第3版	ISBN 978-4-06-155391-0
食品衛生学 第4版	ISBN 978-4-06-155389-7
臨床栄養学概論 第2版	ISBN 978-4-06-518097-6
公衆衛生学 第3版	ISBN 978-4-06-155365-1
食品加工・保蔵学	ISBN 978-4-06-155395-8
新・臨床栄養学	ISBN 978-4-06-155384-2
食育・食生活論	ISBN 978-4-06-155368-2
基礎調理学	ISBN 978-4-06-155394-1
栄養薬学・薬理学入門 第2版	ISBN 978-4-06-516634-5
臨床医学入門 第2版	ISBN 978-4-06-155362-0
調理学実習 第2版	ISBN 978-4-06-514095-6
臨床栄養学実習 第2版	ISBN 978-4-06-155393-4
解剖生理学 第3版	ISBN 978-4-06-516635-2
新・栄養学総論 第2版	ISBN 978-4-06-518096-9
公衆栄養学概論 第2版	ISBN 978-4-06-518098-3
栄養解剖生理学	ISBN 978-4-06-516599-7
基礎栄養学 第4版	ISBN 978-4-06-518043-3
公衆栄養学 第6版	ISBN 978-4-06-514067-3
解剖生理学実習	ISBN 978-4-06-155377-4
分子栄養学	ISBN 978-4-06-155397-2
公衆栄養学実習	ISBN 978-4-06-155355-2
病理学	ISBN 978-4-06-155313-2
応用栄養学 第6版	ISBN 978-4-06-518044-0
地域公衆栄養学実習（近刊）	ISBN 978-4-06-526580-2
栄養生化学	ISBN 978-4-06-155370-5
応用栄養学実習 第2版	ISBN 978-4-06-520823-6
給食経営管理論 第4版	ISBN 978-4-06-514066-6
生化学	ISBN 978-4-06-155302-6
運動・スポーツ栄養学 第4版（新刊）	ISBN 978-4-06-522121-1
献立作成の基本と実践	ISBN 978-4-06-155378-1

東京都文京区音羽 2-12-21
https://www.kspub.co.jp/

講談社

編集 ☎03(3235)3701
販売 ☎03(5395)4415